Robert G. Marx

Revision ACL Reconstruction
Indications and Technique

前交叉韧带
翻修手术学

主　编　〔美〕罗伯特·G.马克斯
主　译　徐卫东　李彦林　李　箭　易诚青　敖英芳
副主译　陶　军　李云飞　赵　晨　彭　阳

天　津　出　版　传　媒　集　团

天津科技翻译出版有限公司

著作权合同登记号:图字:02-2019-208

图书在版编目(CIP)数据

前交叉韧带翻修手术学 / (美)罗伯特·G.马克斯
(Robert G. Marx)主编;徐卫东等主译. —天津:天
津科技翻译出版有限公司, 2023.5
书名原文: Revision ACL Reconstruction:
Indications and Technique
ISBN 978-7-5433-4291-0

Ⅰ.①前⋯ Ⅱ.①罗⋯ ②徐⋯ Ⅲ.①前交叉韧带–
修复术 Ⅳ.①R686.5

中国版本图书馆 CIP 数据核字(2022)第 208277 号

授权单位:Springer Science+Business Media
出　　版:天津科技翻译出版有限公司
出 版 人:刘子媛
地　　址:天津市南开区白堤路 244 号
邮政编码:300192
电　　话:(022)87894896
传　　真:(022)87893237
网　　址:www.tsttpc.com
印　　刷:天津新华印务有限公司
发　　行:全国新华书店
版本记录:787mm×1092mm 16 开本 16 印张 300 千字
　　　　　2023 年 5 月第 1 版 2023 年 5 月第 1 次印刷
　　　　　定价:138.00 元

(如发现印装问题,可与出版社调换)

译者名单

主　译　徐卫东　李彦林　李　箭　易诚青　敖英芳
副主译　陶　军　李云飞　赵　晨　彭　阳
译　者　(按姓氏汉语拼音排序)

敖英芳　北京大学运动医学研究所

曹　力　浙江省人民医院

柴　昉　浙江省人民医院

陈垍航　浙江省人民医院

崔　直　上海交通大学附属第一人民医院

冯建豪　上海同济大学附属同济医院

洪哲平　浙江省人民医院

李　箭　四川大学华西医院

李彦林　昆明医科大学第一附属医院

李云飞　上海健康医学院附属嘉定区中心医院

马寅华　上海健康医学院附属嘉定区中心医院

彭　阳　陆军军医大学第一附属医院

齐　鑫　上海交通大学附属第六人民医院

邱德伟　南昌大学第二附属医院

沈嘉康　上海交通大学附属第一人民医院

石　时　复旦大学附属浦东医院

汤红伟　上海健康医学院附属嘉定区中心医院

陶　军　南昌大学第二附属医院

王珮琳　上海交通大学附属第一人民医院

谢黎峰　南昌大学第二附属医院

熊　然　陆军军医大学第一附属医院

徐卫东　海军军医大学附属长海医院

徐一宏　海军军医大学附属长海医院

杨　鹏　南昌大学第二附属医院

易诚青　复旦大学附属浦东医院

俞银贤　上海交通大学附属第一人民医院

袁　晔　浙江省人民医院

张　雷　陆军军医大学第一附属医院

赵　晨　浙江省人民医院

郑青全　上海健康医学院附属嘉定区中心医院

周　平　江西省中西医结合医院

编者名单

David W. Altchek Hospital for Special Surgery, Sports Medicine & Shoulder Service, Weill Cornell Medical College, New York, NY, USA

Annunziato Amendola Department of Orthopaedics and Rehabilitation, University of Iowa Hospital and Clinics, Iowa City, IA, USA

Paulo H. Araujo Department of Orthopaedic Surgery, UPMC Center for Sports Medicine, University of Pittsburgh, Pittsburgh, PA, USA

Robert Arciero Orthopedic Surgery, University of Connecticut Health Center, Farmington, CT, USA

Gustavo Gonçalves Arliani Departamento de Ortopedia e Traumatologia, Universidade Federal de São Paulo, São Paulo, Brazil

Diego Costa Astur Department of Orthopedic and Traumatology, Escola Paulista de Medicina/Universidade Federal de São Paulo, São Paulo, Brazil

Bernard R. Bach Jr. Orthopaedic Surgery, Sports Medicine Section, Rush University Medical Center, Chicago, IL, USA

Asheesh Bedi Orthopaedic Surgery, Sports Medicine & Shoulder Surgery, MedSport, University of Michigan Health System, Ann Arbor, MI, USA

Andrew J. Blackman Department of Orthopaedic Surgery, Washington University, St. Louis, MO, USA

Ljiljana Bogunovic Department of Orthopaedic Surgery, Washington University, St. Louis, MO, USA

Tommaso Bonanzinga Clinica Ortopedica e Traumatologica III/Laboratorio di Biomeccanica e Innovazione Tecnologica, Istituto Ortopedico Rizzoli, Bologna, Italy

Davide Edoardo Bonasia Orthopaedics and Traumatology, CTO Hospital, Turin, Italy

Karl F. Bowman Jr. Department of Orthopaedic Surgery, UPMC Center for Sports Medicine, University of Pittsburgh, Pittsburgh, PA, USA

Gian Luigi Canata Centre of Sports Traumatology, Koelliker Hospital, Torino, Italy

Steven Cherney Department of Orthopaedic Surgery, Washington University, St. Louis, MO, USA

Mark Clatworthy Orthopaedic Surgery, Middlemore Hospital, Papatoetoe, Auckland, New Zealand

Moises Cohen Departamento de Ortopedia e Traumatologia, Universidade Federal de São Paulo, São Paulo, Brazil

Frank A. Cordasco Hospital for Special Surgery, Sports Medicine and Shoulder Service, New York, NY, USA

Diane L. Dahm Department of Orthopedic Surgery, Mayo Clinic, Rochester, MN, USA

Thomas DeBerardino Orthopaedic Surgery, University of Connecticut Health Center, Farmington, CT, USA

Demetris Delos Hospital for Special Surgery, Sports Medicine and Shoulder Service, New York, NY, USA

Massimiliano Dragoni Orthopaedics and Traumatology, Policlinico Tor Vergata, University of Rome Tor Vergata, Rome, Italy

Andrew R. Duffee OSU Sports medicine, The Ohio State University Medical Center, Columbus, OH, USA

Cory M. Edgar Orthopedic Surgery, University of Connecticut Health Center, Farmington, CT, USA

Ahmed Elguindy Department of Orthopaedic Surgery, Fayoum University, Fayoum, Egypt

Peter D. Fabricant Orthopaedic Surgery, Hospital for Special Surgery, New York, NY, USA

Freddie H. Fu Department of Orthopaedic Surgery, UPMC Center for Sports Medicine, University of Pittsburgh, Pittsburgh, PA, USA

Albert O. Gee Department of Orthopaedics and Sports Medicine, University of Washington, Seattle, WA, USA

Alberto Gobbi Sports Medicine, O.A.S.I. Bioresearch Foundation Gobbi NPO, Milano, Italy

Joshua Hamann Northwest Iowa Bone, Joint and Sport Surgeons, Storm Lake, IA, USA

Wendell M.R. Heard Department of Orthopaedics Surgery, Tulane University School of Medicine, New Orleans, LA, USA

Iftach Hetsroni Orthopedic Surgery, Meir General Hospital, Sapir Medical Center, Kfar Saba, Israel
Tel Aviv University, Tel Aviv, Israel

Jessica Hettler Hospital for Special Surgery, Sports Rehabilitation and Performance Center, New York, NY, USA

Timothy E. Hewett OSU Sports Medicine, The Ohio State University Medical Center, Sports Health and Performance Institute, Columbus, OH, USA

Matthias Jacobi Orthopädie am Rosenberg, St. Gallen, Switzerland

Christopher C. Kaeding OSU Sports Medicine, The Ohio State University Medical Center, Sports Health & Performance Institute, Columbus, OH, USA

Camila Cohen Kaleka Department of Orthopaedic and Traumatology, Santa Casa de São Paulo, São Paulo, Brazil

Jon Karlsson Department of Orthopaedics, Sahlgrenska University Hospital, Mölndal, Gothenburg, Sweden

Anup Kumar Kasturba Medical College & Hospital, Department of Orthopaedics, Mangalore, Karnataka, India

James P. Leonard Vanderbilt University Medical Center, Orthopaedics and Rehabilitation, Nashville, TN, USA

Bruce A. Levy Orthopedic Surgery, College of Medicine, Mayo Clinic, Rochester, MN, USA

Nicola Lopomo Laboratorio di Biomeccanica ed Innovazione Tecnologica, Istituto Ortopedico Rizzoli, Bologna, Italy

Sebastien Lustig Department of Orthopaedic Surgery, CHU Lyon Croix Rousse, Lyon, France

Travis G. Maak Orthopaedics & Sports Medicine, University of Utah, Salt Lake City, UT, USA

Peter B. MacDonald Department of Surgery, Section of Orthopaedics, University of Manitoba, Winnipeg, Canada
Pan Am Clinic, Winnipeg, Canada

Robert A. Magnussen Department of Orthopaedics Surgery, The Ohio State University Medical Center, Columbus, OH, USA

Tatsuo Mae Department of Orthopaedic Surgery, Osaka University Graduate School of Medicine, Suita, Osaka, Japan

Nathan A. Mall Regeneration Orthopedics, St. Louis Center for Cartilage Restoration and Repair, St. Louis, MO, USA

Maurilio Marcacci Clinica Ortopedica e Traumatologica III/Laboratorio di Biomeccanica e Innovazione Tecnologica, Istituto Ortopedico Rizzoli, Bologna, Italy

Robert G. Marx Orthopaedic Surgery, Hospital for Special Surgery, Weill Cornell Medical College, New York, NY, USA

Randy Mascarenhas Department of Surgery, Section of Orthopaedics, University of Manitoba, Winnipeg, Canada

Moira M. McCarthy Orthopaedic Surgery, Hospital for Special Surgery, New York, NY, USA

Chealon D. Miller Department of Orthopaedic Surgery, UPMC Center for Sports Medicine, University of Pittsburgh, Pittsburgh, PA, USA

Mark D. Miller Department of Orthopaedic Surgery, Division of Sports Medicine, University of Virginia, Charlottesville, VA, USA

Giulio Maria Marcheggiani Muccioli Clinica Ortopedica e Traumatologica III/Laboratorio di Biomeccanica e Innovazione Tecnologica, Istituto Ortopedico Rizzoli, Bologna, Italy

Grethe Myklebust Department of Sport Medicine, Oslo Sport Trauma Research Center, Oslo, Norway

Norimasa Nakamura Institute for Medical Science in Sports, Osaka Health Science University, Osaka, Japan

Venu Nemani Sports Medicine and Shoulder Service, Hospital for Special Surgery, New York, NY, USA

Philippe Neyret Department of Orthopaedic Surgery, Hôpital de la Croix-Rousse, Centre Albert Trillat, Lyon, France

Andrew D. Pearle Orthopedic Surgery, Hospital for Special Surgery, New York, NY, USA

Anil S. Ranawat Orthopaedic Surgery, Hospital for Special Surgery, New York, NY, USA

David A. Rhodes Department of Surgery, Section of Orthopaedics, University of Manitoba, Winnipeg, Canada

Pan Am Clinic, Winnipeg, Canada

Scott A. Rodeo Sports Medicine and Shoulder Service, Hospital for Special Surgery, New York, NY, USA

Howard E. Rosenberg Division of Infectious Diseases, Department of Medicine, New York-Presbyterian/Weill Cornell Medical Center, New York, NY, USA

Kristian Samuelsson Department of Orthopaedics, Sahlgrenska University Hospital, Mölndal, Sweden

Bharat Sharma Department of Orthopedics, Singapore General Hospital, Outram Park, Singapore

Konsei Shino Sports Orthopaedic Center, Yukioka Hospital, Osaka, Japan

Michael K. Shindle Department of Orthopaedic Surgery, Summit Medical Group, Berkeley Heights, NJ, USA

Cecilia Signorelli Laboratorio di Biomeccanica e Innovazione Tecnologia, Istituto Ortopedico Rizzoli, Bologna, Italy

Dipartimento di Elettronica, Informazione e Bioingegneria, Politecnico di Milano, Milano, Italy

Kurt P. Spindler Vanderbilt University Medical Center, Orthopaedics and Rehabilitation, Nashville, TN, USA

Michael J. Stuart Department of Orthopedics, Sports Medicine Center, Mayo Clinic, Rochester, MN, USA

Nikhil N. Verma Orthopaedic Surgery, Sports Medicine Section, Rush University Medical Center, Chicago, IL, USA

Bryan A. Warme Orthopaedic Surgery, Iowa State University Sports Medicine, McFarland Clinic, Ames, IA, USA

Russell F. Warren Orthopedics, The Hospital for Special Surgery, New York, NY, USA

Daniel Burke Whelan Division of Orthopaedics, St. Michael's Hospital, Toronto, ON, Canada

Thomas L. Wickiewicz Sports Medicine and Shoulder Service, Hospital for Special Surgery, New York, NY, USA

Jeffrey Wilde Orthopedic Surgery, University of Michigan Hospitals, Ann Arbor, MI, USA

Riley J. Williams III Orthopedic Surgery, Cartilage Study Group, Hospital for Special Surgery, New York, NY, USA
Weill Cornell Medical College, New York, NY, USA

Rick W. Wright Department of Orthopaedic Surgery, Washington University, St. Louis, MO, USA

Nicholas J. Yardley Division of Orthopaedics, St. Michael's Hospital, Toronto, ON, Canada

Stefano Zaffagnini Clinica Ortopedica e Traumalogica III/Laboratorio di Biomeccanica e Innovazione Tecnologica, Istituto Ortopedico Rizzoli, Bologna, Italy

中文版前言

前交叉韧带损伤是运动创伤中最为常见的损伤类型之一，也是运动医学与膝关节外科领域最常见、文献涉及最多的临床问题。尽管前交叉韧带重建技术日臻完善，但其疗效还不尽满意，特别是恢复伤前的运动水平和能力方面。前交叉韧带重建时，隧道定位不当、移植物固定不牢靠、腱骨愈合失效等技术性失误都将导致重建治疗早期失败，而术后康复、患者心理因素等也可能影响手术的效果，甚至出现中远期的并发症。随着受伤人群的增加、手术的普及，前交叉韧带重建术后的翻修病例显著增加。翻修手术需要解决隧道扩大、骨缺损、移植物来源困难、内固定选择及感染等一系列复杂疑难问题，要求术者具备较高的理论和实践水平，并形成一套完整的翻修手术个体化解决方案。

目前，有关前交叉韧带重建手术的解剖、生物力学及损伤机制等，已有大量的文献和专著，而有关前交叉韧带翻修手术这一领域，仍缺乏全面系统论述的临床专著。《前交叉韧带翻修手术学》涵盖了前交叉韧带重建术后失败至翻修的各个方面，对手术指征、术前计划、入路选择、移植物类型、隧道制备及固定方法等关键技术都做了全面细致的介绍。对于一期与二期、单束与双束的选择，以及是否需要关节外韧带重建增强等技术争议问题，作者提出了独到的见解。对于感染、半月板移植、软骨损伤及多向不稳等复杂问题，作者也做了深入解析与技术分享。

我们期望本书能为国内同道介绍有关前交叉韧带翻修手术的新理念与新方法，以促进我国前交叉韧带诊疗水平的提高及膝关节外科的发展。本书的翻译由国内众多同行协作完成，他们对于前交叉韧带损伤的治疗有着共同的专研热情，且具备丰富、系统的理论知识与临床实践经验，从而保障了本书的翻译质量。在此衷心感谢每一位译者所付出的心血和努力。本书难免存在疏漏，还望广大读者批评指正。

徐业本

序　言

　　由 Robert G. Marx 教授主编的《前交叉韧带翻修手术学》一书针对手术中的各种问题为临床医生提供了全面和完善的方案和技术。对于前交叉韧带翻修手术需要考虑的膝关节力线、胫骨平台后倾、半月板缺失，以及合并内侧副韧带和后外侧角损伤等复杂问题，本书均进行了详细介绍。本书涵盖了处理翻修手术中最常见的骨隧道定位不当和扩大的多种技术，对于双束重建和多次手术失败等临床问题，更是进行了深入阐述。本书包含前交叉韧带重建手术各个方面，有助于指导手术医生避免前交叉韧带翻修手术的失败。

　　这是一本极佳的教科书，可以帮助年轻或有经验的外科医生处理前交叉韧带翻修时的各种棘手问题。

Russell F. Warren

前　言

　　为了编写好这本书，我邀请了世界各地在前交叉韧带重建方面具有丰富经验和知识的外科医生和治疗师。他们带来了处理前交叉韧带重建失败的不同观点。由于前交叉韧带翻修被用于处理不同的患者，因此本书展现了处理同一问题的不同观点和技术。实施前交叉韧带翻修手术时，外科医生可以根据患者的具体情况选择他们最为熟悉的方法。希望本书能为外科医生进行前交叉韧带翻修手术提供全新的思路和技术，并获得预期的疗效。

Robert G. Marx

致　谢

　　在我的职业生涯中，我很幸运地遇到了很多优秀的导师。在住院医师培训期间，Allan Gross 和 Jim Waddell 相继成为多伦多大学关节与矫形外科的主任。在那段时间里，他们的悉心指导使我终身受益。Jim Wright 是我研究生论文的指导老师，他教给我执行和评估临床研究的关键原则。Tom Wickiewicz 是我运动医学专业的指导老师，他为我提供了宝贵的运动医学知识。Russ Warren 也是我的研究生导师，他对我以后如何管理患者产生了深远的影响。最后，我在美国特种外科医院运动医学和肩关节部门的同事们为丰富的学术环境做出了贡献，我们互相学习。非常感激所有倾注时间和精力来指导和帮助我的人们，他们也是我工作和学习的榜样。

谨以此书献给我的妻子 Rena，感谢她对我的支持、指引和鼓励，没有她，这本书是不可能完成的。同时也要感谢我的女儿 Ella 和 Hannah，她们是我的灵感和爱的源泉。

目　录

微信扫码
• 读 者 交 流
• 图 书 推 荐

第 1 章

ACL移植失败的患者相关危险因素

Andrew R. Duffee, Timothy E. Hewett, Christopher C. Kaeding

引言

前交叉韧带(ACL)撕裂对运动员来说是一种灾难性的膝关节损伤,常发生在突然的减速运动中。ACL 撕裂后,膝关节具有较高的不稳定性,以及继发损伤和远期患骨关节炎的风险。据统计,美国每年有 10~25 万人发生 ACL 撕裂[1,2],其中大部分是青少年,受伤多发生在剪切应力、旋转和跳跃运动过程中。因此,重建 ACL 的目的是恢复膝关节的稳定性,使患者能够恢复健康、积极的生活方式。

目前,已有大量文献研究了自体 ACL 撕裂的危险因素,其中一些已确定的危险因素包括性别[3-11]、活动量、运动方式[12-17]、髁间窝宽度和胫骨后倾角等解剖学变量[18-20],以及神经肌肉控制和下肢生物力学[21,22]。然而,目前仍缺乏有关 ACL 重建后移植失败或再次撕裂的危险因素的科学数据。

在过去的 20 年里,我们通过重建 ACL 来恢复膝关节的稳定性和功能。虽然手术方式和康复训练已经更加成熟,但术后一段时间仍需要禁止剧烈运动。越来越多的证据表明,在花费时间、精力和金钱重建 ACL 后,若再次发生撕裂,不仅会打击患者康复的信心,而且会给膝关节造成更严重的继发损伤[23]。一项荟萃分析结果表明,在近 5 年的随访中,ACL 移植失败率大约为 5.8%[24],而文献中报道的 ACL 移植失败率为 2%~25%。为何两者存在如此大的差异,这已成为进一步研究的方向。深入研究某些可导致 ACL 移植失败的既定风险因素,是防止 ACL 移植后再撕裂的关键。

ACL 移植失败与手术技术缺陷、创伤、生物学整合失败、移植物种类不符、感染及合并的膝关节损伤有关[8,25-31]。然而,直到最近,研究人员才开始关注一些与患者自身相关的风险因素,如活动量、性别、年龄和神经肌肉控制能力。识别和量化这些危险因素有助于临床医生更好地为患者的预后提供建议。此外,如果这些危险因素可以改变,应尝试降低相关风险,以免 ACL 再次发生撕裂。但是,如果危险因素无法改变,则应告知患者相关风险。因此,我们回顾了相关研究报道,并将活动量、性别、年龄、生物力学因素及神经肌肉控制能力作为初次 ACL 重建术后移植失败的危险因素。

活动量

虽然没有充分的相关研究,但越来越多的证据表明,在 ACL 重建术后的康复过程中,运动量是重建失败的重要危险因素。如果运动员术后进行大幅度的跳跃、旋转、加速和减速等动作,则可能导致重建的 ACL 再次撕裂。

MOON 是一个多中心的研究联盟,致力于研究 ACL 重建术后的临床疗效。Borchers 等人从数据库中确定了 21 例 ACL 移植失败的患者,并设计了一项 1:2 病例对照实验。结果表明,ACL 重建术后较大的活动量会增加移植失败的风险[25]。这项研究仅使用了一位外科医生的临床数据,以最大限度地减少潜在的混杂因素。21 例手术组与 42 例年龄、性别相匹配的对照组进行比较,所有受试者都接受相同的手术和康复训练。使用 Marx 活动量表测量活动量,该量表可以有效地量化参与者的剪切力、减速和旋转运动的数量,评分范围为 0~16 分,16 分代表最高活动水平[32]。初次 ACL 损伤时,病例组和对照组受试者的平均 Marx 评分为 16 分。移植失败组再次撕裂时平均 Marx 评分为 16 分,重建后平均康复期为 12 个月。对照组的平均 Marx 评分仅为 12 分,且术后 12 个月的平均耗时相同。此外,初次 ACL 撕裂时,无论是再撕裂组还是对照组,Marx 运动评分均为 16 分。ACL 重建后,再撕裂组的 Marx 评分恢复到 16 分,而年龄和性别匹配的对照组只恢复到 12 分。研究人员使用 Logistic 回归来评估该结果变量,活动评分>12 分的运动员 ACL 移植失败的概率比活动评分为 12 分或以下的运动员高 5.53 倍(95% CI 为 1.18~28.61;

P=0.009)。

Salmon 等人研究了使用腘绳肌肌腱或髌腱重建后对侧 ACL 断裂和 ACL 移植失败的发生率[8]。该研究还确定了患者的某些因素会增加再损伤的风险,包括活动量。研究人员对 675 例单侧肢体 ACL 重建的患者进行了 5 年的随访,并以国际膝关节文献委员会评分量表的形式评估患者的活动量。该研究随访了 612 例患者,其中 39 例患者移植失败(6%),35 例对侧 ACL 撕裂(6%)。术后恢复 1 级或 2 级活动(包括跳跃、旋转和侧步)的患者,对侧膝关节 ACL 撕裂的风险增加 10 倍。术后恢复 1 级或 2 级活动的患者中,有 8% 发生了重建后再撕裂;而恢复 3 级或 4 级活动量的患者中,仅 4% 发生了再撕裂(调整 OR=2.1;95%CI 为 1.0~4.6;P=0.05)。

在另一项回顾性比较研究中,Barrett 等人使用 Tegner 活动评分量表分析 40 岁以下患者新鲜冷冻同种异体骨(BT)重建 ACL 术后的效果[26]。要求至少随访 2 年,并且患者无韧带损伤或既往手术史[26]。111 例患者中有 78 例符合纳入标准,可进行随访。而对照组中有 411 例 BTB 自体 ACL 重建术。与低水平运动的同种异体骨移植患者相比,恢复高水平运动的同种异体骨重建患者的失败率增加了 2.6 倍(P=0.048)。

Shelbourne 等人对 1820 例使用 BTB 自体移植重建 ACL 的患者进行了为期 5 年的前瞻性随访,获得了 78% 的患者的完整随访数据(n=1415)[27]。他们收集的活动水平数据包括完全恢复活动的时间、活动类型及康复训练的级别。专业运动级别的跳跃、旋转、轴移等的运动等级为 10,而业余运动级别为 9,娱乐运动级别为 8。他们得出结论:重新从事较高水平的运动与更高的再撕裂率相关。

Laboute 等人在对 298 例 ACL 重建手术的分析中发现，按运动竞技水平划分再撕裂率：省市级为 8.1%，国家级为 10.4%，世界级为 12.5%[33]。尽管这种趋势没有达到统计学意义，但与其他研究结果一致，表明运动水平升高是重建失败的危险因素。

如果 ACL 重建术后恢复较高水平的活动会增加移植物再撕裂的风险，那么完全恢复活动的时机是否会对再撕裂造成影响？然而，此问题尚未被研究过。完全恢复活动的时机可能与移植物的生物学整合及神经肌肉控制的恢复有关，两者都是时间相关性的。Shelbourne 等人在对使用髌腱移植物进行 ACL 重建后 5 年内再损伤的分析中发现，6 个月左右完全恢复活动不会影响移植失败率[27]。Tanaka 等人的研究结果表明，应避免早期恢复活动，因为所有 ACL 重建后再撕裂都发生在早期，而术后超过 2 年几乎未发生再撕裂[30]。Laboute 等人报道，7 个月内完全恢复活动的患者，再撕裂率为 15.3%；而 7 个月后恢复活动的患者，再撕裂率为 5.2%（P= 0.0014）[33]。

总之，活动量似乎是 ACL 重建术后再撕裂的一个重要危险因素。几项研究表明，重建术后恢复较高水平的活动会增加移植物再撕裂的风险。实际上，这与突然减速运动和剧烈运动会增加天然 ACL 撕裂风险的结果一致。患者完全恢复活动的时间及其对 ACL 重建结果的影响需要进一步研究。

性别差异

虽然女性比男性更容易发生 ACL 损伤，但文献中关于性别是否是导致 ACL 移植失败的危险因素的说法相互矛盾。Wright 等人使用 MOON 进行前瞻性队列研究，术后随访 2 年，235 例患者的再撕裂率为 3%（n=7），其中男性患者 6 例[29]。然而，由于样本量较小，该研究并没有统计学意义。Tanaka 等人在对 64 名女篮运动员的研究中发现，ACL 重建后再撕裂率为 9.4%[30]。Stevenson 和 Noojin 也发现女性的再撕裂率更高，但并无统计学意义[30]。

Shelbourne 等人的研究发现，从总体上来看，男性和女性 ACL 重建后的再撕裂率没有显著差异（P=0.5543）[27]。但在 18 岁以下的患者中，男性 ACL 重建后再撕裂率高于女性，且具有统计学意义。

Salmon 等人研究发现，男性患者 ACL 重建后再撕裂率高于女性患者，其总体再撕裂率分别为 8%（30/383）和 4%（9/229）；但没有达到统计学意义（95%CI 为 0.4~1.9；P=0.67）[8]。随后，Barrett 等人对 263 名男性和 226 名女性进行了分析，但没有发现性别是再撕裂的重要危险因素[26]。Kaeding[31] 和 Laboute[33] 等人的研究也没有发现男性和女性之间存在移植物再撕裂率的差异。

上述研究对 ACL 重建术后恢复活动方面缺乏指导意义。此外，若男性和女性在重建术后的运动能力方面存在差异，那么其相互比较便毫无意义。

Paterno 等人在一项系统性回顾研究中比较了不同移植物类型的 ACL 重建效果的性别差异[34]，其中移植物的强度和完整性是 ACL 重建后膝关节松弛的重要因素。然而，关于 ACL 重建的最佳移植物类型选择仍存在争议，目前两种最常用的自体移植物包括骨-髌腱-骨（BTB）和腘绳肌肌腱（HS）[1,35,36]。BTB 移植物的优点包括组织获取方便、结构特性强、骨固定牢固（骨-骨愈合的潜力）及术后膝关节稳定性强[37]。相反,HS 移植物的优点包括供体部位并发症较少[37]。但是,使用 HS 移植物重建后,其前部松弛的程度往往会随着时间的推移而增加[38-40]。许多术者推荐将 HS 作为 BTB 一个可行、稳定的移植替代物,而且在国外运动医学外科领域使用 HS 移植物的相对比例大幅增加[41,42]。

多项研究报道了使用 HS 或 BTB 移植物重建后膝关节松弛的性别差异。总的来说,接受 HS 移植的女性膝关节松弛程度明显大于男性[3-5,41]。Muneta 等人的研究则表明,在接受 HS 移植物的患者中,膝关节松弛且不对称性≥5mm 的患者比例更高,而且女性多于男性[6]。同时,Pinczewski 等人报道,与使用 HS 移植物进行 ACL 重建的女性相比,采用相同手术的男性术后 2 年膝关节松弛的比例显著降低,且不对称性<3mm 的患者男性多于女性[7]。与术后 2 年相比,术后 10 年的结果变化可能与患者因再损伤和对侧韧带损伤而退出研究队列有关。除了对同时接受 HS 和 BTB 移植物的受试者进行研究外,对仅接受 HS 移植物的受试者进行的研究也得到了类似的结果。其中 Salmon[43]与 Noojin[9]等人研究发现,与移植 HS 的男性相比,女性 ACL 重建后膝关节松弛的发生率更高。

目前,没有研究表明性别和移植物来源会对 ACLR 术后疗效产生影响,也没有研究报道使用 BTB 移植物的膝关节松弛度存在显著的性别差异[34]。Ferrari 等人研究发现,使用 BTB 移植物进行 ACL 重建的男性患者膝关节两侧松弛的平均差异显著小于女性[44]。然而,不对称性>5mm 的患者却没有明显差别。而更加精准的方法学设计研究表明,在使用 BTB 移植物进行 ACL 重建后,膝关节松弛没有显著的性别差异。这些结果与其他文献报道的 BTB 移植后膝关节松弛[45,46]或移植失败的发生率无性别差异相一致[47,48]。

与移植 BTB 的女性患者相比,使用 HS 移植物的女性发生膝关节松弛的概率增加[3,5,41]。其他研究也报道,与使用 BTB 移植物进行 ACL 重建相比,使用 HS 移植物的女性膝关节松弛不对称性的平均值更大[3,4]。Pinczewski 等人在一项长达 10 年的随访研究中报道,HS 组和 BTB 组之间的平均膝关节松弛度没有差异[7]。这些发现表明,使用 HS 移植物的女性患者比使用 BTB 移植物的女性患者 ACL 重建后膝关节松弛的不对称性更严重。

总之,关于性别是否是 ACL 重建后移植物再撕裂的危险因素,相关研究结果相互矛盾,这在很大程度上可能是由诸如 ACL 重建后运动水平不同等混杂因素造成的。很明显,在相同的高风险运动中,女性 ACL 撕裂的风险比男性高 2~6 倍。如果 ACL 重建后男性和女性的再撕裂率没有明显差异,可能是其基准条件有所不同。有几种情况可以解释这一点,我们推测 ACL 移植物比女性自体的 ACL 更加坚韧,并且与接受相同强度移植物的男性相比,重建后 ACL 再撕裂的风险没有增加。Shelbourne 的研究结果支持了这一点,即与男性相比,女性 ACL 移植物的再撕裂风险没有差异,但对侧自体 ACL 撕裂的风险却明显升高[27]。这或许与双下肢神经肌肉功能、作用和风险暴露回到平衡有关。另一种情况是女性在重建后 ACL 再次损伤的风险持续增加,但这一点缺乏研究证实,因为与男性相比,女性在重建术后没有恢复较高水平的运动能力。这种运动水平的降低会掩盖他们潜在的风险。第三种情况是在手术/康复过程中进行神经肌肉适应性锻炼,以降低其再撕裂的风险。

年龄因素

Kaeding 等人使用 MOON 前瞻性纵向队列研究证实,年龄是 ACL 发生再撕裂的重要危险因素[31]。ACL 重建后移植失败定义为术后 2 年内再次进行 ACL 重建。为了控制其余混杂因素,研究人员统计了某位外科医生的 281 例 ACL 重建病例,并对 ACL 重建失败进行了多元回归分析。为了使结果更具普遍性,该模型与 MOON 队列的其余因素进行了对比。结果发现,年龄每下降 10 年,再撕裂的风险增加 2.3 倍;而年龄每增加 10 年,再撕裂的风险就下降近一半。此外,术后 10~20 年移植失败率最高,为 8.2%。因此,作者认为年龄可能是活动量的一个替代,如果活动量得到控制,那么年龄可能不是重建失败的真正风险因素。

Shelbourne 等人研究发现,年龄<18 岁的患者再撕裂率为 8.7%,而年龄在 18~25 岁的患者再撕裂率为 2.6%,年龄在 25 岁以上的患者再撕裂率仅为 1.1%[27]。虽然年轻患者再撕裂率较高,但他也观察到年轻患者在 ACL 重建前后参与了更高水平的活动($P < 0.0001$)。因此,这些患者比老年患者更易发生 ACL 撕裂,其膝关节重建和对侧膝关节 ACL 损伤的发生率均为 8.7%。

Tanaka 等人研究发现移植失败的平均年龄较年轻,但这在统计学上并无显著差异[30]。该研究中所有的移植物再撕裂均发生于高中女生中,作者认为这可能是由于随访过程中缺乏监督,且大多数高中都没有聘请专业的体育教练。Barrett 等人还发现,年龄是移植失败的一个重要预测因素($P=0.012$)[49]。在他们的统计数据中,≤25 岁的患者移植失败率为 16.5%,而 25 岁以上的患者移植失败率为 8.3%。

总之,根据目前的研究报道,年轻患者 ACL 重建术后移植失败率较高。由于有充分的证据表明重建后的活动量是一个独立的危险因素,因此必须谨慎评估年龄是否只是活动量大小的一种替代。Shelbourne 等人的研究表明,在 ACL 重建的患者中,活动量和年龄紧密相关[27],许多活动量表可能不够精确,无法区分年龄和活动量之间的关联。例如,如果说"打篮球"是活动量的一种衡量标准,那么高中生和 40 岁以上的篮球联盟运动员的膝关节运动负荷是否相等?虽然他们在活动量表上的评分相同,但高中生膝关节的运动负荷可能更高,实际上活动的风险也更高,而这是量表无法检测的,甚至可能因其年龄较小而在多变量回归分析中归因于年龄年轻。因此,在分析或评估这些因素时,很难将年龄和活动量区分开进行独立分析。

ACL 重建后移植物再撕裂的神经肌肉因素

Tanaka 等人在 ACL 重建病例研究中证实,再撕裂组术前股四头肌和腘绳肌力量与对侧肢体相比较小[30],分别为 65% 和 71%。但是,只有术前股四头肌肌力之间的差异具有统计学意义,两组术后肌力无明显差异。作者认为,相较于解剖结构的重建,早期手术更注重于恢复运动员的力量、平衡性和灵活性,这可能是影响最终手术结果和移植成败的关键。

Paterno 等人进行了一项前瞻性研究,旨在确定初次 ACL 重建后 ACL 再损伤(同侧或对侧)的危险因素,并恢复患者的运动能力[28]。研究中 35 名女性和 21 名男性患者接受了 ACL 重建手术,并恢复了膝关节旋转或剪切的运动能力。随后,对患者垂直跳远(DVJ)运动进行三维生物力学分析,以评估姿势的稳定性和膝关节前后韧带的松弛程度。受试者经过最初的测试之后,在接下来的 1 年内,研究人员每个月都会记录患者暴露和膝关节损伤的次数(患者暴露是指使患者面临 ACL 损伤风险的活动)。统计分析从 DVJ 测试中确定了 4 个变量,包括:落地时健侧肢体髋关节内旋较大,落地时患肢的冠状面外翻较大,落地时双侧膝关节矢状面上伸展力矩差异较大,以及患肢的单腿姿势稳定性较差。这些变量可用于预测 ACL 重建后再损伤的风险。

Paterno 等人同时研究了同侧和对侧肢体,结果表明姿势缺乏稳定性及落地时髋关节和膝关节神经肌肉控制的改变是 ACL 重建后再损伤的危险因素[28]。具体来说,初次触地时的髋关节外旋力矩、膝关节外翻运动的增加、股四头肌与腘绳肌活动的相对差异及姿势稳定性的缺乏对预测 ACL 再损伤具有较高的敏感性和特异性。

在落地减速阶段,下肢外翻运动和控制这些运动的神经肌肉作用被认为是健康运动员和 ACL 重建后运动员未来 ACL 损伤的有力预测因素[28]。这种动态的下肢外翻对齐被描述为膝关节向内侧塌陷、髋关节内收和内旋、膝关节屈曲和胫骨内旋的组合体位[21,50,51]。解剖模型显示这种姿势会增加 ACL 的张力[52-54],而且在一项前瞻性队列研究中被作为预测高中女性运动员未来 ACL 损伤的危险因素[21]。

当运动员在 ACL 重建术后返回赛场时,ACL 再损伤的发生率非常高,为 12.5%~25%[21]。Paterno 等人评估了 DVJ 落地阶段的生物力学和神经肌肉变量,以及运动员恢复运动时的动态姿势稳定性,以确定这些变量是否提示 ACL 再损伤[28]。研究结果表明,髋关节内旋力矩的产生、膝关节前平面的运动范围、初次触地时膝关节矢状面力矩的不对称性和姿势稳定性是 ACL 重建后再损伤的预测因素,其中髋关节内旋力矩本身也是 ACL 再损伤的有力预测因素。

以上文献中报道的髋关节肌肉外旋力矩缺陷具有重要的临床意义。采取针对性的干预措施来解决髋关节力量受损问题,可以显著降低 ACL 重建后再损伤的概率。因此,在 ACL 重建后康复训练的最后阶段进行上述干预措施能够降低 ACL 再损伤的概率。但是,这并不意味着手术失败。

胫骨后倾

Simon 等人的研究结果表明,对于初次 ACL 损伤的患者,其膝关节胫骨外侧平台的后倾角较大[18]。我们尚无任何研究将后斜角作为 ACL 重建后移植物再撕裂的危险因素。理论上,膝关节胫骨后倾角越大,重建术后再损伤的风险会增加,因为骨骼的解剖结构特点使重建的 ACL 可能会承受更大的负荷。在施加轴向旋转压力时,膝关节胫骨平台后倾角较大会使胫骨上产生更大的前方应力,因此 ACL 移植物上的压力就越大。

体重指数(BMI)/吸烟

Kowalchuk 等人研究发现,ACL 重建后患者最终疗效的降低与 BMI>30kg/m^2 和吸烟密切相关[55],但该研究并没有探究 ACL 重建后再撕裂的概率。因此，吸烟是否影响移植物的生物学整合、神经肌肉控制/恢复或活动水平（及移植物再撕裂），以及 BMI 对移植物再撕裂的影响，还需要进一步的研究。但是，可以确定的是 BMI 会影响 ACL 重建后移植物的负荷和患者的活动水平。

未来研究方向

多中心 ACL 翻修研究（MARS）队列旨在获取足够数量的受试者进行多变量分析，以确定预测 ACL 重建翻修后临床结果的因素。这一涉及多名外科医生、多中心的前瞻性队列研究是同类研究中的首次也是最大的一次，有助于进一步探究影响 ACL 移植失败的因素。作者最近报道了对该队列的描述分析[56]。在最初纳入的 460 例患者中，移植失败最常见的原因是外伤（32%）。76% 的患者发生再损伤时正在参加某项运动，最常见的是足球或篮球。而翻修年龄因性别而异，女性（术后 10~20 年）比男性（术后 20~30 年）更早。

为了获得更多有关影响 ACL 移植失败因素的信息，需要进行高质量的前瞻性多中心研究。从 MARS 和类似的大型多中心队列研究中收集的数据，不仅有助于解答有关初次和翻修术后 ACL 移植失败的危险因素等问题，而且还将提高 ACL 重建的临床效果。

总结

明确和量化初次 ACL 重建术中移植物重建失败的危险因素，极大地提高了外科医生指导和治疗患者的能力。虽然活动量和年龄已被证实是初次 ACL 重建后移植失败的关键危险因素，但年龄可能仅仅代表了患者

的活动量。在进行术前和术后咨询时应意识到，想要恢复高水平的旋转或跳跃运动的运动员面临着更大的风险。此外，尽管女性发生 ACL 撕裂的风险更高，但性别尚未被明确是移植失败的危险因素。当然，神经肌肉控制已经确定为相关危险因素，并且可能最容易通过康复训练来降低其风险[28]。因此，对 ACL 移植失败的相关危险因素的分析表明，ACL 重建后的高活动量是文献普遍支持的关键危险因素。

（王珮琳 译　崔直 易诚青 校）

参考文献

1. Frank CB, Jackson DW. The science of reconstruction of the anterior cruciate ligament. J Bone Joint Surg Am. 1997;79(10):1556–76.
2. Kim S, Bosque J, Meehan JP, Jamali A, Marder R. Increase in outpatient knee arthroscopy in the United States: a comparison of National Surveys of Ambulatory Surgery, 1996 and 2006. J Bone Joint Surg Am. 2011;93(11):994–1000.
3. Gobbi A, Domzalski M, Pascual J. Comparison of anterior cruciate ligament reconstruction in male and female athletes using the patellar tendon and hamstring autografts. Knee Surg Sports Traumatol Arthrosc. 2004;12(6):534–9.
4. Gobbi A, Mahajan S, Zanazzo M, Tuy B. Patellar tendon versus quadrupled bone-semitendinosus anterior cruciate ligament reconstruction: a prospective clinical investigation in athletes. Arthroscopy. 2003;19(6):592–601.
5. Bizzini M, Gorelick M, Munzinger U, Drobny T. Joint laxity and isokinetic thigh muscle strength characteristics after anterior cruciate ligament reconstruction: bone patellar tendon bone versus quadrupled hamstring autografts. Clin J Sport Med. 2006;16(1):4–9.
6. Muneta T, Sekiya I, Ogiuchi T, Yagishita K, Yamamoto H, Shinomiya K. Effects of aggressive early rehabilitation on the outcome of anterior cruciate ligament reconstruction with multi-strand semitendinosus tendon. Int Orthop. 1998;22(6):352–6.
7. Pinczewski LA, Lyman J, Salmon LJ, Russell VJ, Roe J, Linklater J. A 10-year comparison of anterior cruciate ligament reconstructions with hamstring tendon and patellar tendon autograft: a controlled, prospective trial. Am J Sports Med. 2007;35(4):564–74.
8. Salmon L, Russell V, Musgrove T, Pinczewski L, Refshauge K. Incidence and risk factors for graft rupture and contralateral rupture after anterior cruciate

ligament reconstruction. Arthroscopy. 2005;21(8): 948–57.

9. Noojin FK, Barrett GR, Hartzog CW, Nash CR. Clinical comparison of intraarticular anterior cruciate ligament reconstruction using autogenous semitendinosus and gracilis tendons in men versus women. Am J Sports Med. 2000;28(6):783–9.

10. Arendt E, Dick R. Knee injury patterns among men and women in collegiate basketball and soccer. NCAA data and review of literature. Am J Sports Med. 1995;23(6):694–701.

11. Gwinn DE, Wilckens JH, McDevitt ER, Ross G, Kao TC. The relative incidence of anterior cruciate ligament injury in men and women at the United States Naval Academy. Am J Sports Med. 2000;28(1): 98–102.

12. Griffin LY, Agel J, Albohm MJ, Arendt EA, Dick RW, Garrett WE, et al. Noncontact anterior cruciate ligament injuries: risk factors and prevention strategies. J Am Acad Orthop Surg. 2000;8(3):141–50.

13. Prodromos CC, Han Y, Rogowski J, Joyce B, Shi K. A meta-analysis of the incidence of anterior cruciate ligament tears as a function of gender, sport, and a knee injury-reduction regimen. Arthroscopy. 2007;23(12):1320–5.e6.

14. Agel J, Arendt EA, Bershadsky B. Anterior cruciate ligament injury in national collegiate athletic association basketball and soccer: a 13-year review. Am J Sports Med. 2005;33(4):524–30.

15. Orchard J, Seward H, McGivern J, Hood S. Intrinsic and extrinsic risk factors for anterior cruciate ligament injury in Australian footballers. Am J Sports Med. 2001;29(2):196–200.

16. Mihata LC, Beutler AI, Boden BP. Comparing the incidence of anterior cruciate ligament injury in collegiate lacrosse, soccer, and basketball players: implications for anterior cruciate ligament mechanism and prevention. Am J Sports Med. 2006;34(6): 899–904.

17. Parkkari J, Pasanen K, Mattila VM, Kannus P, Rimpela A. The risk for a cruciate ligament injury of the knee in adolescents and young adults: a population-based cohort study of 46 500 people with a 9 year follow-up. Br J Sports Med. 2008;42(6):422–6.

18. Simon RA, Everhart JS, Nagaraja HN, Chaudhari AM. A case-control study of anterior cruciate ligament volume, tibial plateau slopes and intercondylar notch dimensions in ACL-injured knees. J Biomech. 2010;43(9):1702–7.

19. LaPrade RF, Burnett QM, 2nd. Femoral intercondylar notch stenosis and correlation to anterior cruciate ligament injuries. A prospective study. Am J Sports Med. 1994;22(2):198–202; discussion 3

20. Souryal TO, Moore HA, Evans JP. Bilaterality in anterior cruciate ligament injuries: associated intercondylar notch stenosis. Am J Sports Med. 1988;16(5):449–54.

21. Hewett TE, Myer GD, Ford KR, Heidt Jr RS, Colosimo AJ, McLean SG, et al. Biomechanical measures of neuromuscular control and valgus loading of the knee predict anterior cruciate ligament injury risk in female athletes: a prospective study. Am J Sports

Med. 2005;33(4):492–501.

22. Hewett TE, Lindenfeld TN, Riccobene JV, Noyes FR. The effect of neuromuscular training on the incidence of knee injury in female athletes. A prospective study. Am J Sports Med. 1999;27(6):699–706.

23. Frobell RB, Roos EM, Roos HP, Ranstam J, Lohmander LS. A randomized trial of treatment for acute anterior cruciate ligament tears. N Engl J Med. 2010;363(4):331–42.

24. Wright RW, Magnussen RA, Dunn WR, Spindler KP. Ipsilateral graft and contralateral ACL rupture at five years or more following ACL reconstruction: a systematic review. J Bone Joint Surg Am. 2011;93(12): 1159–65.

25. Borchers JR, Pedroza A, Kaeding C. Activity level and graft type as risk factors for anterior cruciate ligament graft failure: a case-control study. Am J Sports Med. 2009;37(12):2362–7.

26. Barrett GR, Luber K, Replogle WH, Manley JL. Allograft anterior cruciate ligament reconstruction in the young, active patient: Tegner activity level and failure rate. Arthroscopy. 2010;26(12):1593–601.

27. Shelbourne KD, Gray T, Haro M. Incidence of subsequent injury to either knee within 5 years after anterior cruciate ligament reconstruction with patellar tendon autograft. Am J Sports Med. 2009;37(2): 246–51.

28. Paterno MV, Schmitt LC, Ford KR, Rauh MJ, Myer GD, Huang B, et al. Biomechanical measures during landing and postural stability predict second anterior cruciate ligament injury after anterior cruciate ligament reconstruction and return to sport. Am J Sports Med. 2010;38(10):1968–78.

29. Wright RW, Dunn WR, Amendola A, Andrish JT, Bergfeld J, Kaeding CC, et al. Risk of tearing the intact anterior cruciate ligament in the contralateral knee and rupturing the anterior cruciate ligament graft during the first 2 years after anterior cruciate ligament reconstruction: a prospective MOON cohort study. Am J Sports Med. 2007;35(7):1131–4.

30. Tanaka Y, Yonetani Y, Shiozaki Y, Kitaguchi T, Sato N, Takeshita S, et al. Retear of anterior cruciate ligament grafts in female basketball players: a case series. Sports Med Arthrosc Rehabil Ther Technol. 2010;2(7):7.

31. Kaeding CC, Aros B, Pedroza A, Pifel E, Amendola A, Andrish JT, et al. Allograft versus autograft anterior cruciate ligament reconstruction: predictors of failure from a MOON prospective longitudinal cohort. Sports Health. 2011;3(1):73–81.

32. Marx RG, Stump TJ, Jones EC, Wickiewicz TL, Warren RF. Development and evaluation of an activity rating scale for disorders of the knee. Am J Sports Med. 2001;(2):213–8.

33. Laboute E, Savalli L, Puig P, Trouve P, Sabot G, Monnier G, et al. Analysis of return to competition and repeat rupture for 298 anterior cruciate ligament reconstructions with patellar or hamstring tendon autograft in sportspeople. Ann Phys Rehabil Med. 2010;53(10):598–614.

34. Paterno MV, Weed AM, Hewett TE. A between sex comparison of anterior-posterior knee laxity after

anterior cruciate ligament reconstruction with patellar tendon or hamstrings autograft: a systematic review. Sports Med. 2012;42(2):135–52.

35. Fu FH, Bennett CH, Lattermann C, Ma CB. Current trends in anterior cruciate ligament reconstruction. Part 1: biology and biomechanics of reconstruction. Am J Sports Med. 1999;27(6):821–30.

36. Fu FH, Bennett CH, Ma CB, Menetrey J, Lattermann C. Current trends in anterior cruciate ligament reconstruction. Part II. Operative procedures and clinical correlations. Am J Sports Med. 2000;28(1):124–30.

37. Aune AK, Holm I, Risberg MA, Jensen HK, Steen H. Four-strand hamstring tendon autograft compared with patellar tendon-bone autograft for anterior cruciate ligament reconstruction. A randomized study with two-year follow-up. Am J Sports Med. 2001;29(6): 722–8.

38. Aglietti P, Buzzi R, Zaccherotti G, De Biase P. Patellar tendon versus doubled semitendinosus and gracilis tendons for anterior cruciate ligament reconstruction. Am J Sports Med. 1994;22(2):211–7; discussion 7–8.

39. Otero AL, Hutcheson L. A comparison of the doubled semitendinosus/gracilis and central third of the patellar tendon autografts in arthroscopic anterior cruciate ligament reconstruction. Arthroscopy. 1993;9(2): 143–8.

40. Marder RA, Raskind JR, Carroll M. Prospective evaluation of arthroscopically assisted anterior cruciate ligament reconstruction. Patellar tendon versus semitendinosus and gracilis tendons. Am J Sports Med. 1991;19(5):478–84.

41. Corry IS, Webb JM, Clingeleffer AJ, Pinczewski LA. Arthroscopic reconstruction of the anterior cruciate ligament. A comparison of patellar tendon autograft and four-strand hamstring tendon autograft. Am J Sports Med. 1999;27(4):444–54.

42. Barber-Westin SD, Noyes FR, Andrews M. A rigorous comparison between the sexes of results and complications after anterior cruciate ligament reconstruction. Am J Sports Med. 1997;25(4):514–26.

43. Salmon LJ, Refshauge KM, Russell VJ, Roe JP, Linklater J, Pinczewski LA. Gender differences in outcome after anterior cruciate ligament reconstruction with hamstring tendon autograft. Am J Sports Med. 2006;34(4):621–9.

44. Ferrari JD, Bach Jr BR, Bush-Joseph CA, Wang T, Bojchuk J. Anterior cruciate ligament reconstruction in men and women: an outcome analysis comparing gender. Arthroscopy. 2001;17(6):588–96.

45. Stengel D, Klufmoller F, Rademacher G, Mutze S, Bauwens K, Butenschon K, et al. Functional out-comes and health-related quality of life after robot-assisted anterior cruciate ligament reconstruction with patellar tendon grafts. Knee Surg Sports Traumatol Arthrosc. 2009;17(5):446–55.

46. Beynnon BD, Johnson RJ, Fleming BC. The science of anterior cruciate ligament rehabilitation. Clin Orthop Relat Res. 2002;402(402):9–20.

47. Shaieb MD, Kan DM, Chang SK, Marumoto JM, Richardson AB. A prospective randomized comparison of patellar tendon versus semitendinosus and gracilis tendon autografts for anterior cruciate ligament reconstruction. Am J Sports Med. 2002;30(2):214–20.

48. Brandsson S, Faxen E, Kartus J, Eriksson BI, Karlsson J. Is a knee brace advantageous after anterior cruciate ligament surgery? A prospective, randomised study with a two-year follow-up. Scand J Med Sci Sports. 2001;11(2):110–4.

49. Barrett AM, Craft JA, Replogle WH, Hydrick JM, Barrett GR. Anterior cruciate ligament graft failure: a comparison of graft type based on age and Tegner activity level. Am J Sports Med. 2011;39(10): 2194–8.

50. Krosshaug T, Nakamae A, Boden BP, Engebretsen L, Smith G, Slauterbeck JR, et al. Mechanisms of anterior cruciate ligament injury in basketball: video analysis of 39 cases. Am J Sports Med. 2007;35(3):359–67.

51. Schmitz RJ, Shultz SJ, Kulas AS, Windley TC, Perrin DH. Kinematic analysis of functional lower body perturbations. Clin Biomech (Bristol, Avon). 2004; 19(10):1032–9.

52. Kiapour A, Demetropoulos C, Quatman C, Levine J, Wordeman S, Goel V, et al., editors. Effects of Single- and Multi-axis Loading Conditions on ACL Straing: an Indication of ACL Injury Mechanism. San Francisco: Orthopaedic Research Society; 2002.

53. Markolf KL, Burchfield DM, Shapiro MM, Shepard MF, Finerman GA, Slauterbeck JL. Combined knee loading states that generate high anterior cruciate ligament forces. J Orthop Res. 1995;13(6):930–5.

54. Fung DT, Zhang LQ. Modeling of ACL impingement against the intercondylar notch. Clin Biomech (Bristol, Avon). 2003;18(10):933–41.

55. Kowalchuk DA, Harner CD, Fu FH, Irrgang JJ. Prediction of patient-reported outcome after single-bundle anterior cruciate ligament reconstruction. Arthroscopy. 2009;25(5):457–63.

56. Wright RW, Huston LJ, Spindler KP, Dunn WR, Haas AK, Allen CR, et al. Descriptive epidemiology of the Multicenter ACL Revision Study (MARS) cohort. Am J Sports Med. 2010;38(10):1979–86.

第 2 章

避免ACL失败：如何预防ACL撕裂

Jessica Hettler, Grethe Myklebust

ACL 损伤在 6 岁以上的运动员中普遍存在。在参加体育运动期间，外伤性、接触性机制或者非接触性（如跳跃或旋转）机制均会造成损伤。女性因非接触性机制造成的损伤发生率比正常人群高 4~6 倍[1,2]。近几年已经有大量有关手术技术和术后康复的研究，但关于 ACL 损伤的预防研究仍然较少。本章主要回顾 ACL 损伤的常见原因，讨论性别差异的影响，评估损伤的风险，并强调不同训练内容（加强柔韧性、肌力训练、本体感觉/神经系统和肌肉及运动的专项训练）以帮助预防 ACL 损伤。

预防的原理

ACL 损伤预防的概念起初存在争议。然而，在过去的 10 年里，一项研究证实预防方案明显减少了患者 ACL 撕裂的次数。1999—2008 年进行了 7 项 ACL 损伤预防方案研究，共分析评估了 12 000 多名运动员。结果发现，采取预防方案可以将非接触性 ACL 损伤的风险平均降低 71%[3]。

除了可以减少 ACL 损伤，预防方案也可以减少其他因过度使用而造成的膝关节及

足踝损伤[4]。然而，为了达到效果，运动员必须要在整个赛季中坚持执行预防方案。这需要运动员、教练员和球队管理人员共同努力。

危险因素：内在因素和外在因素

ACL 损伤的危险因素包括外在因素和内在因素。内在因素是个人特有的，主要包括：解剖学差异、激素分泌水平变化、神经肌肉因素和性别。外在因素因人而异，主要包括：竞技类型和等级、鞋子、竞技场地和天气状况[5]。

已经发现，ACL 存在性激素受体作用位点（雌激素、睾酮和松弛激素）。此外，口服避孕药及月经周期中的卵泡期和排卵期引起的激素波动可能会影响 ACL 的韧性，使之更易受损。因此，我们仍需要进一步研究，以便更好地了解女性月经周期中雌激素的变化，以及它们如何影响竞技运动时的神经肌肉系统[5,6]。

本章将通过所列举的研究来讨论性别差异的影响，性别差异在膝关节运动学和运动模式中发挥着重要的作用。研究表明，与

男性相比，女性在接触性运动开始时表现出更大的膝关节外展力矩，并且其内旋峰值降低。此外，若观察人群是业余运动员，人群样本可能会掩盖其性别差异的影响，因为这类人群神经肌肉控制和肌肉力量方面的差异会影响实验结果[7]。

解剖学上的差异包括髁间窝大小和胫骨后倾角。双侧 ACL 损伤可能是髁间窝狭窄造成的。由于女性体型相对较小使得 ACL 的宽度相对较小，因此韧带的线性刚度和 ACL 的有效载荷较低，能量吸收能力下降[5]。全身性关节松弛、股骨长度、胫骨后倾和胫骨前移也可导致 ACL 的应力增加，从而造成潜在的韧带损伤的风险增加[5,6]。

神经肌肉控制是运动员和运动康复师唯一可以改变的内在条件。ACL 受前剪切力的影响，可以与冠状面和轴向面的力相结合。前剪切力的变化取决于运动员落地和运动变化时股四头肌的激活程度和膝关节屈曲程度。当膝关节屈曲角的移动<30°时，股四头肌提供的前剪切力增加，并且腿部肌腱的共同作用减少，从而增加了损伤的风险[5]。

女性和男性运动员在整个发育阶段中都会出现神经肌肉生长差异。有数据表明，青春期前男性和女性的韧带损伤风险基本相同，但进入青春期后，女性韧带损伤风险会逐渐增加[6]。12~16 岁的女性站立姿势和整个站立过程中，膝关节伸展和外翻的压力逐渐增加。通常女性的膝关节松弛、膝关节曲度增加、对胫骨扭转的抵抗能力较弱，可能会增加膝关节矢状面、额状面或者水平面的损伤风险。另一方面，在生长发育期后，男性与女性在神经肌肉控制方面明显不同，男性力量的平衡性和协调性均衡发展。这点可以从男性与女性青少年人群垂直摸高数据的

提升中证实[6]。男性和女性运动时均会受到疲劳的影响，并且随着疲劳程度的增加，关节的动态稳定性降低且对运动刺激的反应时间减少，使得 ACL 更容易因前剪切力增加而受到损伤[5]。

外在危险因素也会增加 ACL 损伤的风险，但是专业运动人员能更好地控制和应对这些危险因素。通过对比赛数据的分析证实，在实际比赛中，ACL 损伤的风险相较于练习时增加。鞋和地面的摩擦力是关节稳定的必要条件，但是过大的摩擦力可能会导致足踝关节意外损伤。当足球运动员穿着护踝或者手球运动员从人造材料场地转到木质地板场地时，踝部的扭转阻力会发生改变。天气状况会改变鞋与接触面的摩擦系数，从而增加 ACL 损伤的风险。目前滑雪运动员、军校学生和足球运动员已经普遍使用保护性支具，但并未发现其明显的预防效果[5]。

神经肌肉失衡

女性可表现出性别相关的神经肌肉失衡：韧带主导、股四头肌主导、腿部主导和躯干主导。神经肌肉失衡可能表现为肌肉力量、动力或激活模式的差异，从而导致膝关节和韧带的负荷增加[6]。

韧带主导

韧带主导是指在控制膝关节动态稳定性时，神经肌肉与韧带控制失衡，导致在运动过程中，韧带代替下肢肌肉吸收了地面产生的反作用力，从而在落地和剪切运动（如单脚着地、转体、减速）中表现出控制力不足。当运动员的躯干控制能力较差时，会产生膝关节外翻应力。躯干运动产生的反作用

力将运动员的重心转移至膝关节中心,从而使膝关节处于动态外翻位置。解决大腿后链肌群(臀肌、腘绳肌和比目鱼肌复合体)的稳定性将提供合适的肌肉募集,以应对牛顿第三定律产生的作用力和反作用力[2,6]。

股四头肌主导

股四头肌主导是指股四头肌和腘绳肌的肌肉募集失衡[2]。在膝关节屈曲角度较低(<30°)时,落地和旋转运动会增加损伤风险。膝关节屈曲<30°时,股四头肌对胫骨的牵拉力会增加,而腘绳肌和腓肠肌的收缩力减少,从而导致 ACL 受到额外的拉力[2]。腘绳肌将起到协同作用,并向后拉胫骨,以减少对 ACL 的压力。在落地过程中,腘绳肌和腓肠肌被激活,产生一个相等且相反的扭矩,以此防止运动员的重心过度前移。当重心过度前移时,膝关节会过度伸展,从而增强地面反作用力的作用。既往的研究表明,男女之间存在差异,男性落地时首先激活腘绳肌。女性首先激活股四头肌,并且显著缩小落地时膝关节弯曲角度,这导致 ACL 损伤的风险增加[8]。

腿部主导

腿部主导是指双侧肢体之间失衡,同时在肌肉力量、灵活性和协调性等方面存在不足[2,6]。这种不足对双下肢均有风险,运动员可能会过度依赖主导腿,因此增加了该膝关节的压力和扭矩。非主导腿或者较弱的肢体由于无法吸收负荷以满足周围肌肉组织的运动需求,因此面临损伤的风险[2]。

躯干主导

相较于男性,躯干主导在女性中更常见。这种不足主要表现为运动员无法控制自身重心,这可能与生长发育和成熟过程中女性的重心相对较高有关,并且女性的身体质量分布和体脂率较男性更高[8]。当控制躯干运动和控制扰动的能力下降时,运动员将会以过度的正面躯干运动做出反应。这增加了地面反作用力和膝关节外翻力,导致膝关节损伤的风险增加[6]。研究表明,进行动态的躯干运动训练时,女性反应良好,而进行单脚站立平衡和站在摇摆球上等改善平衡性的训练时,男性的躯干控制能力更佳[8]。

为预防建立基础

1999 年,Hewett 等人提出了三阶段跳跃训练方案:

1. 阶段 Ⅰ(技术阶段):专注于纠正姿势,保持垂直起跳姿势,软落地和便于下次起跳的瞬间发力[2]。

2. 阶段 Ⅱ(基础阶段):建立肌肉强度、力量和灵敏性。

3. 阶段 Ⅲ(行为阶段):获得最大的垂直起跳高度。

Hewett 发现,神经肌肉训练可以引发生物机械效应,包括减少落地反作用力和外展力矩、增加腘绳肌肌肉调用比。改善大腿后链肌群的强度有助于提高冠状面的控制能力,从而减少外翻应力。由于女性往往是股四头肌主导,因此提高腘绳肌的力量对于减少膝关节前剪切力至关重要。腘绳肌可提供膝关节的稳定性,因此不应被忽视。通过该方案的实施,女性的腘绳肌和股四头肌的调用比将与男性类似[9]。

1996 年,Caraffa 等人[10]研究了足球运动员 ACL 损伤的预防方案,并制订了一项季前赛(30 天)训练计划,每天 20 分钟,包括:

1. 单腿站立 2.5 分钟(每天 4 次)。

2. 单腿站立在方形平衡木上。

3. 单腿站立在圆形平衡木上。

4. 单腿站立在圆形和方形的组合平衡木上。

5. 单腿站立在 BAPS 平衡板上(多平面)。

在足球赛期间,该方案的频率降至每周至少 3 次。结果显示,正确训练组相较于对照组 ACL 撕裂的发生率降低了 7 倍(在关节镜证实的 ACL 撕裂的病例中, 对照组中有 70 例撕裂患者,而训练组仅有 10 例)[10]。

2003 年,Myklebust 等人研究了三个赛季有关女子手球队员 ACL 损伤的预防方案。这项方案安排时间为季前赛期间每周完成 3 次,持续 5~7 周;赛季期间每周 1 次。该方案的重点在于了解并演示高质量的动作、核心稳定性,以及在跑、剪切、跳运动中髋关节和膝关节正确的姿势及位置。运动员每周都会在各个方面的训练中取得进步。最后得出结论:这项神经肌肉训练方案在运动员中积极性高且年轻时实施效果最佳。

年轻的运动员尚未完全形成预设的动作,能够容易接受适当的技术教育和训练[11]。

2004 年,Myer 等人[2]报道了普适性训练方案的三项基本组成部分:

1. 动态性:在可控环境下进行高风险、特定动作的运动时,进行正确的生物力学教育。

2. 神经肌肉:改善关节稳定性和肌肉预激活作用,以减少高冲击状态下膝关节的负荷。

3. 分析:在任务完成期间和之后对运动员进行反馈教育(视觉和语言方面)。

重点是要牢记,只有训练重复次数增加时仍保持动作的质量,才能取得成功的效果[2]。

韧带主导:识别

通过最大垂直高度约 78.7cm 的箱体跌落实验可以识别运动员是否存在 "韧带主导"。运动员在落地时将出现膝关节内收和较低的膝关节屈曲角度, 因此容易造成损伤。必须让运动员认识到这些危险姿势,并指导他们学习正确的技术动作。可以利用镜子来让运动员看到自身的技术缺点,使他们意识到错误动作。教练在特定的时间(跳跃或落地时)予以反馈、使用适当的术语和正确的提示同样重要。例如,在起跳阶段使用 "足尖点地" 和落地时使用 "膝关节弯曲" 等术语[2](图 2.1)。

韧带主导:治疗

首先应教授运动员正确的运动准备姿势:膝关节弯曲,肩关节向后,双眼直视前方,身体重心放在接球脚上(膝关节不超过脚尖),双脚与肩同宽(图 2.2)。简单的墙跳练习可以随着跳跃强度的增加而增加。对运动员来说,落地时膝关节分开可以减少 ACL 的负荷,并增加膝关节的屈曲角度。从蹬墙跳到抱膝跳可用于分析冠状面运动。持续 3~5 秒的跳远可以提高运动员获得和保持动态稳定性的能力。为了评估横向运动稳定性,通过 180°跳跃来训练躯干和下肢的动态控制能力,并在力量被吸收时立即进行相反方向的运动。

掌握了双脚跳跃和落地后,就可以进行单足跳-落地支撑训练。这个动作与造成非接触性 ACL 损伤的机制类似。随着运动员动作技术的进步,建议使用更大的膝关节屈曲角度落地。最后,涉及非预期的剪切动作的训练(图 2.3)十分重要,因为这些动作会使

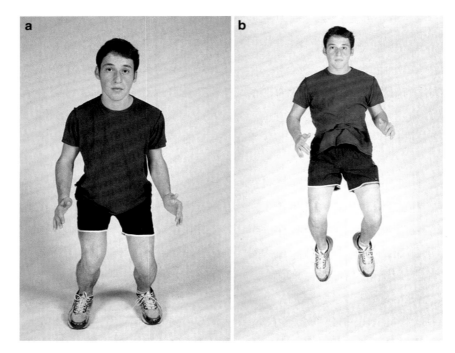

图 2.1   垂直跳跃。(a)落地阶段。(b)跳跃阶段。(Reproduced with permission from "The ACL Solution: Prevention and Recovery for Sports' Most Devastating Knee Injury". Marx, Myklebust & Boyle, Demos Publishing 2012.)

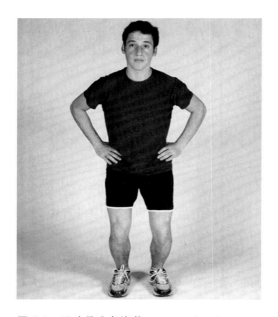

图 2.2   运动员准备姿势。(Reproduced with permission from "The ACL Solution: Prevention and Recovery for Sports' Most Devastating Knee Injury". Marx, Myklebust & Boyle, Demos Publishing 2012.)

外翻负荷翻倍。指导和训练这些动作技能使其成为一种习惯性动作反应模式[2]。

股四头肌主导:识别

股四头肌主导是指股四头肌和腘绳肌之间的力量、肌肉募集和协调的失衡[6]。腘绳肌和股四头肌的同向运动强度比值<55%时,提示股四头肌占主导。另一个可以鉴定股四头肌主导的测试是低位单足跳和深蹲(膝关节屈曲>90°)。若运动员不能保持深度屈曲或站立姿势,可能提示腘绳肌发力不足[2]。

股四头肌主导:治疗

加强大腿后链肌群(臀部、肌腱和腓肠肌)的力量是防止关节在运动中(如落地、剪切等)出现不恰当的低屈曲角度的重要方

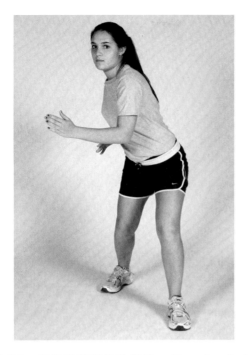

图 2.3 奔跑和剪切启动姿势。(Reproduced with permission from "The ACL Solution: Prevention and Recovery for Sports' Most Devastating Knee Injury". Marx, Myklebust & Boyle, Demos Publishing 2012.)

习:侧卧位抬腿、侧卧位髋关节外展、单腿下蹲、单腿抬举、侧步走、多平面弓步走(图 2.6)和多平面跳跃(图 2.6)。臀中肌的功能是外展髋关节,特别是控制髋关节内收和内旋,并起到稳定骨盆的作用。理想的臀中肌训练包括侧卧位髋关节外展、单腿下蹲(图 2.7)、侧步走、单腿抬举、单腿侧跳(图 2.8)。臀大肌在横向弓步走、单腿下蹲、单腿抬举时激活效率最高[13]。

腿部主导:识别

腿部主导是指神经肌肉的失衡,主要表现为肢体间的力量或强度不对称(差异可达 20% 以上)。可以通过在不稳定平台上进行单腿站立计算肢体摆动幅度进行评估。另一种评估腿部主导的方法是单腿跳跃试验,即指定单腿跳跃到不同位置[2]。

腿部主导:治疗

解决腿部主导缺陷的重要方法是在单腿训练前进行双腿训练,目的是保持双腿之间具有相等的力量、平衡及双足处于对称位置。例如,单腿跳着地位置靠后是双腿跳着地时养成的一种不良且不安全的习惯。单腿练习,如在不稳定的地面上跳跃并保持平衡或单腿平衡,可以帮助解决落地不当或过度使用主导腿的问题。跳跃有助于练习在多平面方向上的移动,并可在每次重复时达到最大垂直高度和水平距离[2]。当双腿交替进行单腿活动时,会产生交叉效应。单腿跳跃也可能影响后链肌肉系统的恢复,因此有助于降低股四头肌主导。

躯干主导:识别

最难发现的不平衡是动态运动过程中

法[8]。Drills 利用下蹲跳、阔步跳和抱持训练辅助腘绳肌和肌腱共同收缩,以达到静态姿势的稳定[2]。还可以进行以下训练,如髋膝 90° 深蹲跳跃训练(图 2.4)、俄式腿部卷曲(佩戴阻力带以增加同心和偏心负荷)、球臀桥(由双腿递进到单腿) 和平板支撑来激活腘绳肌并保持腹部稳定性[8](图 2.5)。

Carcia 等人[12]提出一种称为"臀大肌跛行"的步态偏移,其最明显的特征是臀大肌无力。这种偏移使足跟撞击时躯干伸展增加,重心向后移至髋部,从而阻碍臀大肌的收缩并减少髋关节伸展范围[12]。

臀中肌和臀大肌的激活对于减少落地时髋关节内旋和内收及整个膝关节外翻负荷十分重要。推荐以下改善臀肌功能的练

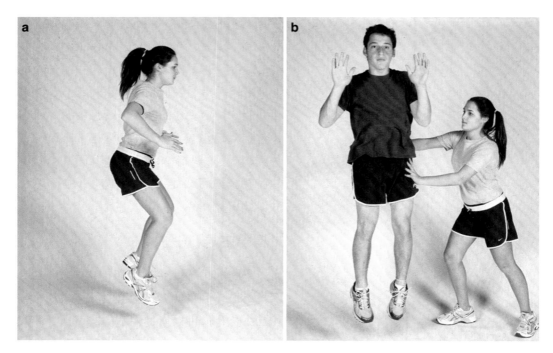

图 2.4   (a)盒式跳(侧向、前后、沿对角线方向)。(b)在同伴侧推下进行盒式跳。(Reproduced with permission from "The ACL Solution: Prevention and Recovery for Sports' Most Devastating Knee Injury". Marx, Myklebust & Boyle, Demos Publishing 2012.)

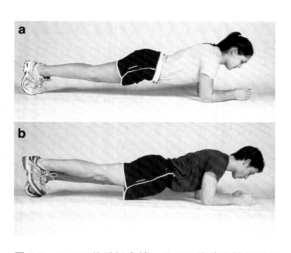

图 2.5   (a)30 秒平板支撑。(b)30 秒单腿抬起平板支撑。(Reproduced with permission from "The ACL Solution: Prevention and Recovery for Sports' Most Devastating Knee Injury". Marx, Myklebust & Boyle, Demos Publishing 2012.)

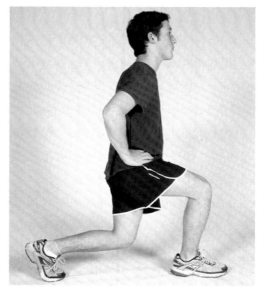

图 2.6   箭步蹲。(Reproduced with permission from "The ACL Solution: Prevention and Recovery for Sports' Most Devastating Knee Injury". Marx, Myklebust& Boyle, Demos Publishing 2012.)

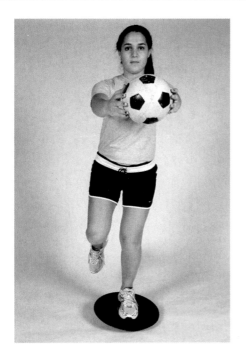

图 2.7　在摇板上进行单腿下蹲。（Reproduced with permission from "The ACL Solution: Prevention and Recovery for Sports' Most Devastating Knee Injury". Marx, Myklebust & Boyle, Demos Publishing 2012.）

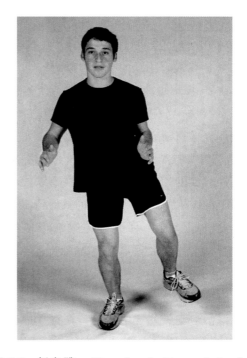

图 2.8　侧向跳。（Reproduced with permission from "The ACL Solution: Prevention and Recovery for Sports' Most Devastating Knee Injury". Marx, Myklebust & Boyle, Demos Publishing 2012.）

的躯干主导。在横向和正向运动过程中，通过球臀桥与腘绳肌卷曲可以发现旋转或前后（AP）骨盆是否倾斜，以此判断骨盆的不稳定。髋关节外旋力量用于预测未来损伤的可能性，因为它对核心和下肢起主要的稳定作用[8]。

躯干主导：治疗

治疗的重点不是腹直肌，而是核心的深层肌肉：腹横肌和多裂肌。在闭链中锻炼髋部旋转力量的一种方法是使用阻力带在一条腿上进行同心和偏心旋转运动。这种旋转运动是股骨上骨盆旋转的一种方法。通过这种锻炼可以为患者提供适当的保护，以防止

骨盆不稳[12]。

2004 年，Leetun 等人[14]推测缺乏核心稳定性是导致女性下肢损伤的原因。他们认为，腰方肌起稳定腰椎的作用，而髋关节外展和外旋有助于保持骨盆水平，防止单腿站立时髋关节内收和内旋。在测试侧卧位的耐力时（图 2.9），女性缺乏耐力，同时髋关节外展和外旋的等长收缩力量减少。如果髋关节和躯干力量减弱，女性运动时更容易受到巨大的外力影响。重要的是增强耐力和训练稳定的骨盆肌肉组织，以协助重量转移和保持适当的重心，包括涉及剪切、跳跃和单腿负荷运动[14]。

如何评估潜在的损伤？

在赛季开始前开发并使用一种损伤风险筛查方法十分重要。该方法简单易操作，并且需要进行动态而不是静态测试。如果教练团队在季前赛期间发现问题，将更有利于实施针对性的预防方案。同时该筛查方法也可用于再评估，以监测运动员的具体情况[8]。

俯卧起跳是一种方便临床医生现场检测的方法，它可以测量肢体对称性、核心稳定性、后链肌群和双下肢在矢状面的控制能力[8]。10 秒内连续跳跃试验中的动作质量常用于评估运动员的技术水平。在腾空过程中和落地时，临床医生应观察以下动作以确定运动员的表现（表 2.1）[8,15]。

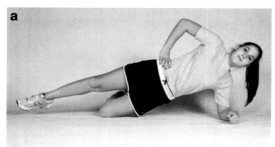

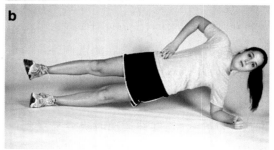

图 2.9　(a)侧身平板支撑。(b)单腿抬起侧身平板支撑。(Reproduced with permission from "The ACL Solution: Prevention and Recovery for Sports' Most Devastating Knee Injury". Marx, Myklebust & Boyle, Demos Publishing 2012.)

神经肌肉训练

神经肌肉训练是运动员正确运动模式教育的一个重要部分。运动员可以学习如何利用更安全的关节稳定模式和肌肉预激活模式来减少在特定运动中对 ACL 的潜在危害[8]。研究表明，女性参加足球和篮球时会面临更大的风险。这两项运动都需要典型的跳跃/落地和剪切动作，这是 ACL 损伤的经典非接触性机制。

2004 年，Paterno[1]发现通过姿势稳定训练可以恢复动态功能控制。稳定性需要评估前部/后部（AP）、内侧/外侧（ML）及整体姿势。作者选择了为期 6 周的动态神经肌肉训练，具体方案包括以下内容。

1. 平衡训练和髋、腿、骨盆的力量训练（以提高力量、稳定性和凝聚力并协助调整发力方向）。

2. 肢体运动和动态运动模式（跳跃、旋转和剪切运动的进展，并且从双侧肢体训练进展到单侧肢体训练）。

3. 抗阻训练（在整个运动过程中，提高力量以满足平衡能力和肌力训练的进步）。

表 2.1　跳跃训练中运动缺陷表现

主导	腾空/跳跃中	落地时
韧带主导	无	落地时双脚外展宽度大于肩宽
股四头肌主导	无	过度干扰落地
腿部主导	大腿不能左右摆动（在动作过程中和峰值高度时）	跳跃间的暂停不能降落在相同的足迹上
躯干主导	大腿不平行（在峰值高度下）	跳跃间的暂停不能降落在相同的足迹上

这些受试者受训过程中和受训后都接受了教练的建设性意见反馈。总的来说，在前部/后部和整体姿势稳定性方面有所改善，但在冠状面没有显著改善。这也为以下发现提供了依据：与男性相比，外翻应力是女性运动员损伤的一个重要危险因素[1]。

2005 年，Hewett 等人[16]对膝关节神经肌肉控制和外翻负荷相关的生物力学进行了研究，二者可以作为女性运动员 ACL 损伤的预测指标。ACL 损伤经常发生在运动过程中的减速、侧移和落地中，这些动作会使关节受到较高的关节外部负荷。外翻应力增加与冠状面缺乏神经肌肉控制有关，可能是外展肌和髋屈肌的适应性不足（韧带主导）及腘绳肌力量差异（股四头肌主导）造成的。研究结果表明，神经肌肉训练计划可以帮助减少地面反作用力和外翻应力，并且在 6 周内增加相关的肌肉力量[16]。

2006 年，Myer 等人[17]比较了肌力训练和动态稳定/平衡训练对下肢生物力学的影响。以往的研究表明，单纯的下肢肌力训练对女性运动员未必有益。女性运动员主要需要采取控制冠状面运动的策略来控制膝关节，这已被证实不利于抵消反作用力。通过肌力训练和动态平衡训练可以减少外翻负荷、对侧肢体不对称及对膝关节的冲击力。结果显示，当女性运动员的矢状面控制能力得到改善时，可以消除运动员对冠状面运动的依赖，从而降低了损伤的风险[17]。

2006 年，Cowley 等人[18]研究了女篮运动员和女足运动员落地和剪切动作中神经肌肉训练的差异。在篮球的垂直跳跃和足球的剪切等运动中，地面反作用力增加且站立时间减少。与矢状面跑步相比，剪切动作使运动员承受的膝关节内翻负荷增加 1 倍。特定运动中外翻应力增加表明运动员缺乏对地面反作用力的控制，因此韧带存在损伤的风险。作者还注意到，篮球和足球运动中存在普遍肢体不平衡的问题。篮球运动中的垂直跳跃将增加非主导侧肢体的地面反作用力，而篮球和足球中的剪切运动将增加主导肢体的地面反作用力。因此，我们需要对这些运动员采用不同的训练方案，以满足不同运动的需求。例如，训练篮球运动员的高强度跳跃，需要侧重于落地应力和预防膝关节的外翻挤压损伤，而足球运动员则可侧重通过非预期的剪切训练来降低膝关节外翻负荷[18]。

2005 年，Myer 等人[19]研究了神经肌肉训练方案如何改善女性运动员的表现和下肢生物力学。参与者进行了为期 6 周的渐进性训练，包括肌力训练、阻力训练、核心和平衡训练及速度训练。训练完成后，受试者垂直跳跃高度和单腿跳跃高度均得到显著提高，并且在速度、下蹲和下肢静脉曲张压力方面与未经训练的受试者相比明显改善。作者认为，在季前和季中计划中，所有的训练内容均具有成效[19]。

我们何时开始，如何开始预防方案？

开展预防训练方案以改善神经肌肉和生物力学危险因素的理想年龄尚不清楚。Benjaminse 和 Otten[20]报道，6~12 岁的儿童可形成正确的运动技术，并且有充足的时间将这些习得的技术转化为技能。在 12~14 岁，运动员可以开始预防训练，以提高运动时的身体意识。Myer 等人[6]发现，88% 的成年人的身材与 12 岁时的身体状况相关。他们认为，在青春期女性生长高峰出现之前，应采取预防措施。

关于运动员的运动学习方面已有研究。内隐学习已被证实是有效的，可以让大脑和身体最大程度的契合。而外显学习效果较差，因为运动的复杂性要求人们不仅要注意腿部的运动，还要注意球和对手的运动[20]。

视觉教学和语言提示也十分重要。通过镜子或回顾录像可以将训练计划可视化，这是内隐学习的一种方法。运动员可以看到自己正确或者不正确的动作，并进行自我纠正。运动员将学习如何解决问题并逐渐养成适合个人的最佳解决方案[20]。在完成任务的过程中，语言提示被证明是一项积极的因素，可以帮助运动员更好地纠正关节角度错误的问题[20]。

（石时 译　崔直　易诚青 校）

参考文献

1. Paterno MV, Myer GD, Ford KR, Hewett TE. Neuromuscular training improves single-limb stability in young female athletes. J Orthop Sports Phys Ther. 2004;34:305–16.
2. Myer GD, Ford KR, Hewett TE. Rationale and clinical techniques for anterior cruciate ligament injury prevention among female athletes. J Athl Train. 2004;39(4):352–64.
3. Kronemyer B. ACL-injury prevention programs found to be effective for female athletes. Orthopedics today. January 2011. http://www.orthosupersite.com/view.aspx?rid=79124.
4. Soligard T, Myklebust G, Steffen K, et al. Comprehensive warm-up programme to prevent injuries in young female footballers: cluster randomised controlled trial. BMJ. 2008;337:a2469.
5. Brophy RH, Silvers HJ, Mandelbaum BR. Anterior cruciate ligament injuries: etiology and prevention. Sport Med Arthrosc. 2010;18(1):2–11.
6. Myer GD, Brent JL, Ford KR, Hewett TE. Real-time assessment and neuromuscular training feedback techniques to prevent anterior cruciate ligament injury in female athletes. Strength Cond J. 2011;33(3):21–35.
7. Brown TN, Palmieri-Smith RM, McLean SG. Sex and limb differences in hip and knee kinematics and kinet-ics during anticipated and unanticipated jump landings: implications for anterior cruciate ligament injury. Br J Sports Med. 2009;43:1049–56.
8. Hewett TE, Ford KR, Hoogenboom BJ, Myer GD. Understanding and preventing ACL injuries: current biomechanical and epidemiologic considerations-update 2010. N Am J Sports Phys Ther. 2010;5(4):234–51.
9. Hewett TE, Lindenfeld TN, Riccobene JV, Noyes FR. The effect of neuromuscular training on the incidence of knee injury in female athletes: a prospective study. Am J Sports Med. 1999;27(6):699–705.
10. Caraffa A, Cerulli G, Projetti M, Aisa G, Rizzo A. Prevention of anterior cruciate ligament injuries in soccer: a prospective controlled study of proprioceptive training. Knee Surg Sports Traumatol Arthrosc. 1996;4:19–21.
11. Myklebust G, Engebretsen L, Braekken IH, et al. Prevention of anterior cruciate ligament injuries in female team handball players: a prospective intervention study over three seasons. Clin J Sport Med. 2003;13:71–8.
12. Carcia CR, Kivlan B, Scibek JS. The relationship between lower extremity closed kinetic chain strength and sagittal plane landing kinematics in female athletes. Int J Sports Phys Ther. 2011;6(1):1–9.
13. Distefano LJ, Blackburn JT, Marshall SW, Padua DA. Gluteal muscle activation during common therapeutic exercises. J Orthop Sports Phys Ther. 2009;39(7):532–40.
14. Leetun DT, Ireland ML, Willson JD, et al. Core stability measures as risk factors for lower extremity in athletes. Med Sci Sports Exerc. 2004;36(6):926–34.
15. Myer GC, Ford KR, Hewett TE. Tuck jump assessment for reducing anterior cruciate ligament injury risk. Athl Ther Today. 2008;13(5):39–44.
16. Hewett TE, Myers GD, Ford KR, et al. Biomechanical measures of neuromuscular control and valgus loading of the knee predict anterior cruciate ligament injury risk in female athletes. Am J Sports Med. 2005;33(4):492–501.
17. Myer GD, Ford KR, McLean SG, Hewett TE. The effects of plyometric versus dynamic stabilization and balance training on lower extremity biomechanics. Am J Sports Med. 2006;34(3):445–55.
18. Cowley HR, Ford KR, Myer GD, et al. Differences in neuromuscular strategies between landing and cutting tasks in female basketball and soccer athletes. J Athl Train. 2006;41(1):67–73.
19. Myer GD, Ford KR, Palumbo JP, Hewett TE. Neuromuscular training improves performance and lower-extremity biomechanics in female athletes. J Strength Cond Res. 2005;19(1):51–60.
20. Benjaminse A, Otten E. ACL prevention, more effective with a different way of motor learning? Knee Surg Sports Traumatol Arthrosc. 2011;19:622–7.
21. Cowling EJ, Steele JR, McNair PJ. Effect of verbal instructions on muscle activity and risk of injury to the anterior cruciate ligament during landing. Br J Sports Med. 2003;37:126–30.

第 3 章

ACL重建失败的诊断

Moises Cohen, Gustavo Gonçalves Arliani, Diego Costa Astur, Camila Cohen Kaleka

引言

ACL 是限制膝关节胫骨前移的主要结构,同时可以控制旋转[1,2](图 3.1)。ACL 是膝关节最容易损伤的韧带[3],其损伤率为(36.9~60.9)/1000[4-6]。ACL 损伤主要发生于活跃的年轻人群,可导致膝关节不稳定[7]。对于因参加剪切或者轴移运动而引起 ACL 撕裂的患者,标准的治疗方法是手术重建[7,8]。在美国,ACL 重建是第 7 位常见的手术,每年实施10 万~20 万例手术,直接费用估计达到 30 亿美元 (约 213 亿人民币)[7-9]。随着

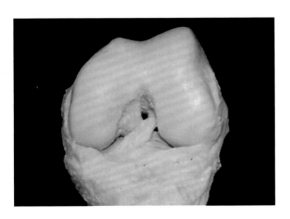

图 3.1 ACL 解剖。

ACL 重建数量的逐年增加,翻修手术的数量也在不断增加[11-13]。

研究显示,大部分 ACL 重建手术是由年手术量小于 10 例的医生完成[10]。多项研究报道重建的失败率为 10%~20%[14-16]。在美国,每年实施 3000~10 000 例 ACL 翻修手术[10,17]。在一些专业的医疗机构,大约 15% 的 ACL 重建手术是翻修术。

多种因素可影响初次 ACL 重建的成败,包括恰当的手术技术、术后康复锻炼、患者的期望,以及半月板、软骨和附属结构的损伤情况。因此,ACL 翻修前了解失败的原因对于制订详细的翻修策略至关重要。

ACL 重建失败的定义

尽管近年来 ACL 损伤后的预防、治疗和康复取得了极大的进展,但对于 ACL 重建失败的定义仍不甚明确[6]。

"失败"一词非常广泛且不具体,因此很难准确描述[18]。ACL 重建失败是指无法恢复损伤前的功能, 以及出现复发性不稳定、慢性疼痛、活动度丢失及骨关节炎。一些学者甚至将失败定义为 KT-1000 检查两侧差距

超过 4mm。

文献中有相当多关于失败的定义[19]。Johnson 和 Coen 等人将 ACL 失败的定义为日常活动或运动时反复出现不稳定；或者虽然稳定但是存在疼痛，术后膝关节活动度丢失>10°[20]。

基于上述定义，一些学者建议初次韧带重建后不稳定及存在症状性客观关节松弛的患者接受翻修手术。客观指标包括 KT-1000 检查膝关节前后松弛度>5.5mm，或者轴移试验阳性[21]。

初次 ACL 重建失败的原因

多种因素可导致初次 ACL 重建失败。这些因素大致分为三类，包括复发性不稳定、术后并发症（如感染、僵硬和关节炎）及持续性疼痛[6]。翻修手术前了解这些因素至关重要。

复发性不稳定

复发性不稳定是指 ACL 重建后无法恢复矢状面和冠状面的稳定，导致患者不满意[6]。

重建后的不稳定可能是由创伤、技术错误、初次诊断失败、过早重返运动或者术后康复锻炼不充分及移植物愈合失败导致的[14,22,23]。

技术错误包括隧道定位不当、移植物选择不当、ACL 撕裂合并损伤的漏诊，现已证实技术错误可导致 22%~79%的 ACL 重建失败[24-27]。

股骨隧道定位不当是最常见的技术错误，可导致 36%的 ACL 重建手术失败（图3.2）。Van Dijck 等人在一系列病例中证实，初次 ACL 重建后移植物位置不当可导致半月板损伤和 Cyclops 病变[28]。

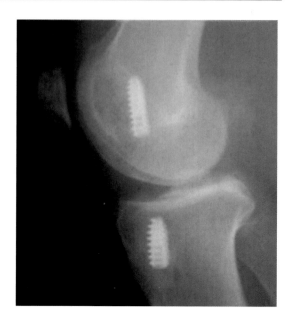

图 3.2   股骨隧道前置。

ACL 撕裂合并损伤的漏诊、半月板或外侧副韧带和（或）下肢力线不良也可以导致移植失败。这些因素将导致术后早期移植物压力和负荷增加，从而造成松弛和早期失败[6,29,30]。

尽管我们对失败的原因进行了分组，但了解 ACL 重建失败的多因素观点非常重要。研究表明，翻修手术中 31%的病例诊断失败是多因素造成的[31,32]。

术后并发症

许多研究均显示活动度丢失是导致 ACL 重建结果不满意的最常见原因[33,34]。移植物位置不当、长时间制动、关节纤维化、移植物张力过大、Cyclops 病变、持续性疼痛及创伤至手术的时间等多种因素，可导致活动度丢失。伸直的丢失比屈曲的丢失更为常见[33,34]。翻修术前应确认并纠正这些问题。治疗的目的是通过康复锻炼、膝关节切开或关节镜下清理来提高膝关节活动度和功能。

　　ACL 重建后持续性疼痛可由多种因素引起，包括软骨损伤、半月板损伤、移植物获取处神经瘤疼痛、关节炎、髌股关节疼痛、初始创伤导致的骨挫伤及滑膜炎。然而，由于多种因素问题并且难以区分复发性不稳定和持续性疼痛，某些情况下诊断较为复杂[35,36]。

诊断

病史和体格检查

　　详细了解病史对于评估 ACL 重建后患者的症状非常重要。通过采集病史可了解患者的大体情况，并确定初次手术失败可能的原因。

　　损伤机制可用于评估合并伤和判断创伤程度。确定创伤至手术的时间、制动的时限及术前活动度，有助于检查活动度丢失情况[37]。初次重建手术记录可提供移植物类型、固定方式、软骨/半月板合并损伤、是否实施了髁间窝成形及麻醉下的体格检查等信息。其他的重要信息包括康复计划和可能的术后并发症，以及重返运动的时间和等级。关于重返运动，应了解患者的期望及初次重建后是否发生新的创伤[38]。影像学资料(如 X 线片、MR 及关节镜照片)同样具有参考价值。

　　膝关节检查应在获取病史后进行。检查过程中，观察下肢矢状位和冠状位的力线。下肢内翻和(或)外翻畸形对于评估初次失败非常重要，也是制订翻修手术计划的基础。不能忽视屈曲和伸直挛缩问题。通过膝关节愈合的伤口可以了解移植物类型及固定方式。观察下肢肌肉组织是否存在萎缩。步态评估由韧带松弛导致的内外翻应力[6]。在膝关节多个解剖结构进行触诊，以评估疼痛区域和膝关节屈伸时的捻发音。

　　常用的评估 ACL 的方法包括 Lachman 试验、前抽屉试验和轴移试验。一项有关 ACL 撕裂临床诊断的数据分析显示，Lachman 试验敏感性最强，轴移试验特异性最强，二者同时进行可以提示 ACL 损伤和(或)再损伤[39]。

　　Lachman 试验时患者取仰卧位，与对侧健康膝关节比较，膝关节半屈曲 0~5mm 为 1 级，6~10mm 为 2 级，>10mm 为 3 级[6](图 3.3)。

　　对侧膝关节既往 ACL 损伤会使检查更为困难。对于存在 ACL 重建后移植物可疑损伤和对侧膝关节既往外伤史的病例，之前的检查记录尤为重要。近年来，Mulligan 等人评估了俯卧位下 Lachman 试验，其敏感性和特异性分别为 70% 和 97%，该方法有助于手小的检查者检查体格较大的患者时保持大腿的稳定性。因此，在考虑其他诊断标准的情况下[40]，俯卧位下 Lachman 试验是检查可疑 ACL 损伤的一个不错选择。

　　前抽屉试验时患者取仰卧位，髋关节屈曲至 45°，膝关节屈曲至 90°(图 3.4)。根据国际膝关节文献委员会(IKDC)[41]分级，可分为正常(0~2mm)、几乎正常(3~5mm)、异常(6~10mm)或严重异常(>10mm)。测量胫骨前移，同时与对侧膝关节进行比较[39]。这一检查应在患者的腿处于中立、内旋和外旋下进行，以便对前后稳定性及内外侧结构进行评估。

　　轴移试验是诊断 ACL 损伤最为特异性的检查[39]。根据 IKDC[41]标准，可分为正常、滑动(+)、跳动(++)、交锁或半脱位(+++)[6]。轴移试验可用于评估旋转不稳定，如快速变向运动时 (图3.5)。Kocher 等人证实，Lachman 试验与 ACL 重建后的主观评价不存在正相关[42]。

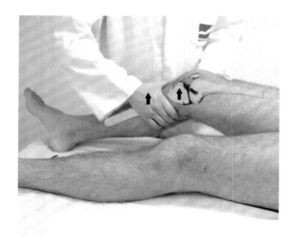

图 3.3　Lachman 试验。

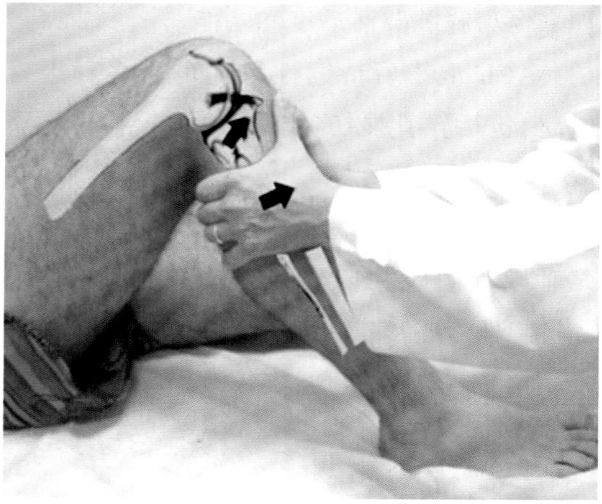

图 3.4　前抽屉试验。

在同一项研究中,轴移试验与 ACL 重建后患者的满意度、总体的膝关节功能和重返运动呈正相关[42]。然而,这一检查的敏感性受到多种因素的影响, 如实施检查的速度、检

查中髋关节外展的角度,以及检查者在检查过程中施加力量的大小[43]。

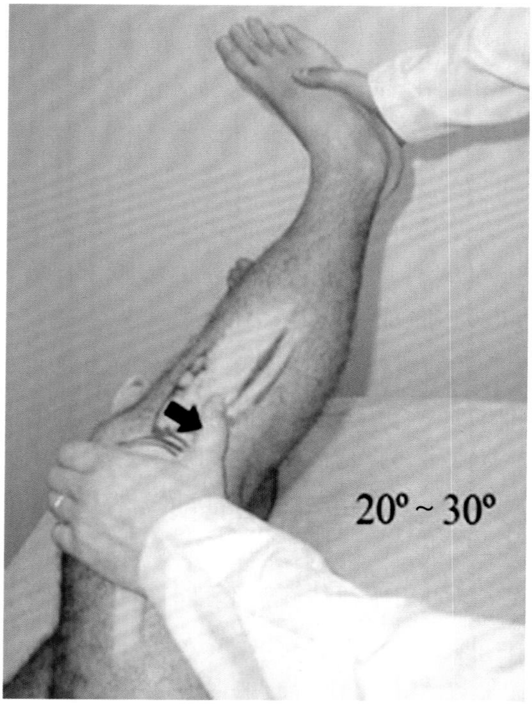

因此,近年来,许多作者研究了客观量化膝关节旋转不稳定性的方法[44-46],大多数方法是在导航辅助下实施的。一些作者证明这些评估方法具有高度的精确性和一致性[45-47]。

目前,大部分骨科医生通过调查问卷来评估关节的稳定性及 ACL 重建术,包括测量胫骨前后移位的大小(KT-1000/2000)、患者满意度及膝关节功能[48]。然而,这些检查方法并不能保证完全恢复膝关节功能[49]。此外,它们也并没有提供关于控制和动态旋转稳定性水平的信息。因此,应改进和开发客观的系统来评估膝关节旋转不稳定性。

在客观评估胫骨前后移位方面,不同的测量系统已经取得了进步。最为常用的系统是 KT-1000/2000,这是一个被普遍接受的用于测量胫骨前后移位的工具(图 3.6)。即使与更精确的测量系统(如计算机导航)相比,KT-1000/2000 仍具有较高的精确性[50]。研究显示,双膝关节胫骨前移的差异一般不超过 3mm;3~5mm 提示 ACL 功能部分缺失;>5mm

20° ~ 30°

图 3.5　轴移试验。

则提示韧带功能全部丢失[51]。

　　检查内外侧韧带复合体对于翻修手术至关重要。相关的韧带松弛未及时诊断和治疗，会导致移植物负荷增加，进而造成移植失败。膝关节后外侧角损伤是最为常见的情况，据报道此类损伤发生于 10%~15% 的慢性ACL 功能不全的患者中[29]。其他的结构（如内侧副韧带、内侧半月板后角及关节囊）在膝关节 ACL 损伤的稳定性中起重要作用，应进行全面的检查[52]。在膝关节屈曲 30° 及完全伸展时，检查内外侧韧带复合体。在膝关节屈曲 30° 和 90° 时，通过外旋过伸动作和刻度盘检查后外侧角[6]。后外侧旋转检查也有助于评估后外侧角[53]。这些检查应在麻醉下实施。内外侧稳定性应在 ACL 重建翻修时进行检查。

影像学检查

　　所有患者均应拍摄正位、侧位、Merchant轴位及 Rosenberg 位 X 线片。对于可能存在力线异常尤其是可能需要截骨的病例，还应拍摄髋至踝的 X 线片[54]。X 线片可评估退行性变、隧道位置、隧道扩大及固定情况。正位及侧位片可发现隧道定位不当。Harner 等人描述了胫骨和股骨隧道的理想位置[55]。在正位片上，胫骨隧道应越过胫骨平台的关节中心点。在侧位片上，作者建议将胫骨平台由前向后分为四等份，理想的隧道应位于第二象限的后 1/3 处，股骨隧道应位于 Blumensaat 线的后象限。

　　需要评估隧道的大小以制订翻修手术计划。一些作者发现，如果股骨隧道>16mm，

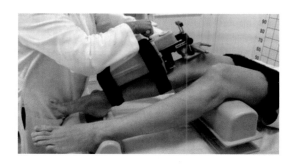

图 3.6　KT-1000。

翻修手术应该分两期进行，这部分内容将在下一章中讨论[6]（图 3.7）。

　　磁共振成像（MRI）和计算机断层扫描（CT）可用于术前计划。MRI 用于评估半月板、软骨和所有韧带。CT 可清晰显示骨和不透射线的结构，以便于隧道的评估、判断固定物移除的必要性及翻修隧道的放置。

　　Shen 等人建议将 CT 纳入 ACL 重建术前计划。我们认为，尽管 X 线片及 MRI 可以提供重要信息，但 CT 对于确定隧道大小和位置仍然非常重要（图 3.7）。传统的检查和CT 检查可以帮助确定原隧道和尺寸是否可以再利用，以及先前的固定物是否需要二次手术[56]。

总结

　　ACL 翻修手术是一个复杂的过程。需要进行仔细的病史问询、体格检查并获取详细的影像学资料，应尽可能在手术前确定失败的原因。由于 ACL 翻修手术的结果往往较初次手术差，因此应使患者的预期符合现实。随着影像和手术技术的不断进步，我们期待能够提高 ACL 翻修手术的成功率。

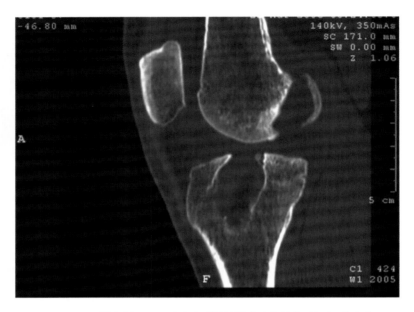

图 3.7　CT 平扫证实，ACL 重建术后胫骨隧道过度扩大，需要二期翻修。

参考文献

1. Matsumoto H, Suda Y, Otani T, Niki Y, Seedhom BB, Fujikawa K. Roles of the anterior cruciate ligament and the medial collateral ligament in preventing valgus instability. J Orthop Sci. 2001;6(1):28–32.

2. Sakane M, Fox RJ, Woo SL, Livesay GA, Li G, Fu FH. In situ forces in the anterior cruciate ligament and its bundles in response to anterior tibial loads. J Orthop Res. 1997;15(2):285–93.

3. Bottoni CR, Liddell TR, Trainor TJ, Freccero DM, Lindell KK. Postoperative range of motion following anterior cruciate ligament reconstruction using autograft hamstrings: a prospective, randomized clinical trial of early versus delayed reconstructions. Am J Sports Med. 2008;36(4):656–62.

4. Gianotti SM, Marshall SW, Hume PA, Bunt L. Incidence of anterior cruciate ligament injury and other knee ligament injuries: a national population-based study. J Sci Med Sport. 2009;12(6):622–7.

5. Parkkari J, Pasanen K, Mattila VM, Kannus P, Rimpela A. The risk for a cruciate ligament injury of the knee in adolescents and young adults: a population-based cohort study of 46 500 people with a 9 year follow-up. Br J Sports Med. 2008;42(6):422–6.

6. Kamath GV, Redfern JC, Greis PE, Burks RT. Revision anterior cruciate ligament reconstruction. Am J Sports Med. 2010;39(1):199–217.

7. Frobell RB, Roos EM, Roos HP, Ranstam J, Lohmander LS. A randomized trial of treatment for acute anterior cruciate ligament tears. N Engl J Med. 2010;363(4):331–42.

8. Duthon VB, Barea C, Abrassart S, Fasel JH, Fritschy D, Menetrey J. Anatomy of the anterior cruciate ligament. Knee Surg Sports Traumatol Arthrosc. 2006;14(3):204–13.

9. Lyman S, Koulovaris P, Sherman SL, Do H, Mandl LA, Marx RG. Epidemiology of anterior cruciate ligament reconstruction: trends, complications, and subsequent knee surgery. J Bone Joint Surg Am. 2009;91(10):2321–8.

10. Fox JA, Pierce M, Bojchuk J, Hayden J, Bush-Joseph CA, Bach Jr BR. Revision anterior cruciate ligament reconstruction with nonirradiated fresh-frozen patellar tendon allograft. Arthroscopy. 2004;20(8):787–94.

11. van Eck CF, Kropf EJ, Romanowski JR, Lesniak BP, Tranovich MJ, van Dijk CN, et al. ACL graft re-rupture after double-bundle reconstruction: factors that influence the intra-articular pattern of injury. Knee Surg Sports Traumatol Arthrosc. 2011;19(3):340–6.

12. van Eck CF, Lesniak BP, Schreiber VM, Fu FH. Anatomic single- and double-bundle anterior cruciate ligament reconstruction flowchart. Arthroscopy. 2010;26(2):258–68.

13. Schreiber VM, van Eck CF, Fu FH. Anatomic double-bundle ACL reconstruction. Sports Med Arthrosc. 2010;18(1):27–32.

14. Hart JM, Turman KA, Diduch DR, Hart JA, Miller

MD. Quadriceps muscle activation and radiographic osteoarthritis following ACL revision. Knee Surg Sports Traumatol Arthrosc. 2011;19(4):634–40.

15. Weiler A, Schmeling A, Stohr I, Kaab MJ, Wagner M. Primary versus single-stage revision anterior cruciate ligament reconstruction using autologous hamstring tendon grafts: a prospective matched-group analysis. Am J Sports Med. 2007;35(10):1643–52.

16. Allen CR, Giffin JR, Harner CD. Revision anterior cruciate ligament reconstruction. Orthop Clin North Am. 2003;34(1):79–98.

17. Noyes FR, Barber-Westin SD. Revision anterior cruciate ligament reconstruction: report of 11-year experience and results in 114 consecutive patients. Instr Course Lect. 2001;50:451–61.

18. Garofalo R, Djahangiri A, Siegrist O. Revision anterior cruciate ligament reconstruction with quadriceps tendon-patellar bone autograft. Arthroscopy. 2006; 22(2):205–14.

19. van Eck CF, Schreiber VM, Liu TT, Fu FH. The anatomic approach to primary, revision and augmentation anterior cruciate ligament reconstruction. Knee Surg Sports Traumatol Arthrosc. 2010;18(9):1154–63.

20. Johnson DL, Coen MJ. Revision ACL surgery. Etiology, indications, techniques, and results. Am J Knee Surg. 1995 Fall;8(4):155–67.

21. Grossman MG, ElAttrache NS, Shields CL, Glousman RE. Revision anterior cruciate ligament reconstruction: three- to nine-year follow-up. Arthroscopy. 2005;21(4):418–23.

22. George MS, Dunn WR, Spindler KP. Current concepts review: revision anterior cruciate ligament reconstruction. Am J Sports Med. 2006;34(12): 2026–37.

23. Trojani C, Sbihi A, Djian P, Potel JF, Hulet C, Jouve F, et al. Causes for failure of ACL reconstruction and influence of meniscectomies after revision. Knee Surg Sports Traumatol Arthrosc. 2010;19(2):196–201.

24. Denti M, Lo Vetere D, Bait C, Schonhuber H, Melegati G, Volpi P. Revision anterior cruciate ligament reconstruction: causes of failure, surgical technique, and clinical results. Am J Sports Med. 2008;36(10):1896–902.

25. Diamantopoulos AP, Lorbach O, Paessler HH. Anterior cruciate ligament revision reconstruction: results in 107 patients. Am J Sports Med. 2008; 36(5):851–60.

26. Ferretti A, Conteduca F, Monaco E, De Carli A, D'Arrigo C. Revision anterior cruciate ligament reconstruction with doubled semitendinosus and gracilis tendons and lateral extra-articular reconstruction surgical technique. J Bone Joint Surg Am. 2007;89 Suppl 2 Pt.2:196–213.

27. Salmon LJ, Pinczewski LA, Russell VJ, Refshauge K. Revision anterior cruciate ligament reconstruction with hamstring tendon autograft: 5- to 9-year follow-up. Am J Sports Med. 2006;34(10):1604–14.

28. van Dijck RA, Saris DB, Willems JW, Fievez AW. Additional surgery after anterior cruciate ligament reconstruction: can we improve technical aspects of the initial procedure? Arthroscopy. 2008;24(1): 88–95.

29. Gersoff WK, Clancy Jr WG. Diagnosis of acute and chronic anterior cruciate ligament tears. Clin Sports Med. 1988;7(4):727–38.

30. Noyes FR, Barber-Westin SD, Hewett TE. High tibial osteotomy and ligament reconstruction for varus angulated anterior cruciate ligament-deficient knees. Am J Sports Med. 2000;28(3):282–96.

31. Wright RW, Dunn WR, Amendola A, Andrish JT, Flanigan DC, Jones M, et al. Anterior cruciate ligament revision reconstruction: two-year results from the MOON cohort. J Knee Surg. 2007;20(4):308–11.

32. Wright RW, Huston LJ, Spindler KP, Dunn WR, Haas AK, Allen CR, et al. Descriptive epidemiology of the Multicenter ACL Revision Study (MARS) cohort. Am J Sports Med. 2010;38(10):1979–86.

33. Harner CD, Irrgang JJ, Paul J, Dearwater S, Fu FH. Loss of motion after anterior cruciate ligament reconstruction. Am J Sports Med. 1992;20(5):499–506.

34. Strum GM, Friedman MJ, Fox JM, Ferkel RD, Dorey FH, Del Pizzo W, et al. Acute anterior cruciate ligament reconstruction. Analysis of complications. Clin Orthop. 1990;253:184–9.

35. Noyes FR, Barber-Westin SD. Anterior cruciate ligament reconstruction with autogenous patellar tendon graft in patients with articular cartilage damage. Am J Sports Med. 1997;25(5):626–34.

36. Shelbourne KD, Gray T. Results of anterior cruciate ligament reconstruction based on meniscus and articular cartilage status at the time of surgery. Five- to fifteen-year evaluations. Am J Sports Med. 2000; 28(4):446–52.

37. Shelbourne KD, Wilckens JH, Mollabashy A, DeCarlo M. Arthrofibrosis in acute anterior cruciate ligament reconstruction. The effect of timing of reconstruction and rehabilitation. Am J Sports Med. 1991;19(4):332–6.

38. Noyes FR, Mooar LA, Moorman III CT, McGinniss GH. Partial tears of the anterior cruciate ligament. Progression to complete ligament deficiency. J Bone Joint Surg Br. 1989;71(5):825–33.

39. Benjaminse A, Gokeler A, van der Schans CP. Clinical diagnosis of an anterior cruciate ligament rupture: a meta-analysis. J Orthop Sports Phys Ther. 2006; 36(5):267–88.

40. Mulligan EP, Harwell JL, Robertson WJ. Reliability and diagnostic accuracy of the Lachman test performed in a prone position. J Orthop Sports Phys Ther. 2011;41(10):749–57.

41. Irrgang JJ, Anderson AF, Boland AL, Harner CD, Kurosaka M, Neyret P, et al. Development and validation of the international knee documentation committee subjective knee form. Am J Sports Med 2001;29:600–13.

42. Kocher MS, Steadman JR, Briggs KK, Sterett WI, Hawkins RJ. Relationships between objective assessment of ligament stability and subjective assessment of symptoms and function after anterior cruciate ligament reconstruction. Am J Sports Med. 2004;32(3): 629–34.

43. Lopomo N, Bignozzi S, Martelli S, Zaffagnini S, Iacono F, Visani A, et al. Reliability of a navigation system for intra-operative evaluation of antero-

posterior knee joint laxity. Comput Biol Med. 2009; 39(3):280–5.

44. Diermann N, Schumacher T, Schanz S, Raschke MJ, Petersen W, Zantop T. Rotational instability of the knee: internal tibial rotation under a simulated pivot shift test. Arch Orthop Trauma Surg. 2009;129(3): 353–8.

45. Musahl V, Bell KM, Tsai AG, Costic RS, Allaire R, Zantop T, et al. Development of a simple device for measurement of rotational knee laxity. Knee Surg Sports Traumatol Arthrosc. 2007;15(8):1009–12.

46. Kubo S, Muratsu H, Yoshiya S, Mizuno K, Kurosaka M. Reliability and usefulness of a new in vivo measurement system of the pivot shift. Clin Orthop. 2007;454:54–8.

47. Branch TP, Browne JE, Campbell JD, Siebold R, Freedberg HI, Arendt EA, et al. Rotational laxity greater in patients with contralateral anterior cruciate ligament injury than healthy volunteers. Knee Surg Sports Traumatol Arthrosc. 2010;18(10): 1379–84.

48. Bush-Joseph CA, Hurwitz DE, Patel RR, Bahrani Y, Garretson R, Bach Jr BR, et al. Dynamic function after anterior cruciate ligament reconstruction with autologous patellar tendon. Am J Sports Med. 2001;29(1):36–41.

49. Ristanis S, Giakas G, Papageorgiou CD, Moraiti T, Stergiou N, Georgoulis AD. The effects of anterior cruciate ligament reconstruction on tibial rotation during pivoting after descending stairs. Knee Surg Sports Traumatol Arthrosc. 2003;11(6):360–5.

50. Monaco E, Labianca L, Maestri B, De Carli A, Conteduca F, Ferretti A. Instrumented measurements of knee laxity: KT-1000 versus navigation. Knee Surg Sports Traumatol Arthrosc. 2009; 17(6):617–21.

51. Wroble RR, Van Ginkel LA, Grood ES, Noyes FR, Shaffer BL. Repeatability of the KT-1000 arthrometer in a normal population. Am J Sports Med. 1990; 18(4):396–9.

52. Harner CD, Giffin JR, Dunteman RC, Annunziata CC, Friedman MJ. Evaluation and treatment of recurrent instability after anterior cruciate ligament reconstruction. Instr Course Lect. 2001;50:463–74.

53. Marx RG, Shindle MK, Warren RF. Management of posterior cruciate ligament injuries. Oper Tech Sports Med. 2009;17(3):162–6.

54. Noyes FR, Barber SD, Simon R. High tibial osteotomy and ligament reconstruction in varus angulated, anterior cruciate ligament-deficient knees. A two- to seven-year follow-up study. Am J Sports Med. 1993; 21(1):2–12.

55. Harner CD, Marks PH, Fu FH, Irrgang JJ, Silby MB, Mengato R. Anterior cruciate ligament reconstruction: endoscopic versus two-incision technique. Arthroscopy. 1994;10(5):502–12.

56. Shen W, Forsythe B, Ingham SM, Honkamp NJ, Fu FH. Application of the anatomic double-bundle reconstruction concept to revision and augmentation anterior cruciate ligament surgeries. J Bone Joint Surg Am. 2008;90 Suppl 4:20–34.

第 **4** 章

ACL移植失败的生物力学及病因学

Peter D. Fabricant, Moira M. McCarthy, Andrew D. Pearle, Anil S. Ranawat

引言

目前,ACL 重建失败率高达 13%[1]。ACL 手术失败可以定义为多种形式,例如,即使 ACL 重建成功地恢复了膝关节的稳定性,但患者仍无法重返运动或者出现骨关节炎、持续性疼痛、伸膝障碍等令人失望的结果。本章主要介绍 ACL 移植失败的生物力学和病因学。临床上,复发性膝关节不稳定常被认为是移植失败。因此,本章将重点关注 ACL 重建后移植失败导致的持续或复发性不稳定。

ACL 移植失败的原因是多方面的。多数情况下,失败是多因素的。术者可以通过翻修术后出现植入物失效的时间来确定失败的原因。早期失败(<3 个月)通常与固定失效、感染和无菌性炎症反应相关。移植失败最常见于术后 3~12 个月(中期失败),通常由于撞击/隧道定位不当相关的技术错误、蠕变所致的移植物拉长、过度的物理治疗,以及辅助稳定结构丢失而导致移植失败。创伤是晚期失败的主要原因(>12 个月),但也可能发生在术后的任何阶段,导致移植物部分损伤、拉长或完全损伤。MARS 队列[2]是迄今

最大的 ACL 翻修病例研究,其报道的最常见失败模式为多因素(35%)、创伤(32%)、技术错误(24%)和生物学因素(7%)。然而,必须认识到,ACL 重建的每一步都可能导致手术失败。本章将综述自体 ACL 或重建的 ACL 的生物力学,并讨论 ACL 移植失败的众多潜在机制。

失败机制

早期

力学失败

力学失败是 ACL 重建后早期失败最常见的类型,占所有失败的 3%~7%[2]。力学失败通常是固定失效所致。正确和充分固定是 ACL 重建的关键。固定的目的是保持足够的张力并最大限度地减少移植物与骨隧道之间的磨损,以适应其 6~12 周的生物学整合时间[3,4]。三种最常见的固定方式是隧道固定(如界面螺钉)、悬吊固定(如袢钢板)及混合固定。界面螺钉可以是金属或生物可吸收材料,统计结果表明临床结果类似[5]。生物力学

测试螺钉的拉力范围为 230~715N，刚性为 80~115N/mm[6]。固定失败更常见于胫骨侧，股骨侧约占 50%[7-9]。移植物自胫骨隧道拔出需要的力量低于股骨隧道，因其受力方向平行于 ACL，而股骨隧道方向与其存在倾斜角度。移植物撕裂也可能发生在界面螺钉固定时，由于螺钉撕裂了移植物纤维，从而降低了其力学强度。使用金属界面螺钉时，这种情况更为常见[6]。悬吊皮质螺钉固定失效可能继发于股骨皮质磨损，或者因固定不当而导致失败。总之，悬吊固定也可能因移植物在隧道内移动（软组织移植物更明显）导致隧道扩大、股骨端移植物过长或过度的术后康复锻炼[10-12]，进而引起移植失败[10-12]。此外，材料特性和植入物设计也影响固定强度。例如，悬吊皮质固定装置的可塑性形变程度会随着环路长度的增加而增加[13]。

细菌性感染

　　ACL 重建术后化脓性关节炎是一种罕见（占失败病例的 0.3%~1.7%）[2,14,15]但灾难性的并发症，其发病率较高，临床效果不佳。为了尽量减少败血症的不良后果，包括移植物失效、关节炎和关节软骨损伤，及时采取有效的治疗措施至关重要。术后感染可按时间分为：急性（<2 周）、亚急性（2 周至 2 个月）或慢性（>2 个月），多数病例表现为急性或亚急性感染[14]。感染的主要原因可能是手术切口或移植物污染。感染也可能从关节外腔隙（胫前皮下组织）经胫骨隧道扩散到关节内。葡萄球菌是最常见的微生物感染源，链球菌、肠杆菌、革兰阴性菌甚至多种微生物混合感染的情况也可发生。感染风险随着既往手术史、翻修手术、大的切口、止血带加压时

间过长、手术时间延长而增加[15]。ACL 重建后化脓性关节炎的治疗目标是保护移植物与关节软骨[14-16]。治疗成功与否很大程度取决于早期发现、及时关节镜清创，以及基于微生物检测的敏感抗生素治疗[16]。然而，很多病例因无法及时发现、清创不彻底、抗生素使用不充分或细菌毒力强而不得不去除移植物与内固定。

无菌性炎症反应

　　移植物愈合是 ACL 重建成功的生物学指标，也是获得良好疗效的必备要素。在某些环境下，无菌性生物学失败可能导致移植物无法完成愈合（占失败病例的 7%~27%）[2,17]。固定不充分或者移植物张力不足引起的力学失败，最终会导致移植物无法愈合[18,19]。然而，真正的生物学失败常与移植物类型（自体移植物与异体移植物）、移植界面（软组织与骨栓）及患者的免疫反应（如移植物对宿主反应与移植排斥）有关。由于自身免疫反应，自体移植物比异体移植物愈合的速度更快、更充分[20]。此外，与软组织相比，BTB 移植物实现骨性愈合的时间更短[4]。最后，无菌性肌肉骨骼移植反应是一种非常罕见的失败机制，被认为主要与异体移植重建的免疫原性反应有关，并且需要全面排除感染后才能确定[21]（图 4.1）。确切的免疫机制尚未完全阐明，但在其他类型的同种异体肌肉骨骼移植中已得到证实，这些组织并不像以前认为的那样可以"免疫赦免"[22]。这些因素均可能影响再血管化和组织愈合，导致患者在没有外伤的情况下出现不稳定。

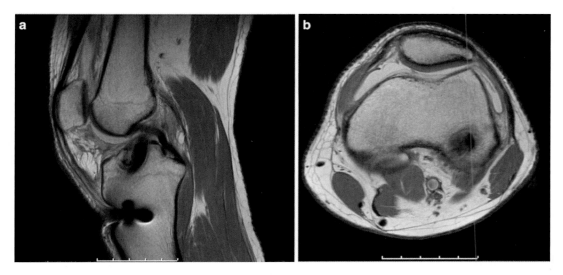

图 4.1　T1 加权矢状位 MRI 序列（a）显示滑膜非特异性增厚并伴有隧道扩大，符合移植物免疫排斥反应。（b）轴位图像上可见髌旁内侧皱襞炎症。

中期

隧道定位

　　隧道定位不当是 ACL 重建最常见的技术错误，占重建失败的 24%~80%[22,23]。隧道定位不当会导致移植物动力不良、撞击和 ACL 重建失败[24]。这也是 ACL 解剖学重建越来越受到关注的原因。尽管定位不当可以发生在任何一侧，但股骨侧问题占大多数[25,26]。事实上，ACL 重建后复发性不稳定最常见的病因是股骨隧道在髁间窝定位过高，从而导致移植物垂直放置。一般认为这与股骨隧道经胫骨定位有关[27,28]。研究表明，经胫骨定位技术往往会导致股骨隧道定位偏高、偏前内侧、非解剖位置[29-31]。股骨隧道定位偏前时，在屈伸位可能导致移植物张力过大（伸膝拉紧移植物会使屈肌过度紧张，屈膝拉紧则使伸肌过度紧张）。当股骨隧道过于靠近髁间窝中央时，在旋转力的作用下，垂直移植物无法约束膝关节。此时虽然前后向稳定，但旋转稳定性则存在不足（图 4.2）。几项尸体研究表明，当股骨隧道从髁间窝的"顶部"移动到更具解剖学意义的"下壁"时[32,33]，膝关节的稳定性得到改善，在联合前外侧旋转载荷下尤为明显。

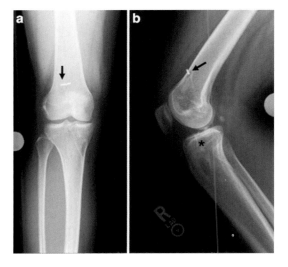

图 4.2　（a）正位和（b）侧位 X 线片显示垂直移植物，在股骨的前方中间位置可见其悬吊固定（箭头所示）。胫骨隧道定位偏后（星号所示）。

另一个常见的错误是胫骨定位偏后导致的垂直股骨隧道，多见于早期使用经胫骨隧道技术时。随着经前内侧入路定位股骨隧道等技术的出现，使其独立于胫骨隧道定位，但又相应出现在胫骨隧道定位偏前的问题。一项使用计算机导航、机械化 Lachman 试验和轴移试验的尸体研究表明，在股骨隧道恒定时，将胫骨隧道前移可以使 Lachman 试验和轴移试验结果更加理想，但增加了撞击的风险。因此，通过将胫骨隧道放置在解剖位置来平衡不稳定和撞击的风险非常重要。然而，即使移植物采用解剖定位，术后前30个月内仍有13%的 ACL 重建病例发生移植失败[1]。因此，除隧道定位不当外，了解其他导致 ACL 重建中期失败的因素同样重要。

撞击

如前所述，胫骨隧道前移可同时提高膝关节的前后向与旋转稳定性[34]。然而，胫骨隧道前移也会导致伸膝位移植物撞击[35,36]和屈膝位紧张。应该认识到，虽然胫骨隧道前移可以改善矢状面移植物斜率，并提高稳定性和动力学表现，但是过度前移将导致撞击及伸膝不稳[34]。当胫骨隧道偏内或偏外时，因髁间窝或 PCL 撞击可导致移植物磨损[37]。

股骨隧道的非解剖定位也可能导致移植物撞击。一项尸体研究采用计算机导航来评估引起撞击的股骨隧道位置[38]。从 AM 束足印区到中心位，再到 PL 束足印区，逐步改变股骨隧道的位置，可以发现伸膝位撞击角度明显下降。事实上，在股骨和胫骨足印区中心进行隧道定位，可能是控制稳定性和避免撞击最有效的方法。

移植物拉长

重建术后如果想要保持稳定性，必须维持和保护好移植物的张力。在排除固定失效、生物学失败、隧道定位不当或外伤等情况后，应考虑移植物拉长的可能。移植物拉长（或称为蠕变）是指因无法恢复延展性和丧失刚度，逐渐导致移植物失效[39]。移植物拉长的原因是移植物预张时间不足或固定前屈伸关节不当。体外研究表明，对移植物进行一定负荷的拉伸处理有助于预防移植物拉长[40]。此外，在移植物愈合前过度的早期物理治疗也可能会阻碍移植物愈合或导致蠕变[41]，这种情况表现为移植物松动和（或）被拉出。与 BTB 移植物相比，现已证明软组织移植物具有更高的蠕变相关失败率[42,43]（图 4.3）。

辅助稳定结构

正确识别和处理膝关节辅助稳定结构的松弛问题，可以避免张力过大和 ACL 重建失败。在初次重建中，约15%的 ACL 失败病例与未发现合并的韧带损伤有关。由于前方辅助稳定结构缺如，ACL 移植物可以在术后前6个月提供稳定性，但随着活动需求的增加，逐渐发生复发性不稳定[44]。O'Brien[45]报道

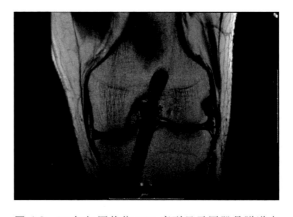

图 4.3　T1 加权冠状位 MRI 序列显示因股骨隧道定位偏中央所致的垂直软组织移植物。可见非线性移植物纤维松弛和迂曲（星号所示）。

了 80 例初次 ACL 重建病例，所有术后不稳定的病例都有合并其他韧带不稳定的证据。最常见的是后外侧角损伤，其次是后内侧角损伤和内侧半月板损伤[45-48]。

　　后外侧角损伤会加剧 ACL 撕裂的膝关节不稳定。在一项尸体的研究中[49]，切断 ACL 后，胫骨前移和前外侧旋转不稳定明显增加（$P<0.05$）。切断外侧副韧带进一步增加了前外侧旋转不稳定，而切断腘肌腱复合体则增加了胫骨前移（$P<0.05$），但不改变前外侧旋转稳定性。

　　与外侧结构类似，膝关节后内侧结构[包括浅、深层内侧副韧带（MCL）及后斜韧带]起到维持膝关节前向稳定的作用[50]。当膝关节屈曲超过 60° 时，MCL 合并损伤明显增加了 ACL 损伤后的胫骨前移。因此，MCL 是在较高屈膝位维持前向稳定性的一个重要因素。处理这些相关的韧带和半月板损伤对于正确识别与治疗以预防 ACL 移植失败非常重要。

　　除了外侧和内侧结构，内侧半月板缺损是另一种常见的合并损伤。Ahn[51]报道了 ACL 缺损、内侧半月板损伤及其修复的膝关节运动学。内侧半月板撕裂可在膝关节屈曲全程（90° 除外，$P<0.05$）中增加胫骨前后向移位，而内侧半月板修复后移位明显降低（屈膝 60° 除外），这提示诊治半月板合并损伤的重要性。内侧半月板和内侧间室固然是膝关节稳定性的重要结构，但随着轴移试验的发展和标准化，研究人员可在研究尸体标本的生物力学时进一步评估膝关节的旋转稳定性，而不仅仅是前后向稳定性。Ahn 在一项尸体标本研究中证实，进行 Lachman 试验时，内侧半月板是一个重要的辅助稳定结构；而外侧半月板在轴移试验中起到重要的限制作

用[52]。除了辅助稳定作用，切除膝关节半月板可能还会导致软骨缺损甚至力线异常。因此，伴有软骨缺损与力线异常的病例行半月板切除时，应同时进行 ACL 重建和力线矫正手术（图 4.4）。

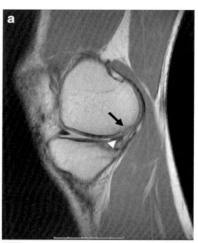

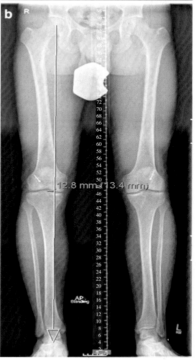

图 4.4　（a）T1 加权矢状位 MRI 序列显示半月板切除术（黑色箭头所示）后的后髁软骨磨损（白色箭头所示），以及 ACL 重建失败所致的胫骨前移。（b）下肢全长力线片显示右膝内翻畸形。

晚期

创伤

ACL 重建后的膝外伤可能是 ACL 移植失败难以预测的因素，占翻修病例的 32%~70%[2,17]。创伤机制和暴力程度可能与初次损伤类似，能听见"啪"的一声，伴有关节松弛、血肿或行走不稳定感，但也可能是由比原来更小的暴力造成的。因此，患者可能会主诉最近仅有轻微外伤史。然而，一段时间的功能性稳定后出现新发不稳，表明潜在的创伤导致手术失败。因此，任何主诉不稳定的轻微外伤都不容忽视。创伤性失败可以出现在早期愈合阶段，过度的物理治疗或急于重返运动会导致创伤性失败，也可能出现在移植物愈合后患者已重返运动时（常见于术后 1 年）。一旦移植物成熟，再损伤的风险即与健侧 ACL 类似。早期积极的康复和过早重返运动可能会导致再损伤。术后支具固定是预防再损伤的常见措施。有人认为支具固定有助于改善膝关节伸直、缓解疼痛和降低移植物张力，并避免额外的暴力。然而，针对 12 项随机对照试验（RCT）的系统性回顾显示，没有证据表明使用支具对疼痛、膝关节活动度、移植物稳定性或再损伤有保护作用[53]。

总结

本章阐述了 ACL 移植失败的生物力学原因。大多数文献关注 ACL 重建技术相关的问题。实际上，隧道定位不当是移植失败被广泛援引和深入研究的原因[54]，大量文献专门讨论了"解剖学定位隧道"的理念。尽管研究的重点在于优化隧道的位置，但在解剖学

重建 ACL 中仍存在高达 13% 的移植失败率[1]。这表明手术技术固然重要，但是其他患者特异性因素（受手术技术影响很小）也会对移植失败有重要影响。在一项 ACL 重建病例的荟萃分析中，ACL 重建侧再撕裂率为 6%，而对侧正常 ACL 的撕裂率为 12%[55]，提示患者相关因素（如遗传、性别、下肢力线、骨形态和负荷生物力学）对于 ACL 重建的成败可能有重要影响。

综上所述，ACL 移植失败可能是多种原因造成的，通常与手术技术或其他一些医生可控的因素有关。然而，患者相关的因素也可能导致移植失败，并且医生难以控制。在初次重建的恢复期内，需要考虑所有可能导致新的或缓慢的术后不稳定的病因。内固定失败、感染、移植排斥反应、生物力学失败、过度的物理治疗、隧道定位不当、移植物蠕变，以及辅助结构薄弱都可能导致术后不稳。术后 1 年失败通常是创伤因素造成的，但是创伤也可发生在术后任何阶段，力量可能类似于初次伤害，也可能远小于初次伤害。我们必须认识到 ACL 重建的每一步都有可能发生失败，而深入了解潜在的陷阱有助于规避相关风险。

（齐鑫 译　崔直 易诚青 校）

参考文献

1. van Eck CF, Schkrohowsky JG, Working ZM, Irrgang JJ, Fu FH. Prospective analysis of failure rate and predictors of failure after anatomic anterior cruciate ligament reconstruction with allograft. Am J Sports Med. 2012;40:800–7.
2. MARS Group, Wright RW, Huston LJ, Spindler KP, Dunn WR, Haas AK, et al. Descriptive epidemiology of the multicenter ACL revision study (MARS) cohort. Am J Sports Med. 2010;38(10):1979–86.
3. Liu SH, Panossian V, al-Shaikh R, Tomin E, Shepherd

E, Finerman GA, et al. Morphology and matrix composition during early tendon to bone healing. Clin Orthop Relat Res. 1997;339:253–60.

4. Rodeo SA, Arnoczky SP, Torzilli PA, Hidaka C, Warren RF. Tendon-healing in a bone tunnel. A biomechanical and histological study in the dog. J Bone Joint Surg Am. 1993;75(12):1795–803.

5. Emond CE, Woelber EB, Kurd SK, Ciccotti MG, Cohen SB. A comparison of the results of anterior cruciate ligament reconstruction using bioabsorbable versus metal interference screws: a meta-analysis. J Bone Joint Surg Am. 2011;93(6):572–80.

6. Zantop T, Weimann A, Schmidtko R, Herbort M, Raschke MJ, Petersen W. Graft laceration and pullout strength of soft-tissue anterior cruciate ligament reconstruction: in vitro study comparing titanium, poly-d, l-lactide, and poly-d, l-lactide-tricalcium phosphate screws. Arthroscopy. 2006;22(11):1204–10.

7. Coleridge SD, Amis AA. A comparison of five tibial-fixation systems in hamstring-graft anterior cruciate ligament reconstruction. Knee Surg Sports Traumatol Arthrosc. 2004;12(5):391–7.

8. Kousa P, Jarvinen TL, Vihavainen M, Kannus P, Jarvinen M. The fixation strength of six hamstring tendon graft fixation devices in anterior cruciate ligament reconstruction. Part II: tibial site. Am J Sports Med. 2003;31(2):182–8.

9. Kousa P, Jarvinen TL, Vihavainen M, Kannus P, Jarvinen M. The fixation strength of six hamstring tendon graft fixation devices in anterior cruciate ligament reconstruction. Part I: femoral site. Am J Sports Med. 2003;31(2):174–81.

10. Brown Jr CH, Wilson DR, Hecker AT, Ferragamo M. Graft-bone motion and tensile properties of hamstring and patellar tendon anterior cruciate ligament femoral graft fixation under cyclic loading. Arthroscopy. 2004;20(9):922–35.

11. Hammond KE, Dierckman BD, Potini VC, Xerogeanes JW, Labib SA, Hutton WC. Lateral femoral cortical breach during anterior cruciate ligament reconstruction: a biomechanical analysis. Arthroscopy. 2011;28(3):365–71.

12. Sabat D, Kundu K, Arora S, Kumar V. Tunnel widening after anterior cruciate ligament reconstruction: a prospective randomized computed tomography-based study comparing 2 different femoral fixation methods for hamstring graft. Arthroscopy. 2011;27(6):776–83.

13. Kamelger FS, Onder U, Schmoelz W, Tecklenburg K, Arora R, Fink C. Suspensory fixation of grafts in anterior cruciate ligament reconstruction: a biomechanical comparison of 3 implants. Arthroscopy. 2009;25(7):767–76.

14. Fong SY, Tan JL. Septic arthritis after arthroscopic anterior cruciate ligament reconstruction. Ann Acad Med Singapore. 2004;33(2):228–34.

15. Mouzopoulos G, Fotopoulos VC, Tzurbakis M. Septic knee arthritis following ACL reconstruction: a systematic review. Knee Surg Sports Traumatol Arthrosc. 2009;17(9):1033–42.

16. McAllister DR, Parker RD, Cooper AE, Recht MP, Abate J. Outcomes of postoperative septic arthritis

after anterior cruciate ligament reconstruction. Am J Sports Med. 1999;27(5):562–70.

17. Akhtar MA, Bhattacharya R, Ohly N, Keating JF. Revision ACL reconstruction—causes of failure and graft choices. Br J Sports Med. 2011;45(15):A15–6.

18. Corsetti JR, Jackson DW. Failure of anterior cruciate ligament reconstruction: the biologic basis. Clin Orthop Relat Res. 1996;325:42–9.

19. Johnson DL, Fu FH. Anterior cruciate ligament reconstruction: why do failures occur? Instr Course Lect. 1995;44:391–406.

20. Jackson DW, Gasser SI. Tibial tunnel placement in ACL reconstruction. Arthroscopy. 1994;10(2):124–31.

21. Rodeo SA, Seneviratne A, Suzuki K, Felker K, Wickiewicz TL, Warren RF. Histological analysis of human meniscal allografts. A preliminary report. J Bone Joint Surg Am. 2000;82-A(8):1071–82.

22. Williams 3rd RJ, Ranawat AS, Potter HG, Carter T, Warren RF. Fresh stored allografts for the treatment of osteochondral defects of the knee. J Bone Joint Surg Am. 2007;89(4):718–26.

23. Wilson TW, Zafuta MP, Zobitz M. A biomechanical analysis of matched bone-patellar tendon-bone and double-looped semitendinosus and gracilis tendon grafts. Am J Sports Med. 1999;27(2):202–7.

24. Iriuchishima T, Tajima G, Ingham SJ, Shen W, Smolinski P, Fu FH. Impingement pressure in the anatomical and nonanatomical anterior cruciate ligament reconstruction: a cadaver study. Am J Sports Med. 2010;38(8):1611–7.

25. Wetzler MJ, Bartolozzi AR, Gillespie MJ, et al. Revision anterior cruciate ligament reconstruction. Oper Tech Orthop. 1996;6:181–9.

26. Greis PE, Johnson DL, Fu FH. Revision anterior cruciate ligament surgery: causes of graft failure and technical considerations of revision surgery. Clin Sports Med. 1993;12(4):839–52.

27. Silva A, Sampaio R, Pinto E. ACL reconstruction: comparison between transtibial and anteromedial portal techniques. Knee Surg Sports Traumatol Arthrosc. 2012;20(5):896–903.

28. Sim JA, Gadikota HR, Li JS, Li G, Gill TJ. Biomechanical evaluation of knee joint laxities and graft forces after anterior cruciate ligament reconstruction by anteromedial portal, outside-in, and transtibial techniques. Am J Sports Med. 2011;39(12):2604–10.

29. Bowers AL, Bedi A, Lipman JD, Potter HG, Rodeo SA, Pearle AD, et al. Comparison of anterior cruciate ligament tunnel position and graft obliquity with transtibial and anteromedial portal femoral tunnel reaming techniques using high-resolution magnetic resonance imaging. Arthroscopy. 2011;27(11):1511–22.

30. Heming JF, Rand J, Steiner ME. Anatomical limitations of transtibial drilling in anterior cruciate ligament reconstruction. Am J Sports Med. 2007;35(10):1708–15.

31. Steiner ME, Battaglia TC, Heming JF, Rand JD, Festa A, Baria M. Independent drilling outperforms conventional transtibial drilling in anterior cruciate ligament reconstruction. Am J Sports Med. 2009;37(10):

1912–9.

32. Zantop T, Petersen W, Sekiya JK, Musahl V, Fu FH. Anterior cruciate ligament anatomy and function relating to anatomical reconstruction. Knee Surg Sports Traumatol Arthrosc. 2006;14(10):982–92.

33. Scopp JM, Jasper LE, Belkoff SM, Moorman 3rd CT. The effect of oblique femoral tunnel placement on rotational constraint of the knee reconstructed using patellar tendon autografts. Arthroscopy. 2004;20(3):294–9.

34. Bedi A, Maak T, Musahl V, Citak M, O'Loughlin PF, Choi D, et al. Effect of tibial tunnel position on stability of the knee after anterior cruciate ligament reconstruction: is the tibial tunnel position most important? Am J Sports Med. 2011;39(2):366–73.

35. Howell SM. Principles for placing the tibial tunnel and avoiding roof impingement during reconstruction of a torn anterior cruciate ligament. Knee Surg Sports Traumatol Arthrosc. 1998;6 Suppl 1:S49–55.

36. Miller MD, Olszewski AD. Posterior tibial tunnel placement to avoid anterior cruciate ligament graft impingement by the intercondylar roof. An in vitro and in vivo study. Am J Sports Med. 1997;25(6):818–22.

37. Muneta T, Yamamoto H, Ishibashi T, Asahina S, Murakami S, Furuya K. The effects of tibial tunnel placement and roofplasty on reconstructed anterior cruciate ligament knees. Arthroscopy. 1995;11(1):57–62.

38. Maak TG, Bedi A, Raphael BS, Citak M, Suero EM, Wickiewicz T, et al. Effect of femoral socket position on graft impingement after anterior cruciate ligament reconstruction. Am J Sports Med. 2011;39(5):1018–23.

39. Blythe A, Tasker T, Zioupos P. ACL graft constructs: in-vitro fatigue testing highlights the occurrence of irrecoverable lengthening and the need for adequate (pre)conditioning to avert the recurrence of knee instability. Technol Health Care. 2006;14(4–5):335–47.

40. Howard ME, Cawley PW, Losse GM, Johnston 3rd RB. Bone-patellar tendon-bone grafts for anterior cruciate ligament reconstruction: the effects of graft pretensioning. Arthroscopy. 1996;12(3):287–92.

41. Graf B, Uhr F. Complications of intra-articular anterior cruciate reconstruction. Clin Sports Med. 1988;7(4):835–48.

42. Mohtadi NG, Chan DS, Dainty KN, Whelan DB. Patellar tendon versus hamstring tendon autograft for anterior cruciate ligament rupture in adults. Cochrane Database Syst Rev. 2011;9, CD005960.

43. Li S, Su W, Zhao J, Xu Y, Bo Z, Ding X, et al. A meta-analysis of hamstring autografts versus bone-patellar tendon-bone autografts for reconstruction of the anterior cruciate ligament. Knee. 2011;18(5):287–93.

44. Newhouse KE, Paulos LE. Complications of knee ligament surgery. In: Nicholas JA, Hershman EB, editors. The lower extremity and spine in sports medicine. St. Louis: Mosby; p. 901–8.

45. O'Brien SJ, Warren RF, Pavlov H, Panariello R, Wickiewicz TL. Reconstruction of the chronically insufficient anterior cruciate ligament with the central third of the patellar ligament. J Bone Joint Surg Am. 1991;73(2):278–86.

46. Noyes FR, Stowers SF, Grood ES, Cummings J, VanGinkel LA. Posterior subluxations of the medial and lateral tibiofemoral compartments. An in vitro ligament sectioning study in cadaveric knees. Am J Sports Med. 1993;21(3):407–14.

47. Paulos LE, Wnorowski DC, Greenwald AE. Infrapatellar contracture syndrome. Diagnosis, treatment, and long-term followup. Am J Sports Med. 1994;22(4):440–9.

48. Papageorgiou CD, Gil JE, Kanamori A, Fenwick JA, Woo SL, Fu FH. The biomechanical interdependence between the anterior cruciate ligament replacement graft and the medial meniscus. Am J Sports Med. 2001;29(2):226–31.

49. Zantop T, Schumacher T, Diermann N, Schanz S, Raschke MJ, Petersen W. Anterolateral rotational knee instability: role of posterolateral structures. Winner of the AGA-DonJoy Award 2006. Arch Orthop Trauma Surg. 2007;127(9):743–52.

50. Sakane M, Livesay GA, Fox RJ, Rudy TW, Runco TJ, Woo SL. Relative contribution of the ACL, MCL, and bony contact to the anterior stability of the knee. Knee Surg Sports Traumatol Arthrosc. 1999;7(2):93–7.

51. Ahn JH, Bae TS, Kang KS, Kang SY, Lee SH. Longitudinal tear of the medial meniscus posterior horn in the anterior cruciate ligament-deficient knee significantly influences anterior stability. Am J Sports Med. 2011;39(10):2187–93.

52. Musahl V, Citak M, O'Loughlin PF, Choi D, Bedi A, Pearle AD. The effect of medial versus lateral meniscectomy on the stability of the anterior cruciate ligament-deficient knee. Am J Sports Med. 2010;38(8):1591–7.

53. Wright RW, Fetzer GB. Bracing after ACL reconstruction: a systematic review. Clin Orthop Relat Res. 2007;455:162–8.

54. Trojani C, Sbihi A, Djian P, Potel JF, Hulet C, Jouve F, et al. Causes for failure of ACL reconstruction and influence of meniscectomies after revision. Knee Surg Sports Traumatol Arthrosc. 2011;19(2):196–201.

55. Wright RW, Magnussen RA, Dunn WR, Spindler KP. Ipsilateral graft and contralateral ACL rupture at five years or more following ACL reconstruction: a systematic review. J Bone Joint Surg Am. 2011;93(12):1159–65.

第 5 章

ACL移植失败的技术原因

Andrew J. Blackman, Ljiljana Bogunovic, Steven Cherney, Rick W. Wright

引言

尽管近年来 ACL 损伤的治疗取得了重大进展,但 ACL 重建的失败率仍然较高。最近,多中心队列的前瞻性分析显示,ACL 重建后 2 年失败率为 3.0%[1],随机对照研究的系统性回顾研究显示,短期随访的失败率达 3.6%[2]。ACL 重建翻修术临床上充满挑战性,并且与初次重建相比,其临床效果更差[3,4],最近的系统性回顾研究显示总体失败率达 13.7%[5]。技术错误占初次 ACL 重建失败的 53%~79%,包括隧道定位不当、植入物固定不充分及未纠正伴随的力线和(或)韧带损伤[6-8]。本章主要回顾 ACL 移植失败的技术原因。

隧道定位不当

正确的隧道定位是成功进行 ACL 重建的关键因素之一[9,10],已有大量研究确定了理想的隧道位置。隧道定位不当被认为是 ACL 重建失败最常见的技术原因[8]。

股骨隧道

通常理想的股骨隧道应定位于右膝 11 点钟或左膝 1 点钟位置,并且尽可能靠近隧道后壁距离股骨髁后方皮质骨 1~2mm 处[11]。最近有人建议将股骨隧道定位在右膝 10 点钟或左膝 2 点钟位置以提高旋转稳定性[12]。在 ACL 移植失败的病例中,80% 的技术错误是股骨隧道定位不当[8]。自体 ACL 的股骨附着点位于膝关节旋转轴附近,因此即使股骨隧道定位存在微小的偏差也会导致移植物长度-张力发生较大的改变[13]。在股骨侧,最常见的错误是隧道在股骨髁间窝偏前或过高。

股骨隧道定位偏前(图 5.1)通常是因为无法看到和参照股骨外侧髁后方皮质,而只能参照髁间窝外侧或"住院医师"嵴。股骨隧道定位偏前会导致伸膝与屈膝时移植物张力不匹配。如果伸膝时移植物被拉紧,那么屈曲时会更紧,从而导致屈曲困难或移植物过度拉伸[14]。如果屈膝时移植物紧张度合适,伸膝时将变得松弛,并且造成无法接受的术后松弛。股骨隧道定位偏前也会导致移植物在矢状面上倾斜角度减小,从而造成胫骨前

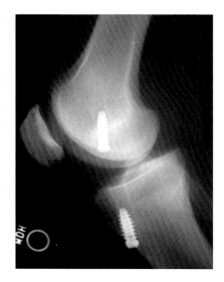

图 5.1　股骨隧道定位偏前的 X 线片。隧道应尽可能定位在髁间窝后方。

移时稳定性下降[15]。

　　股骨隧道在髁间窝定位过高，即过于靠近 12 点钟位置（图 5.2），会导致移植物在冠状面上倾斜角度过小，通常称为垂直移植物。尽管冠状面过于垂直的移植物可以保持

矢状面的稳定性，但其抗旋转力下降，可导致 ACL 重建后膝关节仍残留旋转不稳定[9,16]。此外，冠状面垂直的移植物会对后交叉韧带（PCL）产生撞击并增加屈曲时的移植物张力[17]，从而导致屈膝困难和（或）移植物过度拉伸。

　　股骨隧道定位偏后将导致隧道后壁爆裂而难以获得足够可靠的固定，如果没有及时发现，最终会导致固定失败。

胫骨隧道

　　理想的胫骨隧道应定位在 ACL 足印区的中间。要想看到这个解剖标志，需要充分清理 ACL 残端，然而通常很难确定 ACL 足印区的精确中心，因此建议将胫骨隧道的中心定位在胫骨内侧髁间棘外缘、PCL 前方 7mm 处[11]。在因技术错误导致的 ACL 移植失败的病例中，37% 是胫骨隧道定位不当造成的[8]。不同的胫骨隧道定位错误会导致相应的后果。

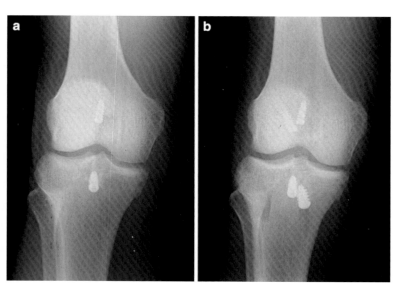

图 5.2　（a）X 线片显示股骨隧道定位在髁间窝正中 12 点钟位置附近，即所谓的"垂直移植物"。（b）随后在 10:30 位置附近重新定位股骨隧道，使得移植物在冠状面更倾斜。

关于胫骨隧道定位偏前（图 5.3）的研究最多，定位偏前使得伸膝时移植物撞击髁间窝顶部，导致膝关节完全伸直功能丧失或移植物被逐渐拉长，继而造成移植失败[18]。在膝关节完全伸直侧位 X 线片上，胫骨隧道如果在 Blumensaat 线（股骨髁间窝骨皮质线，即股骨后侧面和 ACL 胫骨附着点之间的连线）延长线前方，应警惕髁间窝前方撞击的可能。

胫骨隧道定位偏内侧可导致移植物撞击 PCL，而胫骨隧道偏外侧可导致移植物撞击股骨外侧髁。在这两种情况下，反复撞击均导致移植物被逐渐拉长、屈膝丧失和最终移植失败。

最后，胫骨隧道定位偏后使得移植物在矢状面的倾斜角度减小，与股骨隧道偏前一样，矢状面移植物倾斜角度减小会降低预防胫骨前移的作用[9,11]。胫骨隧道定位偏后还会导致移植物过度松弛。

隧道准备

股骨或胫骨隧道准备不足可能是 ACL 移植失败一个被低估的技术原因。隧道钻孔会在隧道内壁留下锋利的边缘，收紧和固定移植物后可能会切割移植物。在我们医院，移植物植入前常规使用刨刀、带角度的关节镜锉刀或 Gore-Tex 平滑器将骨隧道孔打磨至光滑。

隧道扩大

ACL 重建翻修失败的一个技术原因是未发现和正确处理隧道扩大，从而造成移植物位置不当和固定不牢[19]。严格评估术前X线片以发现隧道骨溶解尤为重要（图 5.4）。如果需要获取更详细的信息，则可进行 CT 检

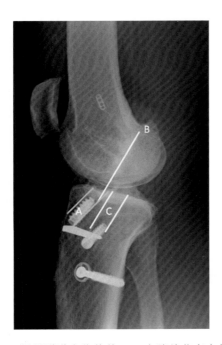

图 5.3　胫骨隧道定位偏前（A），在膝关节完全伸直时几乎完全位于 Blumensaat 线延长线的前方（B）。随后通过在 Blumensaat 线后方的适当位置重新定位胫骨隧道（C）进行纠正。

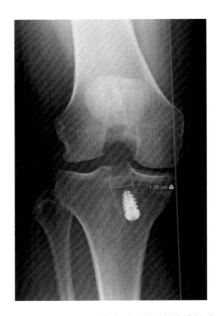

图 5.4　初次 ACL 重建失败时胫骨隧道扩大。

查。已有多种技术可用于处理 ACL 翻修重建的隧道扩大问题，包括使用较大的骨栓、在螺钉和垫圈周围植骨、使用 Endobutton、以及将同种异体骨填塞到扩大的隧道中以获得更好的压配等[20]。如果隧道扩大妨碍了 ACL 移植物的正确植入和固定，则应分期治疗。首先进行隧道清创和植骨，3~6 个月后通过 CT 扫描确认移植骨已与宿主骨整合，这时可以考虑进行翻修重建术。多中心 ACL 翻修研究（MARS）显示，3% 的胫骨和 3% 的股骨翻修因隧道扩大而接受了骨移植术。9% 的胫骨和 8% 的股骨患者在翻修前接受了上述分期手术[8]。

移植物选择

初次 ACL 重建时，移植物类型的选择对重建手术的成败有重要影响。已有较多研究对比了同种异体移植物和自体移植物（包括 BTB 和软组织）。尽管同种异体移植重建的整合速度较慢，但整合过程似乎与自体移植相同。术后 6 个月，同种异体移植物的组织结构特性降低，与宿主整合速度更慢[21]，动物模型显示移植物的中心可能无法完全整合[10]。这些因素可增加移植物撕裂的风险。

同种异体移植需要进行灭菌，以防止疾病传播和宿主膝关节抗原反应。取材、存储、灭菌和处理技术在不同的组织库中差异较大。现已证明使用环氧乙烷和伽马射线对移植物进行灭菌会增加临床和生物力学失败率[22]。随访显示，辐照处理后的同种异体移植物比腘绳肌自体移植物更易发生术后松弛，并且失败率增加[23]。这些发现促使临床实践的转变，即大多数同种异体移植物采用新鲜的冷冻标本。然而，供体组织仍会发生免疫反应，并可能导致隧道扩大[10]及移植物与宿主整合、再血管化和重塑的改变[21]。

即使渡过了最初的整合期，某些患者同种异体移植的失败率仍高于自体移植。与接受 BTB 自体移植和不活跃的 BTB 同种异体移植重建的患者相比，50 岁以下活跃的患者 BTB 同种异体移植的失败率增加 2.6~4.2 倍[24]。此外，与 BTB 自体移植相比，在 25 岁以下的患者中，同种异体移植的失败率更高[25]。前瞻、纵向、多中心数据也显示，同种异体移植物是移植物撕裂的独立预测因素[26]。上述研究均为初次 ACL 重建，这些发现是否适用于 ACL 重建翻修术还有待观察。

临床上关于 BTB 自体移植与多束腘绳肌自体移植失败率的研究结果并不一致。最近的一篇 Cochrane 综述和一项随访 10 年的前瞻性队列研究表明，这两类自体移植物的失败率相同[27]。然而，另一篇系统性综述发现，与 BTB 相比，腘绳肌自体移植物重建后移植失败率增加了 2 倍[22]，而且 25 岁以下的患者腘绳肌自体移植失败率更高[25]。

为了避免增加 ACL 移植失败的风险，我们建议所有 40 岁以下希望术后保持积极生活方式的患者使用自体移植物进行 ACL 重建。此外，虽然现有文献尚无定论，但提示 BTB 自体移植物可能具有最低的移植失败率，尤其是 25 岁以下的患者。

移植物固定

移植物固定最薄弱的阶段是在术后 8~12 周，直至移植物完全愈合[28]，在技术错误导致的移植失败病例中，7% 与此有关[8]。胫骨侧固定通常比股骨侧固定更弱[29]。固定失败可能是多因素造成的，包括宿主骨质差、界面螺钉拧入角度不当、缝合或打结失败、移植物–隧道不匹配或固定尺寸不当。在 BTB 和腘绳肌肌腱移植物中，界面螺钉能提供较可靠的股骨和胫骨侧固定[30]，前提是螺钉必须满足一些特征。

从生物力学角度来看，使用直径 9mm 的界面螺钉进行胫骨侧骨栓固定，其抗拔出强度优于直径 7mm 的螺钉[31]，而长度超过 20mm 的界面螺钉的强度并没有显著增加[32]。虽然作者在股骨和胫骨侧常规使用 9mm×20mm 的界面螺钉进行固定并取得良好的效果，但这些研究结果的临床意义尚未确定。需要注意的是，螺钉不宜超过隧道长度，以免造成关节内磨损并削弱移植物的功能。

界面螺钉置入角度不佳可导致移植物固定不充分和移植失败。因为在胫骨侧，直视下界面螺钉拧入角度很少存在问题。然而，在股骨侧，已经有很多关于 BTB 和腘绳肌肌腱移植物固定时界面螺钉拧入角度不佳的报道。与螺钉位置相关的技术问题会导致螺钉偏离理想的轴线，即偏离骨隧道。一些研究表明，在 BTB 移植物中，<10°的偏离会导致移植物拔出风险增加[33]。另一些研究表明，只有当偏离角度>30°时，才会导致移植物拔出风险增加[34,35]。无论如何，应注意确保界面螺钉尽可能平行于隧道，而不损伤移植物本身。

在股骨侧使用钛合金 Endobutton 固定会引起移植失败的特定风险。理想情况下，应预判袢钢板的位置并在术中透视下确认。袢钢板应紧贴股骨皮质。如果袢钢板固定在股四头肌的肌肉上（图 5.5），可导致肌肉坏死，并在移植物长入宿主骨前使移植物向关节腔方向滑动。此外，如果袢钢板在股骨隧道的松质骨中，虽然最初可能会有足够的阻力来

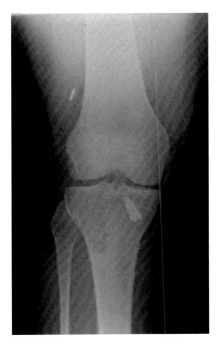

图 5.5　股骨侧的 Endobutton 固定在股四头肌肌肉内。

固定移植物，然而，当患者恢复活动时，移植肌腱上的应力增加可能会使袢钢板从相对柔软的松质骨上滑脱，最终导致移植失败[36]。

移植物张力

获得适当的移植物张力仍然是 ACL 重建中的一个技术难点，并且可能是一个被忽视的移植失败的原因。移植物张力不足最终将导致 ACL 重建失败。移植物不会随着时间的推移而收缩，而是因为松弛而导致难以接受的临床效果[9]。相反，移植物过度紧张会导致关节活动丧失、关节表面应力增加、过早发生关节炎、移植物强度降低、肌样变性和髌下挛缩综合征[37-39]。因此，手术时必须获得适当的移植物张力。

获得理想的移植物张力的方法存在争

议。目前已经提出多种不同的建议[10,40,41]。BTB移植物的固有强度是腘绳肌肌腱移植物的3~4倍，因此，有人建议BTB移植物应比腘绳肌肌腱移植物的张力更小[10]。需要注意的是，虽然有"理想"的参数作为参考，但移植物张力大小在术者和不同术者间仍存在较大的差异[42,43]。作者建议，在膝关节完全伸直的情况下，用单手全力牵拉膝关节进行预张力，迄今没有发现移植失败、活动度丢失、髌下挛缩或关节炎加重等问题。为了消除应力松弛并检查等长性，在保持张力的情况下，膝关节在正常运动范围内反复屈伸活动15~20次也是一种可靠的方法[4,9,10]。

力线失败

如果未能解决下肢畸形，尤其是膝关节内翻畸形，会引起重建的移植物应力增加并导致手术失败（图5.6）。在ACL重建失败需要进行翻修的患者中，4%因未能解决伴随的肢体力线异常而导致手术失败[8]。膝关节内翻分为原发性内翻、双内翻或三内翻[44]。区分这些不同的内翻对于ACL缺损的膝关节非常重要，因为这决定了是否需要纠正力线，以提高ACL重建手术的成功率。在原发性内翻的膝关节中，胫骨–股骨几何形状和可能存在的内侧半月板损伤或软骨磨损可导致负重线（WBL）通过膝关节内侧间室。在双内翻的膝关节中，负重线更偏向内侧间室，可损伤外侧韧带结构，并进一步导致行走时外侧胫股关节间隙增宽[44]。这种外侧胫股关节间室的张开被认为是步态早期的内翻外冲步态[45]。在三内翻的膝关节中，除了胫股关节外侧间室增宽和负重线更偏内侧间室外，后外侧韧带乏力也可导致胫骨过度外旋和膝关节过伸[45]。

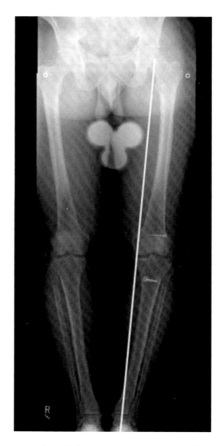

图5.6 合并膝关节内翻的初次ACL重建失败，应在ACL重建翻修前或同时纠正肢体力线。

胫骨近端截骨术（HTO）是骨性膝关节内翻和内侧间室关节炎患者公认的治疗方案。对于双内翻或三内翻合并ACL缺损的膝关节，也推荐采用HTO以保护ACL移植物。多项尸体研究表明，随着内翻畸形程度的增加，ACL承受的应力增加[46]。为了避免因移植物承受过大的应力而增加移植失败的潜在风险，在外侧膝关节间室增宽或外侧韧带松弛的情况下，不应对患侧膝关节仅行ACL重建。对于双内翻，建议分期进行ACL重建或同时进行HTO。对于三内翻，如果患者在截骨术后膝关节持续不稳定，则应先进行HTO，然后再进行ACL和后外侧角（PLC）联合重建[44]。对于原发性内翻的患者,没有证据表明外翻 HTO 可以提高膝关节稳定性或保护移植物免受过大应力的影响。如果患者未出现内侧间室关节病,则不推荐 HTO[47]。

未重视合并损伤导致的失败

ACL 撕裂通常伴有膝关节其他结构的损伤。在多韧带损伤的膝关节中,仅行 ACL 重建无法恢复关节的稳定性。对相关韧带损伤的诊断和处理是 ACL 重建成功的关键。如果不能诊断和处理这些合并损伤,会增加 ACL 移植物所承受的应力,从而导致重建失败。在技术错误导致的移植失败的病例中,3% 与未处理合并的其他韧带松弛有关[8]。

后外侧角

最常被漏诊的伴发损伤是 PLC。如果不能处理相关的后外侧旋转不稳定问题,将导致膝关节过伸和内翻应力增加,进而造成ACL 移植失败[48]。与 ACL 撕裂相关的 PLC 损伤,推荐的处理措施包括 PLC 一期修复或利用异体移植物或自体移植物重建[49]。

内侧结构

内侧副韧带(MCL)、胫斜韧带和内侧半月板后角的损伤可能与 ACL 撕裂同时发生。内侧半月板后角是膝关节前移的重要辅助稳定结构[50-52]。常见的后角纵行撕裂可导致胫骨前移,与全内侧半月板切除术所见相同[52]。这种半月板损伤引起的稳定性丧失会增加 ACL 移植物所承受的应力。目前的研究建议,如有可能,应在 ACL 重建同时修复内侧半月板撕裂。如果撕裂无法修复,则应尽量保留半月板组织。

多项研究表明,对于 ACL/MCL 合并损伤,保守治疗效果良好[53-56]。在一项前瞻性随机研究中,ACL 合并 MCL Ⅲ 级撕裂的患者接受了 ACL 重建和 MCL 修复或支具固定治疗。27 个月时,MCL 修复组和支具固定组在患者临床结果评分、术后稳定性或恢复活动方面没有差异[55]。总的来说,ACL/MCL 合并损伤的 MCL 撕裂应选择保守治疗,ACL 重建术可以获得成功,并且不会增加移植失败的风险。

不正确的髁间窝成形术

尽管髁间窝成形术存在争议,但它仍是 ACL 重建术的一个重要部分。髁间窝成形术的作用是改善后壁视野,防止伸膝过程中移植物在髁间窝内撞击。髁间窝成形的程度取决于患者的解剖结构。具有 A 型框架样结构或髁间窝狭窄的患者,可能需要更广泛的成形。

髁间窝成形术的技术包括在良好的视野下用磨钻增加髁间窝顶的前部和股骨外侧髁的内侧壁。成形后髁间窝应该像一个漏斗,前部较宽,后部较窄。因为髁间窝朝前开口,在伸膝过程中,移植物可能在前方开口处发生撞击[9]。股骨外侧髁成形术应确保可以容易看到股骨髁的后壁和顶部。充分的后壁视野有助于防止股骨隧道定位偏前,这是 ACL 重建中最常见的技术错误,也是移植失败的原因[8,10]。探针穿过胫骨隧道,在移植物通过之前确定髁间窝成形是否足够,然后膝关节全范围运动,并在移植物植入前确定和纠正潜在的撞击位置。我们的做法是:在大多数情况下,从髁间窝处磨掉足够的骨质,以便充分显露股骨外侧髁后壁。然而,在非接触性ACL 损伤中,髁间撞击可能导致初次

ACL 重建术失败,因此要仔细评估髁间窝的大小和形状,即使不需要更充分的视野,也应对那些非常狭窄或 A 型框架样结构的髁间窝予以成形术。

错误的髁间窝成形术可导致移植失败。髁间成形不足可影响髁间视野,从而导致隧道定位不当。髁间窝未充分成形也会导致移植物撞击。重建中使用的移植物通常比宿主 ACL 大。如果移植物沿股骨髁顶部和(或)股骨外侧髁内侧壁反复摩擦,随着时间的推移,移植物将被逐步削弱,从而增加移植失败的风险。髁间窝过度成形也是一个不容忽视的问题。圆柱形而非漏斗形的髁间窝成形术可使股骨隧道偏心化,并改变移植物的等长[9]。超出股骨隧道所需视野的髁间窝后方过度成形只能改变膝关节运动学,而无法降低移植物撞击的风险。膝关节运动学的改变已被证明会增加 ACL 移植物所承受的应力,从而导致其失败[57,58]。建议尽量减少髁间窝后方骨量的磨削。

（俞银贤 译 崔直 易诚青 校）

参考文献

1. Wright RW, Dunn WR, Amendola A, et al. Risk of tearing the intact anterior cruciate ligament in the contralateral knee and rupturing the anterior cruciate ligament graft during the first 2 years after anterior cruciate ligament reconstruction: a prospective MOON cohort study. Am J Sports Med. 2007;35: 1131–4.

2. Spindler KP, Kuhn JE, Freedman KB, Matthews CE, Dittus RS, Harrell Jr FE. Anterior cruciate ligament reconstruction autograft choice: bone-tendon-bone versus hamstring: does it really matter? A systematic review. Am J Sports Med. 2004;32:1986–95.

3. Wright RW, Dunn WR, Amendola A. Patient based outcomes of revision ACL reconstrucion: 2 year results from the MOON cohort. In: AAOS Annual Meeting 2008; San Francisco, CA; 2008.

4. Getelman MH, Friedman MJ. Revision anterior cruciate ligament reconstruction surgery. J Am Acad

Orthop Surg. 1999;7:189–98.

5. Wright RW, Gill CS, Chen L, et al. Outcome of revision anterior cruciate ligament reconstruction: a systematic review. J Bone Joint Surg Am. 2012;94: 531–6.

6. Carson EW, Anisko EM, Restrepo C, Panariello RA, O'Brien SJ, Warren RF. Revision anterior cruciate ligament reconstruction: etiology of failures and clinical results. J Knee Surg. 2004;17:127–32.

7. Garofalo R, Djahangiri A, Siegrist O. Revision anterior cruciate ligament reconstruction with quadriceps tendon-patellar bone autograft. Arthroscopy. 2006;22: 205–14.

8. Wright RW, Huston LJ, Spindler KP, et al. Descriptive epidemiology of the Multicenter ACL Revision Study (MARS) cohort. Am J Sports Med. 2010;38:1979–86.

9. Carlisle JC, Parker RD, Matava MJ. Technical considerations in revision anterior cruciate ligament surgery. J Knee Surg. 2007;20:312–22.

10. Jaureguito JW, Paulos LE. Why grafts fail. Clin Orthop Relat Res. 1996;325:25–41.

11. Sellards RA, Bach BR. Management of acute anterior cruciate ligament injuries. In: Callaghan JJ, Rosenberg AG, Rubash HE, Simonian PT, Wickiewicz TL, editors. The adult knee. Philadelphia, PA: Lippincott Williams & Wilkins; 2003. p. 663–706.

12. Loh JC, Fukuda Y, Tsuda E, Steadman RJ, Fu FH, Woo SL. Knee stability and graft function following anterior cruciate ligament reconstruction: comparison between 11 o'clock and 10 o'clock femoral tunnel placement. 2002 Richard O'Connor Award paper. Arthroscopy. 2003;19:297–304.

13. Hefzy MS, Grood ES, Noyes FR. Factors affecting the region of most isometric femoral attachments. Part II: the anterior cruciate ligament. Am J Sports Med. 1989;17:208–16.

14. Bylski-Austrow DI, Grood ES, Hefzy MS, Holden JP, Butler DL. Anterior cruciate ligament replacements: a mechanical study of femoral attachment location, flexion angle at tensioning, and initial tension. J Orthop Res. 1990;8:522–31.

15. Brophy RH, Pearle AD. Single-bundle anterior cruciate ligament reconstruction: a comparison of conventional, central, and horizontal single-bundle virtual graft positions. Am J Sports Med. 2009;37:1317–23.

16. Brophy RH, Selby RM, Altchek DW. Anterior cruciate ligament revision: double-bundle augmentation of primary vertical graft. Arthroscopy. 2006;22:683. e1-5.

17. Simmons R, Howell SM, Hull ML. Effect of the angle of the femoral and tibial tunnels in the coronal plane and incremental excision of the posterior cruciate ligament on tension of an anterior cruciate ligament graft: an in vitro study. J Bone Joint Surg Am. 2003;85-A:1018–29.

18. Howell SM, Taylor MA. Failure of reconstruction of the anterior cruciate ligament due to impingement by the intercondylar roof. J Bone Joint Surg Am. 1993;75:1044–55.

19. Wilson TC, Kantaras A, Atay A, Johnson DL. Tunnel enlargement after anterior cruciate ligament surgery. Am J Sports Med. 2004;32:543–9.

20. Sgaglione NA, Douglas JA. Allograft bone augmentation in anterior cruciate ligament reconstruction. Arthroscopy. 2004;20 Suppl 2:171–7.
21. Gulotta LV, Rodeo SA. Biology of autograft and allograft healing in anterior cruciate ligament reconstruction. Clin Sports Med. 2007;26:509–24.
22. Reinhardt KR, Hetsroni I, Marx RG. Graft selection for anterior cruciate ligament reconstruction: a level I systematic review comparing failure rates and functional outcomes. Orthop Clin North Am. 2010;41: 249–62.
23. Sun K, Zhang J, Wang Y, et al. Arthroscopic anterior cruciate ligament reconstruction with at least 2.5 years' follow-up comparing hamstring tendon autograft and irradiated allograft. Arthroscopy. 2011;27: 1195–202.
24. Barrett GR, Luber K, Replogle WH, Manley JL. Allograft anterior cruciate ligament reconstruction in the young, active patient: Tegner activity level and failure rate. Arthroscopy. 2010;26:1593–601.
25. Barrett AM, Craft JA, Replogle WH, Hydrick JM, Barrett GR. Anterior cruciate ligament graft failure: a comparison of graft type based on age and tegner activity level. Am J Sports Med. 2011;39:2194–8.
26. Kaeding CC, Pedroza A, Aros BC, et al. Independent predictors of ACL reconstruction failure from the MOON prospective longitudinal cohort. In: AOSSM Annual Meeting, Orlando, FL; 2008.
27. Mohtadi NG, Chan DS, Dainty KN, Whelan DB. Patellar tendon versus hamstring tendon autograft for anterior cruciate ligament reconstruction in adults. Cochrane Database Syst Rev. 2011;9, CD005960.
28. Rodeo SA, Arnoczky SP, Torzilli PA, Hidaka C, Warren RF. Tendon-healing in a bone tunnel. A biomechanical and histological study in the dog. J Bone Joint Surg Am. 1993;75:1795–803.
29. Brand Jr JC, Pienkowski D, Steenlage E, Hamilton D, Johnson DL, Caborn DN. Interference screw fixation strength of a quadrupled hamstring tendon graft is directly related to bone mineral density and insertion torque. Am J Sports Med. 2000;28:705–10.
30. Steiner ME, Hecker AT, Brown Jr CH, Hayes WC. Anterior cruciate ligament graft fixation. Comparison of hamstring and patellar tendon grafts. Am J Sports Med. 1994;22:240–6; discussion 6–7.
31. Kohn D, Rose C. Primary stability of interference screw fixation. Influence of screw diameter and insertion torque. Am J Sports Med. 1994;22:334–8.
32. Brown Jr CH, Hecker AT, Hipp JA, Myers ER, Hayes WC. The biomechanics of interference screw fixation of patellar tendon anterior cruciate ligament grafts. Am J Sports Med. 1993;21:880–6.
33. Jomha NM, Raso VJ, Leung P. Effect of varying angles on the pullout strength of interference screw fixation. Arthroscopy. 1993;9:580–3.
34. Dworsky BD, Jewell BF, Bach Jr BR. Interference screw divergence in endoscopic anterior cruciate ligament reconstruction. Arthroscopy. 1996;12:45–9.
35. Pierz K, Baltz M, Fulkerson J. The effect of Kurosaka screw divergence on the holding strength of bone-tendon-bone grafts. Am J Sports Med. 1995;23: 332–5.
36. Safran MR, Greene HS. Avoidance and management of intra-articular complications of anterior cruciate ligament reconstruction. Instr Course Lect. 2006;55: 475–88.
37. Schabus RFM, Kwasny O. The effect of ACL-graft preload on the static pressure distribution in the knee-joint. Orthopaed Trans. 1990;14:431–2.
38. Yoshiya S, Andrish JT, Manley MT, Bauer TW. Graft tension in anterior cruciate ligament reconstruction. An in vivo study in dogs. Am J Sports Med. 1987;15: 464–70.
39. Mae T, Shino K, Nakata K, Toritsuka Y, Otsubo H, Fujie H. Optimization of graft fixation at the time of anterior cruciate ligament reconstruction. Part I: effect of initial tension. Am J Sports Med. 2008;36:1087–93.
40. Heis FT, Paulos LE. Tensioning of the anterior cruciate ligament graft. Orthop Clin North Am. 2002;33: 697–700.
41. Mae T, Shino K, Nakata K, Toritsuka Y, Otsubo H, Fujie H. Optimization of graft fixation at the time of anterior cruciate ligament reconstruction. Part II: effect of knee flexion angle. Am J Sports Med. 2008; 36:1094–100.
42. Cunningham R, West JR, Greis PE, Burks RT. A survey of the tension applied to a doubled hamstring tendon graft for reconstruction of the anterior cruciate ligament. Arthroscopy. 2002;18:983–8.
43. O'Neill BJ, Byrne FJ, Hirpara KM, Brennan WF, McHugh PE, Curtin W. Anterior cruciate ligament graft tensioning. Is the maximal sustained one-handed pull technique reproducible? BMC Res Notes. 2011; 4:244.
44. Noyes FR, Barber-Westin SD, Hewett TE. High tibial osteotomy and ligament reconstruction for varus angulated anterior cruciate ligament-deficient knees. Am J Sports Med. 2000;28:282–96.
45. Noyes FR, Schipplein OD, Andriacchi TP, Saddemi SR, Weise M. The anterior cruciate ligament-deficient knee with varus alignment. An analysis of gait adaptations and dynamic joint loadings. Am J Sports Med. 1992;20:707–16.
46. van de Pol GJ, Arnold MP, Verdonschot N, van Kampen A. Varus alignment leads to increased forces in the anterior cruciate ligament. Am J Sports Med. 2009;37:481–7.
47. Kim SJ, Moon HK, Chun YM, Chang WH, Kim SG. Is correctional osteotomy crucial in primary varus knees undergoing anterior cruciate ligament reconstruction? Clin Orthop Relat Res. 2011;469:1421–6.
48. LaPrade RF, Resig S, Wentorf F, Lewis JL. The effects of grade III posterolateral knee complex injuries on anterior cruciate ligament graft force. A biomechanical analysis. Am J Sports Med. 1999;27:469–75.
49. Fanelli GC, Orcutt DR, Edson CJ. The multiple-ligament injured knee: evaluation, treatment, and results. Arthroscopy. 2005;21:471–86.
50. Bray RC, Dandy DJ. Meniscal lesions and chronic anterior cruciate ligament deficiency. Meniscal tears occurring before and after reconstruction. J Bone Joint Surg Br. 1989;71:128–30.
51. Shoemaker SC, Markolf KL. The role of the meniscus in the anterior-posterior stability of the loaded ante-

rior cruciate-deficient knee. Effects of partial versus total excision. J Bone Joint Surg Am. 1986;68:71–9.

52. Ahn JH, Bae TS, Kang KS, Kang SY, Lee SH. Longitudinal tear of the medial meniscus posterior horn in the anterior cruciate ligament-deficient knee significantly influences anterior stability. Am J Sports Med. 2011;39:2187–93.

53. Shelbourne KD, Porter DA. Anterior cruciate ligament-medial collateral ligament injury: nonoperative management of medial collateral ligament tears with anterior cruciate ligament reconstruction. A preliminary report. Am J Sports Med. 1992;20:283–6.

54. Hara K, Niga S, Ikeda H, Cho S, Muneta T. Isolated anterior cruciate ligament reconstruction in patients with chronic anterior cruciate ligament insufficiency combined with grade II valgus laxity. Am J Sports Med. 2008;36:333–9.

55. Halinen J, Lindahl J, Hirvensalo E, Santavirta S.

Operative and nonoperative treatments of medial collateral ligament rupture with early anterior cruciate ligament reconstruction: a prospective randomized study. Am J Sports Med. 2006;34:1134–40.

56. Zaffagnini S, Bonanzinga T, Marcheggiani Muccioli GM, et al. Does chronic medial collateral ligament laxity influence the outcome of anterior cruciate ligament reconstruction? A prospective evaluation with a minimum three-year follow-up. J Bone Joint Surg Br. 2011;93:1060–4.

57. Hame SL, Markolf KL, Hunter DM, Oakes DA, Zoric B. Effects of notchplasty and femoral tunnel position on excursion patterns of an anterior cruciate ligament graft. Arthroscopy. 2003;19:340–5.

58. Markolf KL, Hame SL, Hunter DM, Oakes D, Gause P. Biomechanical effects of femoral notchplasty in anterior cruciate ligament reconstruction. Am J Sports Med. 2002;30:83–9.

第 6 章

ACL重建翻修术的适应证

James P. Leonard, Kurt P. Spindler

流行病学

ACL 重建手术在过去的 20 年里大幅增加[1]。1991 年,有记录的 ACL 重建术接近 63 000 例[2],此后每年以 10 万~17.5 万例的速度持续增长[2-3]。考虑到人们(特别是女性运动员和老年人)对积极生活方式的渴求,预计 ACL 重建术还将继续快速增长。与此同时,随着初次 ACL 重建数量的增加,以及人们对术后恢复膝关节运动功能的强烈渴望,ACL 重建失败的数量和 ACL 翻修的潜在人群预计也将增加。据统计,每年有 3000~10 000 例患者需要接受 ACL 翻修[4],占初次 ACL 重建患者的 3%~25%[5]。

ACL 重建失败

定义

如何界定 ACL 重建成败十分困难,目前还没有被普遍接受的标准。根据文献报道,ACL 重建失败率为 3%~52% [6]。如果以术后恢复膝关节功能、减轻不稳定的症状和恢复正常活动为标准,ACL 重建术的成功率为 75%~90%[2,7-8],但是这不包括运动员恢复竞技能力重返赛场的情况。Cheatham 和 Johnson[9]发现,高水平的运动员即使膝关节稳定性良好,术后运动强度、功能也只能恢复 60%。一项评估 ACL 重建术后重返运动的荟萃分析发现,82%的患者可以某种形式重返运动,但是仅 63%的患者能恢复到损伤前的运动水平,只有 44%的患者在最后随访时恢复了竞技运动[10]。患者无法重返赛场或无法恢复竞技水平的主要原因是害怕再次受伤。因此,ACL 重建失败的界定在很大程度上取决于外科医生或患者的期望。

分类

ACL 重建后,患者的主诉通常包括疼痛、肿胀、僵硬或膝关节交锁等机械症状。从术者的角度而言,ACL 重建后的并发症可分为复发性不稳定、僵硬、持续性疼痛和伸膝装置功能障碍。Kamath 等人将患者的主诉分为复发性不稳定、术后并发症及伴随的病理改变[7](表 6.1)。识别并区分患者术后主诉的原因对于制订合适的治疗方案尤为重要。复发性不稳定通常继发于 ACL 移植失败,大

表 6.1 ACL 重建失败的原因

失败的原因	临床表现	相关因素
复发性不稳定	早期(<6 个月)	手术技术欠佳
		移植物愈合失败
		过早恢复高强度运动
		康复锻炼过度
	晚期(>6 个月)	移植物再次创伤
		移植物位置不佳
		未解决伴随的病理状态
		韧带松弛
并发症	膝关节僵硬	膝关节广泛纤维化
		术前活动受限
		术后制动时间过长
		髁间窝瘢痕形成
		膝前纤维血管增生(Cyclops 病变)
		移植物非解剖定位
		移植物过紧
		复杂区域疼痛综合征
	感染	手术污染
		附加其他术式
共存病	伸膝装置功能障碍	股四头肌萎缩
		髌骨活动度丢失
		术后康复不佳
	关节炎或疼痛	软骨损伤
		半月板切除术后疼痛

Source: Kamath GV, Redfern JC, Greis PE, Burks RT. Revision anterior cruciate ligament reconstruction. Am J Sports Med 2011; 39(1): 199–217.

多需要进行翻修手术。ACL 术后并发症和病理改变通常与移植无关,一般不需要进行 ACL 翻修。

复发性不稳定

ACL 重建的主要目的是恢复 ACL 损伤后膝关节的前向和旋转稳定性。ACL 重建后膝关节持续或复发性不稳定可能是移植物缺失造成的,一般可以视为手术失败。据报道,ACL 移植失败和复发性不稳定的发生率占初次 ACL 重建的 0.7%~10%[11~14]。术后复发性不稳定也被认为是 ACL 重建翻修的主要指征。

ACL 移植失败的原因可分为三类:初次手术过程中的技术错误(表 2.1)、移植物生物学整合不佳和创伤性再损伤(图 6.1)。大多数研究已经确定手术技术错误是导致移植失败的主要原因,占所有失败病例的 50% 以上[5,7,15]。然而,这些研究大多只确定了导致失败的主要原因,而忽略了其他因素。ACL 移植失败

表 6.2　骨隧道的非解剖定位

隧道	位置	结果
股骨	偏前	屈曲过度紧张(拉长)/伸直松弛
	偏后	伸直过度紧张/屈曲松弛
	中央/垂直	旋转不稳定
胫骨	偏前	屈曲过度紧张/伸直撞击
	偏后	伸直过度紧张/ PCL 撞击
	偏内	股骨内侧髁撞击/ PCL 撞击
	偏外	股骨外侧髁撞击

Source: Reprinted from Allen CR, Giffin RG, Harner CD. Revision Anterior Cruciate Ligament Reconstruction. Orthop Clin N Am 2003; 34: 79‑98; with permission from Elsevier.

是多因素共同作用的结果,各种因素相互影响。近来,MARS 小组通过多中心前瞻性队列研究评估了翻修失败的原因。在 159 例患者中,因术后再损伤需要翻修者占 32%,因手术技术错误导致翻修者占 24%。35% 的患者因多因素作用导致重建失败,其中 55% 的患者描述了创伤对失败的影响,53% 的患者移植物存在手术技术错误(图 6.1)[16]。

除了 MARS 的研究以外,近来的研究发现大多数 ACL 移植失败都有创伤史[17],在 ACL 翻修病例中占 24%~100%[7]。然而,有时很难确定创伤事件是否是膝关节不稳定的真正原因,或者更确切地说,患者是否在再损伤前就已经关注到了 ACL 重建后的缺陷。ACL 移植物损伤可在术后早期、术后 6 个月内或 6 个月后出现。虽然有些患者有创伤史,但不能否认可能存在手术技术错误、移植物生物学整合欠佳[14]、移植物固定失败[18]、早期过量活动[19]及过度的康复锻炼等问题[20]。

术后 6 个月移植物创伤性再断裂所需的外力类似于原始 ACL 断裂的力量[15]。长期的前瞻性队列研究发现,如果手术技术条件

良好且术后进行了适当的康复锻炼,患侧术后移植物断裂的风险与对侧相同。随访至少 5年,患侧 ACL 断裂的发生率为 5%~10%[17,22]。另一项系统性研究发现,患侧 ACL 移植物断裂的风险(11.8%)是对侧(5.8%)的 2 倍[23]。创伤性再损伤的危险因素包括:手术技术错误、年轻患者、轴移类运动、跳跃或接触性运动。随着年轻运动员在 ACL 重建术后重返高水平运动的期望越来越高,ACL 重建后创伤性再损伤的患者预计会持续增加。

ACL 重建的技术错误包括隧道定位不当、髁间窝成形不充分、移植物张力不均及移植物固定不牢固。超过 70% 的技术错误是隧道定位不当造成的[16,24],股骨隧道定位偏前是最常见的错误。由于 ACL 的起点接近膝关节的旋转轴,股骨隧道的位置对于膝关节的功能非常重要[8]。ACL 股骨侧定位的微小变

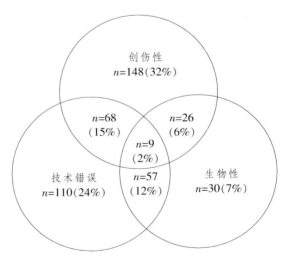

图 6.1　ACL 失败原因。此外,其他原因 n=12(3%)。[From Wright RW, Huston LJ, Spindler KP, et al. Descriptive epidemiology of the Multicenter ACL Revision Study (MARS) cohort. Am J Sports Med. 2010; 38: 1979–1986. ⓒ American Journal of Sports Medicine; Reprinted by permission of SAGE Publications.]

化对膝关节的生物力学有重要影响。不良的隧道位置使得移植物长度在膝关节活动范围内过度变化，造成塑性变形，进而导致移植物松动。股骨隧道偏前使得膝关节在屈曲时移植物的应力增加，导致膝关节屈曲活动度减少、屈曲疼痛和移植物过度紧张[15]。同样，股骨隧道偏后增加了伸直时移植物的应力，导致膝关节伸直受限、疼痛，同样移植物也会被拉伸。若上述情况持续存在，将导致移植物形变甚至失效。

股骨隧道也可能在冠状面存在偏差。隧道位置太靠近股骨的中心轴，即所谓的12点钟位置，可以保证足够的前向稳定性，但旋转稳定性较差[25,26]。剪切或旋转运动时，旋转控制不佳将导致膝关节稳定性下降。股骨隧道需要更水平地定位于股骨外侧髁的内侧壁，以便更好地控制股骨前向稳定和旋转稳定[27]。

胫骨隧道定位对移植物张力的影响比股骨隧道定位稍小，但也与移植物的潜在撞击相关。与股骨隧道定位类似，胫骨隧道偏前将导致屈曲时移植物张力增加，而胫骨隧道偏后将导致伸膝时张力降低。此外，胫骨隧道偏前将导致伸膝时移植物与髁间窝撞击，从而引发疼痛和（或）膝关节伸直受限[28]。胫骨隧道偏后膝关节屈曲时撞击PCL，导致疼痛和（或）膝关节屈曲受限。胫骨隧道偏内或偏外也可能对髁间窝的内侧和外侧壁产生撞击[29]。胫骨隧道的位置不是移植物撞击的唯一因素。通常情况下，ACL移植物比天然ACL粗壮，因此在髁间窝内可能没有足够的容纳空间。即使是胫骨隧道位置满意，部分病例也可能需要进行髁间窝成形术，以获得移植物的容纳空间，避免撞击的发生[30,31]。避免移植物撞击十分重要，因为活动时反复摩擦可能引起膝关节持续性疼痛和肿胀，最

终导致移植失败和膝关节不稳定。

除隧道位置外，还有很多因素影响移植物的张力，包括术前膝关节松弛、移植物类型、固定方式和固定时膝关节屈曲的角度等[2]。一些随机临床试验试图评估术中移植物张力对ACL重建后临床结果的影响[32-35]，但是目前最佳的移植物张力尚不清楚。移植物张力不足将导致固定时移植物松弛，从而造成术后膝关节不稳定。移植物张力过大可能影响血管化并导致移植物愈合减慢、黏液样变性、移植物强度降低、膝关节活动受限[36]，最终可能导致膝关节骨关节炎的发生。

由于近来的超前康复强调早期膝关节的活动范围，这就要求移植物在生物学整合之前必须保持原有的隧道位置和张力[18]。界面螺钉挤压内固定具有较好的生物力学效果[18,37]。该固定方式的相关并发症包括骨栓尺寸不符、骨质疏松、螺钉相对于骨栓位置不佳、移植物切割等[18,37-39]。随着软组织移植物使用的增加，越来越多的悬吊固定方式被采用，但其存在独特的问题：固定点距离关节更远，导致移植物的长度增加，强度下降，在膝关节循环载荷下位移增加[40]。移植物在隧道内的活动被称为"蹦极效应"或"雨刷效应"，这会导致隧道扩大、移植物张力丧失和固定失效。总之，目前随着越来越多的固定装置用于ACL重建，正确的手术技术对于避免移植物固定失效非常重要。

ACL重建时，膝关节的辅助结构也必须进行评估和处理。在一项对80例ACL重建病例的研究中发现，所有术后伴有"打软腿"临床不稳定的患者均是由初次手术中未予重视或处理相关的韧带不稳所致。Kamath等人发现，3%~31%的ACL重建失败是因为侧副韧带不稳或下肢力线不良[7]；而Getelman

和 Friedman 发现，15%的 ACL 翻修失败与未能解决膝关节松弛有关[41]。术前需要评估的膝关节结构包括内侧半月板后角、后内侧角、后外侧角及下肢力线异常。内侧半月板是限制胫骨前移的重要的辅助稳定结构，因此在内侧半月板缺损的病例中，重建后 ACL 的应力将增加[19]。如果后内侧、后外侧结构损伤未被发现，将会导致 ACL 重建后应力异常增大，进而造成移植物强度降低和早期失效[42]。下肢内翻力线不良，不论是孤立的还是由于半月板完全或部分切除所致内侧关节间室狭窄，均可能导致下肢内翻力线加重，进而导致重建的 ACL 反复拉伸和疲劳磨损[43]。若上述病变能及早发现，可在 ACL 移植物失效前进行治疗。然而，这些病变很少在初次 ACL 重建时被发现，通常情况下要到 ACL 移植失败和重建翻修时才会被注意到。

ACL 移植物生物学失败是指移植物愈合和韧带化失败[44]，导致移植物张力缺失、组织紊乱而无法存活。对于复发性膝关节不稳定的患者，如果排除了外伤史、手术技术错误（如辅助稳定结构损伤）等原因，则需要考虑该生物学失败的可能。移植物愈合是一个坏死、血管重建、细胞再生、胶原沉积和基质重塑的过程[19]。这一过程会因无血管、免疫反应和应力遮挡而导致失败。然而，对于 ACL 移植物的生物学改变和整合的速度，我们知之甚少。一些机械性因素会影响移植物的血供和愈合，如髁间窝的撞击、移植物张力过高、术后制动、感染和免疫反应等[37,45,46]。因此，正确的手术技术和术后康复可以优化移植物的生物学整合。

僵硬

僵硬是 ACL 重建术后常见的并发症，发生率为 24%~35%[47,48]。术后膝关节僵硬的原因包括术前膝关节肿胀或僵直、感染、康复锻炼依从性差、交感神经反射失调、长时间制动、移植物撞击、瘢痕形成或滑囊炎，以及手术技术欠佳等。减少危险因素和加速术后康复可将 ACL 重建术后僵硬的发生率下降至 0~4%[49-52]。具体方法包括术前确保膝关节的全活动范围，以及术后早期活动、立即负重、早期股四头肌锻炼和髌骨制动。康复锻炼失败后则需要外科干预，包括麻醉下手法松解、关节镜或开放手术松解粘连[47,48]。如上所述，骨隧道定位不当会导致术后僵硬和疼痛。如果发现膝关节活动度丢失、移植物完整且张力足够，但是伴有隧道定位的偏倚，在尝试其他方式均失败后应考虑关节镜下移植物切除和关节松解术。手术治疗后，应进行强化康复锻炼，以恢复膝关节的活动度，如果患者仍有膝关节不稳定，则可以考虑 ACL 翻修。

关节炎性疼痛

ACL 重建的一个重要的目的是预防或延迟骨关节炎的进展。然而，急性膝关节损伤后，骨关节炎受多种因素影响。膝关节创伤后早期的关节积血和相关的炎性反应可能会启动早期膝关节炎的通路[53-55]。创伤引起的相关结构损伤（包括骨挫伤、关节软骨损伤和半月板病理性损伤），也可能影响膝关节关节炎的进展。最终，伤后至 ACL 重建前，膝关节复发性不稳定将进一步损伤膝关节，导致骨关节炎的发生。

一些长期的前瞻性研究已经评估了关节软骨和半月板损伤对 ACL 重建结果的影响。Ichiba 和 Kishimoto 发现，ACL 重建后合并半月板撕裂或关节软骨损伤的患者，膝关节患者报告评分较低，而骨关节炎评分较高[56]。Shelbourne 和 Gray 发现，术中半月板切除的面积与术后患者评分呈反比[57]。而且，关节软骨损伤的患者临床疗效更差。Wu 等人发现，与半月板完好的患者相比，接受半月板切除的患者术后主诉更多，评分更低，并且影像学检查提示骨关节炎表现[58]。因此，如果术前存在关节创伤或其他相关的病理异常，即使 ACL 重建手术顺利、术后关节稳定，仍无法取得令人满意的结果。当我们评估患者是否需要进行 ACL 翻修时，应重点区分其疼痛是来源于关节不稳定，还是骨关节炎、半月板或软骨损伤。

伸膝装置功能障碍

ACL 重建后普遍的主诉与伸膝装置功能障碍相关，包括膝前痛、股四头肌无力、髌腱炎及供区并发症（如髌骨骨折、股四头肌肌腱断裂及供区疼痛）。膝前痛是 ACL 重建后最常见的并发症，发生率为 3%~47%[2,59,60]。由于这些并发症的存在，即使重建后膝关节稳定，预后仍然不佳。大多数问题可以通过正确的手术技术和术后康复方案有效预防[61]。通常选择物理治疗和康复，若出现髌骨骨折、股四头肌肌腱断裂，则需要手术干预。对于伸膝装置障碍相关的膝前痛，若关节稳定，则无须行 ACL 翻修。

确定 ACL 重建翻修的适应证

ACL 翻修前，需要对患者进行全面的临床评估。ACL 翻修的主要目的是重建再次断裂或功能不全的 ACL，以稳定膝关节、防止关节软骨和半月板进一步损伤，并最大限度地恢复患者功能。ACL 翻修最佳的适应证是运动或日常生活中出现的膝关节不稳定，以及临床检查发现的前向或旋转松弛。

病史

详细了解患者的病史是 ACL 翻修成功的关键，应区分患者的主诉是膝关节疼痛还是不稳定。最近的一项荟萃分析报道，32% 的自体 ACL 重建患者 Lachman 试验阳性，22% 的患者轴移试验阳性[62]。因此，有相当一部分对预后满意的患者实际上仍存在膝关节不稳定。关节松弛引起的疼痛和不稳定可以通过 ACL 翻修手术改善，但骨关节炎引起的疼痛、膝前痛、供区疼痛则无法通过手术改善。ACL 重建后常见的主诉还包括关节肿胀、关节松动、交锁、异响、僵硬及步态异常[63]。如前所述，术后出现的症状有助于确定手术失败的原因，术后 6 个月内出现的症状多归因于手术技术问题，6 个月之后出现的症状通常是创伤所致的。术后应评估患者的活动水平，并与术前进行比较。需要注意，患者是否恢复了正常活动且无膝关节不稳定的症状，或者是否还主诉膝关节"打软腿"。

体格检查

除了不稳定之外，仅在检查结果发现患者存在膝关节前向和（或）旋转松弛时才能进行 ACL 翻修。一些患者会主诉膝关节不稳定和"打软腿"，尽管 Lachman 试验和轴移试验阴性，但膝关节轴移和（或）扭转运动时存在不适感[7]。然而，如果患者没有关节不稳定的表现，ACL 翻修可能无法改善患者的症状。移植失败的标准在不同的文献中报道有所不同，利用 KT-1000 测量仪测量患侧和健侧胫骨前移的距离，侧侧差值>3mm。然而，研究表明，患者报告的症状与 Lachman 检查和仪器化的关节松弛可能不相符[64]。另一方面,当 ACL 功能不全时,轴移试验与患者报告的症状和功能[63]及 ACL 功能不全相关[65]。患者主诉不稳定和 ACL 松弛的客观检查是患者行 ACL 重建翻修的两个主要标准。

影像学检查

临床评估 ACL 重建的标准 X 线检查包括:站立位正位(AP)、屈曲 40° 负重后前位(PA)、侧位及 Merchant 位。这些投照位置可以很好地显示内固定类型、隧道位置和大小及骨关节炎。在确定哪些患者适合手术方面,这些影像学检查的作用有限,但如果患者出现明显的膝关节退行性疾病,则不建议进行翻修。

同样,MRI 主要用于患者的术前计划,而不是诊断 ACL 移植失败。个别情况是,患者主诉膝关节不稳定,但是由于肌肉保护或膝关节大小的原因难以检查,可以通过 MRI 进行诊断。Rak 等人发现,MRI 是评估重建 ACL 完整性的有效方法[66]。

术后预期

一旦决定对患者进行 ACL 重建翻修,则必须向患者说明手术的目的和术后预期。文献中很少报道 ACL 重建翻修术后的结果,多数为小规模的Ⅳ级病例系列研究。多数研究报道术后患者恢复稳定性。但是,翻修术后的膝关节临床评分通常低于初次 ACL 重建,能否恢复到损伤前的活动水平更是无法预计[7,67]。因此,手术的目的是让患者恢复日常活动能力,同时理解可能无法重返运动。有些作者甚至将翻修手术描述为一种 "挽救" 操作。因此,应该告知患者翻修手术不能减轻由伸膝装置功能障碍或关节炎改变引起的疼痛。告知患者 ACL 翻修的结果十分重要,即使手术技术成功,也可能会因错误的预期而导致主观上的失败[68]。了解预后并仍愿意接受此手术的患者,最终符合 ACL 重建翻修的指征。

(张雷 译　彭阳 校)

参考文献

1. Lyman S, Koulouvaris P, Sherman S, et al. Epidemiology of anterior cruciate ligament reconstruction: trends, readmissions, and subsequent knee surgery. J Bone Joint Surg Am. 2009;91:2321–8.
2. Brown Jr CH, Carson EW. Revision anterior cruciate ligament surgery. Clin Sports Med. 1999;18:109–71.
3. Spindler KP, Wright RW. Clinical practice. Anterior cruciate ligament tear. N Engl J Med. 2008;359:2135–42.
4. Thomas NP, Pandit HG. Revision anterior cruciate ligament reconstruction. In: Prodomos CC, editor. The anterior cruciate ligament: reconstruction and basic science. Philadelphia, PA: Saunders Elsevier; 2008. p. 443–56.
5. Wolf RS, Lemak LJ. Revision anterior cruciate ligament reconstruction surgery. J South Orthop Assoc. 2002;11:25–32.
6. Diamantopoulos AP, Lorbach O, Paessler HH. Anterior cruciate ligament revision reconstruction: results in 107 patients. Am J Sports Med. 2008;36:851–60.
7. Kamath GV, Redfern JC, Greis PE, Burks RT. Revision anterior cruciate ligament reconstruction. Am J Sports Med. 2011;39:199–217.
8. Allen CR, Giffin JR, Harner CD. Revision anterior cruciate ligament reconstruction. Orthop Clin North Am. 2003;34:79–98.
9. Cheatham SA, Johnson DL. Anatomic revision ACL reconstruction. Sports Med Arthrosc. 2012;18:33–9.
10. Ardern CL, Webster KE, Taylor NF, Feller JA. Return to sport following anterior cruciate ligament reconstruction surgery: a systematic review and meta-analysis of the state of play. Br J Sports Med. 2011;45:596–606.
11. Spindler KP, Kuhn JE, Freedman KB, et al. Anterior cruciate ligament reconstruction autograft choice: bone-tendon-bone versus hamstring: does it really matter? A systematic review. Am J Sports Med. 2004;32:1986–95.
12. How JG, Johnson RJ, Kaplan MJ, et al. Anterior cruciate ligament reconstruction using quadriceps patellar tendon graft. Part I. Long-term followup. Am J Sports Med. 1991;19:447457.
13. Holmes PF, James SL, Larson RL, et al. Retrospective direct comparison of three intraarticular anterior cruciate ligament reconstructions. Am J Sports Med.

1991;19:596–9; discussion 599–600.

14. Johnson DL, Coen MJ. Revision ACL surgery. Etiology, indications, techniques, and results. Am J Knee Surg. 1995;8:155–67.

15. Carson EW, Anisko EM, Restrepo C, et al. Revision anterior cruciate ligament reconstruction: etiology of failures and clinical results. J Knee Surg. 2004;17:127–32.

16. Wright RW, Huston LJ, Spindler KP, et al. Descriptive epidemiology of the Multicenter ACL Revision Study (MARS) cohort. Am J Sports Med. 2010;38:1979–86.

17. Shelbourne KD, Gray T, Haro M. Incidence of subsequent injury to either knee within 5 years after anterior cruciate ligament reconstruction with patellar tendon autograft. Am J Sports Med. 2009;37:246–51.

18. Kurosaka M, Yoshiya S, Andrish JT. A biomechanical comparison of different surgical techniques of graft fixation in anterior cruciate ligament reconstruction. Am J Sports Med. 1987;15:225–9.

19. Harner CD, Giffin JR, Dunteman RC, et al. Evaluation and treatment of recurrent instability after anterior cruciate ligament reconstruction. Instr Course Lect. 2001;50:463–74.

20. Graf B, Uhr F. Complications of intra-articular anterior cruciate reconstruction. Clin Sports Med. 1988;7:835–48.

21. Sajovic M, Vengust V, Komadina R, et al. A prospective, randomized comparison of semitendinosus and gracilis tendon versus patellar tendon autografts for anterior cruciate ligament reconstruction: five-year follow-up. Am J Sports Med. 2006;34:1933–40.

22. Wright RW, Dunn WR, Amendola A, et al. Risk of tearing the intact anterior cruciate ligament in the contralateral knee and rupturing the anterior cruciate ligament graft during the first 2 years after anterior cruciate ligament reconstruction: a prospective MOON cohort study. Am J Sports Med. 2007;35:1131–4.

23. Wright RW, Magnussen RA, Dunn WR, Spindler KP. Ipsilateral graft and contralateral ACL rupture at five years or more following ACL reconstruction: a systematic review. J Bone Joint Surg Am. 2011;93:1159–65.

24. Battaglia II MJ, Cordasco FA, Hannafin JA, et al. Results of revision anterior cruciate ligament surgery. Am J Sports Med. 2007;35:2057–66.

25. Woo SL, Kanamori A, Zeminski J, et al. The effectiveness of reconstruction of the anterior cruciate ligament with hamstrings and patellar tendon. A cadaveric study comparing anterior tibial and rotational loads. J Bone Joint Surg Am. 2002;84:907–14.

26. Ristanis S, Giakas G, Papageorgiou CD, et al. The effects of anterior cruciate ligament reconstruction on tibial rotation during pivoting after descending stairs. Knee Surg Sports Traumatol Arthrosc. 2003;11:360–5.

27. Loh JC, Fukuda Y, Tsuda E, et al. Knee stability and graft function following anterior cruciate ligament reconstruction: Comparison between 11 o'clock and 10 o'clock femoral tunnel placement. 2002 Richard O'Connor Award paper. Arthroscopy. 2003;19:297–304.

28. Howell SM, Taylor MA. Failure of reconstruction of the anterior cruciate ligament due to impingement by the intercondylar roof. J Bone Joint Surg Am. 1993;75:1044–55.

29. Muneta T, Yamamoto H, Ishibashi T, et al. The effects of tibial tunnel placement and roofplasty on reconstructed anterior cruciate ligament knees. Arthroscopy. 1995;11:57–62.

30. Tanzer M, Lenczner E. The relationship of intercondylar notch size and content to notchplasty requirement in anterior cruciate ligament surgery. Arthroscopy. 1990;6:89–93.

31. Jaureguito JW, Paulos LE. Why grafts fail. Clin Orthop. 1996;(325):25–41.

32. Yasuda K, Tsujino J, Tanabe Y, Kaneda K. Effects of initial graft tension on clinical outcome after anterior cruciate ligament reconstruction. Autogenous doubled hamstring tendons connected in series with polyester tapes. Am J Sports Med. 1997;25:99–106.

33. Kim SG, Kurosawa H, Sakuraba K, et al. The effect of initial graft tension on postoperative clinical outcome in anterior cruciate ligament reconstruction with semitendinosus tendon. Arch Orthop Trauma Surg. 2006;126:260–4.

34. van Kampen A, Wymenga AB, van der Heide HJ, Bakens HJ. The effect of different graft tensioning in anterior cruciate ligament reconstruction: a prospective randomized study. Arthroscopy. 1998;14:845–50.

35. Nicholas SJ, D'Amato MJ, Mullaney MJ, et al. A prospectively randomized double-blind study on the effect of initial graft tension on knee stability after anterior cruciate ligament reconstruction. Am J Sports Med. 2004;32:1881–6.

36. Yoshiya S, Andrish JT, Manley MT, Bauer TW. Graft tension in anterior cruciate ligament reconstruction. An in vivo study in dogs. Am J Sports Med. 1987;15:464–70.

37. Steiner ME, Hecker AT, Brown Jr CH, Hayes WC. Anterior cruciate ligament graft fixation. Comparison of hamstring and patellar tendon grafts. Am J Sports Med. 1994;22:240–6; discussion 6–7.

38. Brown Jr CH, Hecker AT, Hipp JA, et al. The biomechanics of interference screw fixation of patellar tendon anterior cruciate ligament grafts. Am J Sports Med. 1993;21:880–6.

39. Doerr Jr AL, Cohn BT, Ruoff MJ, McInerney VK. A complication of interference screw fixation in anterior cruciate ligament reconstruction. Orthop Rev. 1990;19:997–1000.

40. Scheffler SU, Sudkamp NP, Gockenjan A, et al. Biomechanical comparison of hamstring and patellar tendon graft anterior cruciate ligament reconstruction techniques: the impact of fixation level and fixation method under cyclic loading. Arthroscopy. 2002;18:304–15.

41. Getelman MH, Friedman MJ. Revision anterior cruciate ligament reconstruction surgery. J Am Acad Orthop Surg. 1999;7:189–98.

42. Gersoff WK, Clancy Jr WG. Diagnosis of acute and chronic anterior cruciate ligament tears. Clin Sports Med. 1988;7:727–38.

43. Noyes FR, Barber SD, Simon R. High tibial osteotomy and ligament reconstruction in varus angulated,

anterior cruciate ligament-deficient knees. A two- to seven-year follow-up study. Am J Sports Med. 1993; 21:2–12.

44. Amiel D, Kleiner JB, Roux RD, et al. The phenomenon of "ligamentization": anterior cruciate ligament reconstruction with autogenous patellar tendon. J Orthop Res. 1986;4:162–72.

45. Arnoczky SP. Biology of ACL reconstructions: what happens to the graft? Instr Course Lect. 1996;45: 229–33.

46. Muneta T, Yamamoto H, Takakuda K, et al. Effects of postoperative immobilization on the reconstructed anterior cruciate ligament. An experimental study in rabbits. Am J Sports Med. 1993;21:305–13.

47. DeHaven KE, Cosgarea AJ, Sebastianelli WJ. Arthrofibrosis of the knee following ligament surgery. Instr Course Lect. 2003;52:369–81.

48. Magit D, Wolff A, Sutton K, Medvecky MJ. Arthrofibrosis of the knee. J Am Acad Orthop Surg. 2007;15:682–94.

49. Shelbourne KD, Patel DV. Treatment of limited motion after anterior cruciate ligament reconstruction. Knee Surg Sports Traumatol Arthrosc. 1999;7:85–92.

50. Harner CD, Irrgang JJ, Paul J, et al. Loss of motion after anterior cruciate ligament reconstruction. Am J Sports Med. 1992;20:499–506.

51. Irrgang JJ, Harner CD. Loss of motion following knee ligament reconstruction. Sports Med. 1995;19: 150–9.

52. Shelbourne KD, Nitz P. Accelerated rehabilitation after anterior cruciate ligament reconstruction. Am J Sports Med. 1990;18:292–9.

53. Lotz MK, Kraus VB. New developments in osteoarthritis. Posttraumatic osteoarthritis: pathogenesis and pharmacological treatment options. Arthritis Res Ther. 2010;12:211.

54. Lawrence JT, Birmingham J, Toth AP. Emerging ideas: prevention of posttraumatic arthritis through interleukin-1 and tumor necrosis factor-alpha inhibition. Clin Orthop. 2011;469:3522–6.

55. Kramer WC, Hendricks KJ, Wang J. Pathogenetic mechanisms of posttraumatic osteoarthritis: opportunities for early intervention. Int J Clin Exp Med. 2011;4:285–98.

56. Ichiba A, Kishimoto I. Effects of articular cartilage and meniscus injuries at the time of surgery on osteoarthritic changes after anterior cruciate ligament reconstruction in patients under 40 years old. Arch Orthop Trauma Surg. 2009;129:409–15.

57. Shelbourne KD, Gray T. Results of anterior cruciate ligament reconstruction based on meniscus and articular cartilage status at the time of surgery. Five- to fifteen-year evaluations. Am J Sports Med. 2000;28: 446–52.

58. Wu WH, Hackett T, Richmond JC. Effects of meniscal and articular surface status on knee stability, function, and symptoms after anterior cruciate ligament reconstruction: a long-term prospective study. Am J Sports Med. 2002;30:845–50.

59. Sachs RA, Daniel DM, Stone ML, Garfein RF. Patellofemoral problems after anterior cruciate ligament reconstruction. Am J Sports Med. 1989;17:760–5.

60. Aglietti P, Buzzi R, D'Andria S, Zaccherotti G. Patellofemoral problems after intraarticular anterior cruciate ligament reconstruction. Clin Orthop. 1993; 288:195–204.

61. Shelbourne KD, Trumper RV. Preventing anterior knee pain after anterior cruciate ligament reconstruction. Am J Sports Med. 1997;25:41–7.

62. Biau DJ, Tournoux C, Katsahian S, et al. Bone-patellar tendon-bone autografts versus hamstring autografts for reconstruction of anterior cruciate ligament: meta-analysis. Br Med J. 2006;332:995–1001.

63. Kocher MS, Steadman JR, Briggs K, et al. Determinants of patient satisfaction with outcome after anterior cruciate ligament reconstruction. J Bone Joint Surg Am. 2002;84:1560–72.

64. Sernert N, Kartus J, Kohler K, et al. Analysis of subjective, objective and functional examination tests after anterior cruciate ligament reconstruction. A follow-up of 527 patients. Knee Surg Sports Traumatol Arthrosc. 1999;7:160–5.

65. Lucie RS, Wiedel JD, Messner DG. The acute pivot shift: clinical correlation. Am J Sports Med. 1984;12:189–91.

66. Rak KM, Gillogly SD, Schaefer RA, et al. Anterior cruciate ligament reconstruction: evaluation with MR imaging. Radiology. 1991;178:553–6.

67. George MS, Dunn WR, Spindler KP. Current concepts review: revision anterior cruciate ligament reconstruction. Am J Sports Med. 2006;34:2026–37.

68. Safran MR, Harner CD. Technical considerations of revision anterior cruciate ligament surgery. Clin Orthop. 1996;325:50–64.

第 **7** 章

ACL重建翻修的术前计划

Travis G. Maak, Demetris Delos, Frank A. Cordasco

引言

即便是对一名有经验的外科医生来说，ACL 重建失败仍是一个巨大的难题。仅美国，每年就有超过 10 万例 ACL 重建手术[1]，术后满意率为 75%~97%[2-6]。在接受该手术的患者中，有相当一部分人会发生复发性不稳定和（或）重建失败[6,7]。文献报道初次 ACL 术后复发性不稳定的发生率为 1%~8%[8-10]。然而，ACL 重建后的实际失败率则很难确定，因为目前尚缺乏统一的标准，而且术后复发性不稳定也可能被低估。尽管如此，在尝试更好地了解患者的总体情况和计划可能的翻修手术时，识别 ACL 重建失败的原因是最重要的。

重建失败最重要的原因可分为三类：技术性、生物性和机械性因素（创伤性和未被识别/未被治疗的辅助稳定结构损伤）[11-13]。

ACL 重建失败的原因

技术性原因

ACL 重建失败中，技术缺陷所占比例最大，占全部失败病例的 70% 以上[11]。具体的技术缺陷包括：隧道定位不当（可能是最重要的原因）、固定不牢、移植物张力不足、移植物材料不适合/不充足、未能解决伴随的软组织或结构问题[如半月板、韧带和关节软骨病变和（或）力线问题]（图 7.1）[11-14]。骨隧道定位不当可能是重建手术最大的技术障碍。在股骨侧，容错范围很小；隧道定位偏前，可能导致膝关节屈曲时移植物张力过大；而隧道定位偏后，可能导致膝关节伸直时移植物张力过大。前者可导致膝关节屈曲功能障碍，而后者可能导致伸直功能障碍，两者均可造成移植物过度松弛[14,15]。如果股骨隧道在冠状面过于垂直（即 12 点钟位置），重建后前后向稳定性可能会改善，但旋转稳定性仍受影响，表现为持续的轴移不稳[16,17]。胫骨隧道定位不当也会导致预后不良。胫骨隧道偏前，可导致膝关节伸直时移植物撞击，膝关节屈曲时移植物张力过大；而胫骨隧道偏后，可导致膝关节屈曲时撞击后交叉韧带（PCL）[15]。隧道过度的中立或侧偏放置可导致移植物撞击髁间窝、慢性滑膜炎和严重松弛[18]。

移植物张力不均也会导致 ACL 重建失败。张力过低会在手术后残余膝关节松弛，

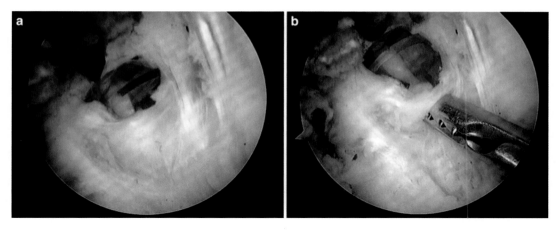

图 7.1　（a）关节镜下可见髁间窝内同种异体胫骨前肌腱固定失败，生物界面螺钉退出。（b）关节镜下轻松地取出界面螺钉证实固定失败。

而张力过大会导致膝关节活动受限并可能造成移植物拉长。临床上通常难以确定理想的移植物张力。确定移植物张力重要的因素包括移植物的长度、牵拉的张力及固定时膝关节屈曲的角度[11,19]。移植物类型和固定方式对于重建手术也有重要影响。如果移植物太小（如一些自体腘绳肌肌腱）或质量不佳，可能会影响移植效果。移植物的选择是 ACL 重建成功的重要步骤，术前应慎重考虑。既往有严重的髌腱炎或胫骨结节骨软骨炎的病史会影响移植物的质量。同样，骨块植入相关问题（在 BTB 病例中）、螺钉方向不佳、界面螺钉强度不足会导致固定失败，并对预期结果产生不良影响[11]。

生物性原因

ACL 重建术后感染比较少见，一项大型回顾性系列研究发现感染率为 0.58%[20]。在该研究中，自体腘绳肌肌腱移植物的感染率（1.44%）高于 BTB 移植物（0.49%）和同种异体移植物（0.44%）。ACL 重建术后感染是一个特异性较强的问题，需要制订个体化的治疗方案。感染后保留移植物的治疗可能获得成功，但临床结果和运动功能通常会受到影响[21-24]。

ACL 重建后关节僵硬通常是由关节纤维化引起的，对膝关节伸直的影响往往大于屈曲。与术后关节僵硬、关节纤维化相关的因素包括：在初次 ACL 损伤后未完全恢复关节活动范围时进行重建、术后制动时间过长、Cyclops 病变、移植物张力不均和移植物非解剖定位[14,25-27]。

另一个导致 ACL 重建失败的生物性原因是移植物愈合欠佳。移植物愈合失败的患者即便没有技术错误和创伤史，术后仍会出现膝关节不稳定[28]。血管化欠佳、移植物细胞增殖不良、重塑失败及负荷异常都将导致移植物愈合失败[12]。

机械性原因

ACL 重建后，外伤导致的失败的真实发生率尚不完全清楚，可能因使用的移植物而有所不同[29,30]。然而，将创伤性失败区分为早期（术后<6 个月）和晚期（术后≥6 个月）对

明确病因是有意义的。早期重建失败通常与过度的物理治疗有关,在移植物愈合前对手术部位施加了过度的应力[31]。晚期机械性重建失败通常是与初次 ACL 损伤类似的机制造成的。虽然重返竞技运动和年轻患者已被认为是潜在的危险因素,但我们相信,接受过良好 ACL 重建并使用适当移植物的患者患侧 ACL 再断裂的风险低于健侧 ACL[29,32-34]。

未被发现的伴随损伤

ACL 重建失败的最后一类原因是未被发现或未被治疗的膝关节病变,如半月板损伤、关节软骨撕裂(关节炎)或缺损、膝关节后外侧或后内侧不稳定及下肢力线不良。上述病变都可能对手术结果产生不良影响,并导致重建失败。毋庸置疑,必须在 ACL 翻修手术前或手术中解决上述问题,以取得较好的术后疗效。

患者评估

病史

与所有的骨科疾病一样,必须进行仔细的病史问询。症状的性质和起病过程(特别是与手术有关的)可以为病因学提供重要线索。通常,患者的一系列症状有助于确定主要问题是疼痛、不稳定还是僵硬。此外,这些症状和体征发生的时间可以帮助识别潜在的病因,术后 6 个月之内重建失败往往是技术性原因造成的,晚期重建失败可能是由于创伤导致 ACL 再断裂、关节退行性变或移植物愈合失败。

既往的临床记录、影像学研究和术中照片可能有助于更好地理解患者的临床表现。手术记录可以帮助了解移植物类型、固定方式及隧道形态(如经股骨隧道和前内隧道)。

医生应询问患者术后情况:初次损伤是如何发生的?术前是否恢复了膝关节活动度?术前是否存在膝关节复发性不稳定?术后切口愈合如何?术后康复锻炼如何?间隔多久恢复灵活性训练?何时参与运动?术后膝关节表现和活动水平如何?是否重返运动及运动水平?最后,重要的一点是,与患者探讨术后期望的运动水平及手术和保守治疗可以达到的预期。ACL 重建是一项复杂的手术,其结果比初次重建更难以预测。而且,术后康复会更加困难。制订治疗方案之前,应告知患者所有这些因素,并阐明手术和非手术治疗的现实期望。

体格检查

体格检查首先从外形观察开始。仔细评估下肢力线和步态。力线不良、过度内翻或外翻可能提示更复杂的结构问题,应在翻修手术之前加以解决。检查切口瘢痕可以帮助制订术前计划,并可能提示使用的移植物类型及以前的手术入路。检查皮肤的完整性和整体肌肉力量。与健侧对比大腿围度,以确定萎缩程度。最好使用测角仪评估膝关节的活动范围,并记录是否存在僵硬。同样,如果存在伸直功能障碍,也应在术前确认。还应进行下肢力量测试。

一套完整的韧带检查应包括 ACL、内侧副韧带(MCL)、外侧副韧带(LCL)、PCL 及膝关节后内侧、后外侧结构。ACL 检查应包括 Lachman 试验、前抽屉试验和轴移试验。内翻和外翻应力试验应在膝关节 0° 和 30° 位进行,以评估侧方稳定性。后沉征、后抽屉试验和股四头肌活动试验用于检查 PCL。在膝关节屈曲 30°和 90°时进行拨号试验或后外侧旋转试验，以检查膝关节后外侧旋转不稳定。胫骨外旋的前抽屉试验可用于检查前内侧移位情况，这可能是后内侧角损伤的征象。

影像学评估

X 线片检查投照位置推荐站立位正位、侧位、Merchant 和 Rosenberg 位[35]（站立位斜 45°后前位）。站立位正位片和侧位片用于检查股骨和胫骨隧道位置、内固定位置、关节间隙和力线情况。Rosenberg 位片可用于评估膝关节屈曲时内外侧间室的间隙[35]。下肢站立位 X 线片可以确定髋关节和踝关节的机械中心，以便更好地评估下肢力线。任何下肢机械轴明显的偏移，都需要同期或分期行截骨术。如果 X 线片提示骨溶解或骨缺损，则需要行 CT 检查。CT 可以更精确地显示骨质量、骨结构及骨髓道的位置、宽度，为术中植骨做准备。

MRI 通常用于检查重建术后韧带、半月板、关节面软骨及膝关节周围其他韧带和肌腱的完整性。仔细评估移植物内信号的强度

和质量，信号增加可能提示移植物受到撞击[36,37]。MRI 还可用于寻找 X 线片上看不到的游离体和骨髓水肿。

手术方式

切口选择

详细的术前评估和影像学数据收集将有助于制订术前计划和手术方案。体格检查时，仔细检查膝关节的皮肤肌筋膜将有助于指导二次手术切口的选择。皮肤切口的选择需要考虑：①皮肤的血运情况，这与初次手术时间密切相关；②在不影响手术显露的前提下使用初次手术的切口；③如果需要创建新的切口以充分显露，则尽可能增加皮桥宽度，<7cm 的皮桥会增加皮肤坏死的风险（图 7.2）[37]。在这种情况下，使用同种异体组织可以减少手术剥离，从而将伤口并发症的风险降至最低。如果先前的感染导致髌骨或者胫骨上覆盖的软组织质量较差或严重受损，应考虑使用腓肠肌皮瓣进行整形手术，以防止伤口并发症。

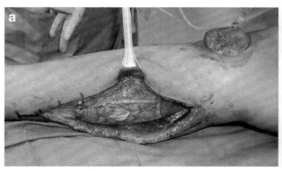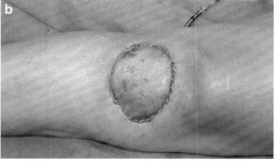

图 7.2　（a）BTB 自体移植后皮肤坏死和感染，需要使用腓肠肌内侧头区域皮瓣转位来促进软组织覆盖。（b）皮瓣转位术后进行刃厚皮片移植，可以有效覆盖软组织缺损。

隧道扩大

骨隧道扩大是继发于骨丢失和固定不良的并发症，可导致手术难度显著增加。尽管不良临床结果与隧道扩大有关，但术前计划对于改善 ACL 翻修结果至关重要[38]。与表浅可及的胫骨隧道相比，股骨隧道扩大是关节镜下一个特别棘手的问题。特别要注意的是，术前应对隧道进行影像学评估。平片、CT 和 MRI 可用于评估隧道的尺寸（图 7.3a~d），以帮助确定首选的手术方案，包括大尺寸骨栓植入、分叉隧道技术、叠加螺钉、火柴棍形或子弹形移植物，或者分期进行骨移植和翻修术（图 7.3e~h）[38]。

内固定物

关节镜下 ACL 重建的最新进展促进了各种固定技术的出现。具体的内固定选择包括金属或生物界面螺钉的孔径固定、悬吊固定和双横穿钉固定[39-41]。由于翻修手术中可能需要移除先前的内固定物，因此，了解这些不同的选择对外科医生来说至关重要。ACL 翻修时，许多内固定物需要采用特殊的器械取出。

医生不应该因先前的内固定物而放弃最佳的隧道位置。用刮匙、钻头或者小骨凿仔细去除妨碍取出内固定的软组织和骨赘。如果术中需要取出螺钉，应注意确认螺丝刀的型号是否正确，并在取出内固定前完全固定好螺丝刀（图 7.4）。裸露的金属螺钉可以使用大号螺丝刀、手锤直接撞击技术、反向螺纹螺钉、取芯铰刀取出。金属钻头可以有效去除较软的生物螺钉。在这些情况下，取出之前的内固定可能会导致骨丢失并增加隧道的宽度，因此应在术前充分评估，并考虑二期植骨。去除悬吊固定通常较为罕见，

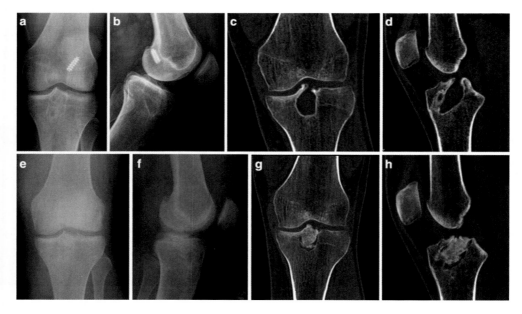

图 7.3 （a）正位 X 线片和（b）侧位片显示胫骨隧道扩大。（c）冠状面和（d）矢状面 CT 图像能更准确地显示胫骨隧道扩大（约 18mm）。（e）正位 X 线片和（f）去除内固定后的侧位片显示胫骨及股骨隧道。（g）冠状面和（h）矢状面 CT 图像显示胫骨隧道移植物充填。

因为该类固定不会影响新的隧道制备。金属螺钉可使用专用装置取出，必要时可使用小骨凿。

在某些情况下，先前的内固定物不会影响翻修时最佳隧道的位置，因此可以保留。手术时为避免取出内固定物，在保证移植物最佳足印区覆盖的同时，可以改变股骨和胫骨隧道的轨迹。ACL 翻修医生应掌握多隧道定位技术，包括经股技术、前内入路技术、双切口钻孔、"全内"技术（图 7.5）[42]。在这种情况下，保留的内固定物可以减少潜在的骨丢失，并和堆叠螺钉一样增加固定[38]。

人工韧带

虽然人工韧带因失败率显著增加而很少用于 ACL 重建手术，但在 ACL 重建翻修中可能会用到人工韧带[43]。人工韧带作为内植物应在翻修前完全清除。不完全清除可能导致炎症反应，从而再损害翻修移植物，并增加软骨溶解和滑膜炎的风险。使用弧形骨

凿和骨刀可有效清除人工韧带。

移植物选择

初次重建术中使用的 ACL 移植物将直接影响翻修手术移植物的选择。若初次手术使用自体肌腱，翻修时医生的选择将减少。例如，初次使用自体 BTB 进行 ACL 重建的患者，翻修时将无法再使用同侧肌腱。此外，识别以前失败的移植物类型可能会使外科医生改变翻修时移植物的选择。例如，如果使用同种异体跟腱进行 ACL 重建，则自体BTB 可能更适合作为翻修移植物，因为它可以减少再断裂的风险[44]。术前隧道扩大也可能影响移植物的选择，因为新的移植物需要一个较大的骨块。

可供医生选择的翻修移植物包括人工韧带、自体韧带、同种异体韧带。人工韧带由于失败率较高通常不推荐使用[43]。自体韧带移植物包括腘绳肌肌腱、股四头肌肌腱–髌骨、髂胫束和 BTB。这些移植物的显著优势

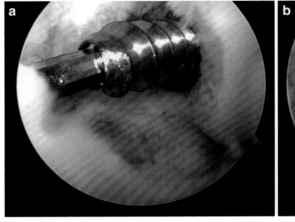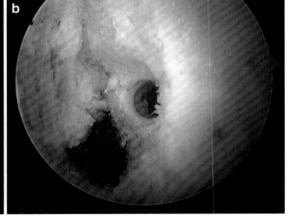

图 7.4　（a）先前定位良好的 ACL 移植物因外伤导致断裂，重新钻取隧道之前需要取出先前的内固定物。如关节镜下图像所示，应小心地将匹配的螺丝刀完全固定在螺钉中，从而完整地移除内固定物。使用空心导针以确保螺钉不会脱离，并在膝关节内形成游离体。（b）完全移除内固定后，若隧道没有扩大（如本例），可以对先前的隧道重新磨钻。

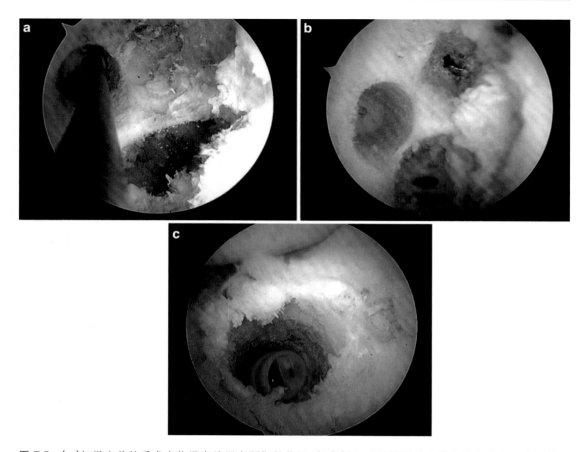

图 7.5 （a）如果之前的手术定位没有放置在预期的位置（如本例），可以使用前内侧入路来建立一个新的翻修股骨隧道，而不需要取出内固定或进行植骨。关节镜下可见导针置于新隧道中，位置在先前隧道垂直下方10:30 位置。（b）钻取新的隧道并取出导针后，可见新的分叉隧道。（c）在没有过度的隧道扩大的情况下，如关节镜下图像所示，先前定位良好的隧道在移除内固定后可以重新扩钻。

在于，既确保了骨长入的时间，又不用担心疾病传播和免疫反应。BTB 自体移植还具有双骨块固定的额外优势，再断裂率低[44]。因此，如果初次手术使用同种异体或腘绳肌肌腱作为 ACL 移植物，翻修时则应优先选择BTB。然而，供区并发症是一个必须考虑的问题，特别是对于BTB 和股四头肌肌腱-髌骨这种截骨量较大的手术方式。

翻修时还必须考虑移植物的可用性，其可能会受到初次 ACL 重建移植物获取的影响。同侧 BTB 再次取腱将会显著增加并发症

的可能性[45]。获取对侧 BTB 并未出现明显的术后并发症，如上所述，这是一个很好的移植物来源，但对侧膝关节可能会在术后 1 年内出现供区并发症和髌腱炎[46]。此外，MRI 显示 BTB 移植后 1 年，髌腱中 1/3 完成重建[47]。然而，目前还不清楚再切取的移植物的生物力学特性，骨-肌腱界面组织学上已经有大量的瘢痕组织[46]。作者目前不建议使用再获取的 BTB，因为其他替代品的潜在缺点更少。

广泛使用的替代移植物是同种异体组

织。有多种异体移植物可供选择,包括跟腱、股四头肌肌腱–骨、BTB、胫骨前/后肌和髂胫束。这些同种异体移植方案为先前讨论的替代方案提供了更好的选择,包括缩短手术时间、减小手术切口和消除供区并发症等。此外,移植物组织的数量和可用性没有限制。考虑到骨丢失和固定欠佳的可能性增加,这种优势在 ACL 翻修中尤为重要。同种异体组织的主要缺点是初次重建后的失败率较高,尤其是年轻患者和运动员(图 7.6)[48]。在青少年运动员和大多数 40 岁以下的成年患者中,资深术者更喜欢使用自体移植物。如果移植失败使用的是 BTB,那么翻修时则可以选择对侧 BTB、自体股四头肌肌腱或自体腘绳肌肌腱。一般来说,这种情况下同种异体移植物并不是首选,但功能要求较低的老年患者可以考虑上述方法。在选择这种移植物方案前,必须考虑同种异体组织的缺点,包括免疫炎症反应、潜在的疾病传播、成本增加及移植物愈合时间延长。

隧道定位

　　股骨和胫骨隧道定位不当,尤其是股骨隧道定位偏前是 ACL 重建失败的最常见原因。因此,翻修隧道的准确和理想定位至关重要,不应受到先前的内固定物或位置不佳隧道的影响。

　　术前评估隧道位置是 ACL 重建翻修的重要组成部分。既往手术中的手术入路(经胫骨、前内侧入路、双切口)可提供初次手术时隧道轨迹的重要信息,并有助于指导最佳的 ACL 翻修手术入路。影像学检查可用于确认上述信息,并且准确评估内固定物和隧道的位置。界面螺钉和隧道方向可在 X 线片、CT 和 MRI 上显示。垂直螺钉放置更有可能与经胫骨入路有关,而分散内固定放置可能更符合前内侧入路或双切口入路的要求(图7.7)。

　　在翻修手术中,隧道的制备存在多种情况,包括隧道位置正确但移植物断裂或功能

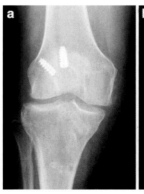

图 7.6　关节镜图像显示在初次 ACL 重建过程中放置的同种异体韧带实质部断裂。应彻底清除残余的移植物组织,以完全显示先前的隧道开口,并确定翻修隧道定位所需的标志。

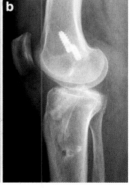

图 7.7　(a)正位和(b)侧位 X 片线显示翻修术前和术后的股骨和胫骨隧道位置。注意先前股骨附着点和胫骨隧道的垂直关系,分别由先前的界面螺钉和隧道阴影位置显示。此外,翻修术后股骨和胫骨隧道的倾斜度增加,这是通过前内侧入路的分叉隧道技术实现的。

不全、股骨隧道位置不佳和胫骨隧道位置尚可（或反之亦然），以及两个隧道的位置不佳。如果隧道位置合适，则可以移除内固定（如果需要）并重新钻取隧道。所有的纤维材料都应该从隧道中移除，以确保充分固定和最佳的移植物愈合。在移除内固定和清理关节腔之后，可能会出现较大的骨缺损，需要采用各种翻修技术来确保移植物充分固定。先前讨论的股骨隧道扩大技术应在术前考虑，并应准备相应的器械。胫骨隧道也可能需要植骨。

如果想要重新钻取定位良好的隧道，可以在相同的足印范围内采用分叉隧道定位技术。采用前内侧入路或双切口入路单独并列建立隧道，从而避免移除内固定或植骨。例如，如果初次手术采用经胫骨入路，并且股骨隧道位置良好，翻修手术可考虑采用前内侧钻孔技术，以保持最佳足印位置，同时改变角度创建新的隧道。由于上述原因，翻修手术应该仔细评估所有术前影像学检查和体格检查结果，以确定失败的潜在原因。需要特别注意螺钉和隧道位置，以便术前设计翻修隧道位置。

如果术前发现初次手术隧道位置不佳，翻修手术应该计划一个更为合理的隧道位置。先前的隧道可能不会影响这个理想的位置。但是，如果先前的隧道与新的翻修隧道明显重叠，则必须进行处理，包括使用较小的移植物和隧道以减少潜在的隧道破坏，或者采用先前讨论的隧道扩大技术。

这些技术也可用于胫骨隧道。如有必要，可以在同一胫骨足印区创建一个新的汇聚隧道。在骨丢失的情况下，可能需要进行胫骨隧道植骨。最后，如果定位不当的隧道和理想的翻修隧道之间至少间隔一个隧道

直径，则可以直接钻取解剖隧道。需要注意，若翻修的隧道与初次隧道之间存在交通，则可能导致新的移植物发生移位[49]。这种情况下，医生应考虑分期手术，包括一期植骨及 6 个月后进行翻修手术。

移植物固定

关节镜器械的进步为移植物固定提供了多种选择，包括界面螺钉的孔径固定到皮质外以韧带纽扣、门形钉及螺钉的悬吊固定。内固定的选择取决于股骨和胫骨隧道制备后骨丢失的程度及股骨后壁的完整性。在股骨后壁完整且骨丢失最小的情况下，或者使用较大骨块来填补骨缺损时，界面螺钉可有效地用于带骨移植物的固定。然而，如果固定不理想，特别是在胫骨侧常规使用直接固定的情况下，翻修手术应考虑皮质外的双重固定。在这种情况下，可以考虑使用界面螺钉由外向内进行骨皮质固定的双切口技术。上文提及的隧道扩大技术也可用于术中固定，包括堆叠螺钉、火柴棍形移植物等。

总结

ACL 重建翻修前需要获取完整的病史并进行体格检查和影像学评估。应获得初次 ACL 重建的详细信息。仔细评估这些因素有助于确定手术失败的主要原因和次要原因，以便于外科医生优化手术结果，包括考虑皮肤切口位置、隧道扩大、内固定物选择、移植物选择、隧道定位和移植物固定。然而，尽管有完整的术前评估和治疗方案，术中仍可能出现意外并发症。因此，翻修手术必须保持一定程度的手术机动性，并考虑潜在的替代方案（移植物类型、手术入路和固定方式）来

处理这些并发症。无论如何,周密的术前计划可让 ACL 重建翻修术中存在的各种困难迎刃而解。

（张雷 译　彭阳 校）

参考文献

1. Brown CH. Revision anterior cruciate ligament surgery. Clin Sports Med. 1999;18:109–71.
2. Baer GS, Harner CD. Clinical outcomes of allograft versus autograft in anterior cruciate ligament reconstruction. Clin Sports Med. 2007;26:661–81.
3. Biau DJ, Tournoux C, Katsahian S, Schranz PJ, Nizard RS. Bone-patellar tendon-bone autografts versus hamstring autografts for reconstruction of anterior cruciate ligament: meta-analysis. BMJ. 2006;332: 995–1001.
4. Spindler KP, Kuhn JE, Freedman KB, Matthews CE, Dittus RS, Harrell Jr FE. Anterior cruciate ligament reconstruction autograft choice: bone-tendon-bone versus hamstring: does it really matter? A systematic review. Am J Sports Med. 2004;32:1986–95.
5. Biau DJ, Tournoux C, Katsahian S, Schranz P, Nizard R. ACL reconstruction: a meta-analysis of functional scores. Clin Orthop Relat Res. 2007;458:180–7.
6. Bach Jr BR. Revision anterior cruciate ligament surgery. Arthroscopy. 2003;19 Suppl 1:14.
7. Wolf RS, Lemak LJ. Revision anterior cruciate ligament reconstruction surgery. J South Orthop Assoc. 2002;11:25–32.
8. Harter RA, Osternig LR, Singer KM, James SL, Larson RL, Jones DC. Long-term evaluation of knee stability and function following surgical reconstruction for anterior cruciate ligament insufficiency. Am J Sports Med. 1988;16:434–43.
9. Howe JG, Johnson RJ, Kaplan MJ, Fleming B, Jarvinen M. Anterior cruciate ligament reconstruction using quadriceps patellar tendon graft. Part I. Long-term followup. Am J Sports Med. 1991;19:447–57.
10. Kaplan MJ, Howe JG, Fleming B, Johnson RJ, Jarvinen M. Anterior cruciate ligament reconstruction using quadriceps patellar tendon graft. Part II. A specific sport review. Am J Sports Med. 1991;19: 458–62.
11. Getelman MH, Friedman MJ. Revision anterior cruciate ligament reconstruction surgery. J Am Acad Orthop Surg. 1999;7:189–98.
12. Corsetti JR, Jackson DW. Failure of anterior cruciate ligament reconstruction: the biologic basis. Clin Orthop Relat Res. 1996;325:42–9.
13. Battaglia II MJ, Cordasco FA, Hannafin JA, et al. Results of revision anterior cruciate ligament surgery. Am J Sports Med. 2007;35:2057–66.
14. Kamath G, Redfern J, Greis P, Burks R. Revision anterior cruciate ligament reconstruction. Am J Sports Med. 2011;39(1):199–217.
15. Carson EW, Anisko EM, Restrepo C, Panariello RA, O'Brien SJ, Warren RF. Revision anterior cruciate ligament reconstruction: etiology of failures and clinical results. J Knee Surg. 2004;17:127–32.
16. Woo SL, Kanamori A, Zeminski J, Yagi M, Papageorgiou C, Fu FH. The effectiveness of reconstruction of the anterior cruciate ligament with hamstrings and patellar tendon. A cadaveric study comparing anterior tibial and rotational loads. J Bone Joint Surg Am. 2002;84-A:907–14.
17. Carson EW, Simonian PT, Wickiewicz TL, Warren RF. Revision anterior cruciate ligament reconstruction. Instr Course Lect. 1998;47:361–8.
18. Muneta T, Yamamoto H, Ishibashi T, Asahina S, Murakami S, Furuya K. The effects of tibial tunnel placement and roofplasty on reconstructed anterior cruciate ligament knees. Arthroscopy. 1995;11:57–62.
19. Jaureguito JW, Paulos LE. Why grafts fail. Clin Orthop Relat Res 1996;(325):25–41.
20. Barker JU, Drakos MC, Maak TG, Warren RF, Williams III RJ, Allen AA. Effect of graft selection on the incidence of postoperative infection in anterior cruciate ligament reconstruction. Am J Sports Med. 2010;38:281–6.
21. McAllister DR, Parker RD, Cooper AE, Recht MP, Abate J. Outcomes of postoperative septic arthritis after anterior cruciate ligament reconstruction. Am J Sports Med. 1999;27:562–70.
22. Schulz AP, Gotze S, Schmidt HG, Jurgens C, Faschingbauer M. Septic arthritis of the knee after anterior cruciate ligament surgery: a stage-adapted treatment regimen. Am J Sports Med. 2007;35: 1064–9.
23. Van Tongel A, Stuyck J, Bellemans J, Vandenneucker H. Septic arthritis after arthroscopic anterior cruciate ligament reconstruction: a retrospective analysis of incidence, management and outcome. Am J Sports Med. 2007;35:1059–63.
24. Wang C, Ao Y, Wang J, Hu Y, Cui G, Yu J. Septic arthritis after arthroscopic anterior cruciate ligament reconstruction: a retrospective analysis of incidence, presentation, treatment, and cause. Arthroscopy. 2009;25:243–9.
25. Shelbourne KD, Patel DV. Treatment of limited motion after anterior cruciate ligament reconstruction. Knee Surg Sports Traumatol Arthrosc. 1999;7: 85–92.
26. Shelbourne KD, Patel DV, Martini DJ. Classification and management of arthrofibrosis of the knee after anterior cruciate ligament reconstruction. Am J Sports Med. 1996;24:857–62.
27. Marzo JM, Bowen MK, Warren RF, Wickiewicz TL, Altchek DW. Intraarticular fibrous nodule as a cause of loss of extension following anterior cruciate ligament reconstruction. Arthroscopy. 1992;8:10–8.
28. Maday MG, Harner CD, Fu F. Revision ACL surgery: evaluation and treatment. In: Feagin JAJ, editor. The crucial ligaments: diagnosis and treatment of liga-

mentous injuries about the knee. New York: Churchill Livingstone; 1994. p. 711–23.

29. Shelbourne KD, Gray T, Haro M. Incidence of subsequent injury to either knee within 5 years after anterior cruciate ligament reconstruction with patellar tendon autograft. Am J Sports Med. 2009;37: 246–51.

30. Williams III RJ, Hyman J, Petrigliano F, Rozental T, Wickiewicz TL. Anterior cruciate ligament reconstruction with a four-strand hamstring tendon autograft. J Bone Joint Surg Am. 2004;86-A:225–32.

31. Graf B, Uhr F. Complications of intra-articular anterior cruciate reconstruction. Clin Sports Med. 1988;7: 835–48.

32. Salmon LJ, Pinczewski LA, Russell VJ, Refshauge K. Revision anterior cruciate ligament reconstruction with hamstring tendon autograft: 5- to 9-year follow-up. Am J Sports Med. 2006;34:1604–14.

33. Wright RW, Dunn WR, Amendola A, et al. Risk of tearing the intact anterior cruciate ligament in the contralateral knee and rupturing the anterior cruciate ligament graft during the first 2 years after anterior cruciate ligament reconstruction: a prospective MOON cohort study. Am J Sports Med. 2007;35: 1131–4.

34. Reinhardt KR, Hammoud S, Bowers AL, Umunna BP, Cordasco FA. Revision ACL reconstruction in skeletally mature athletes younger than 18 years. Clin Orthop Relat Res. 2012;470(3):835–42.

35. Rosenberg TD, Paulos LE, Parker RD, Coward DB, Scott SM. The forty-five-degree posteroanterior flexion weight-bearing radiograph of the knee. J Bone Joint Surg Am. 1988;70:1479–83.

36. Amis AA, Jakob RP. Anterior cruciate ligament graft positioning, tensioning and twisting. Knee Surg Sports Traumatol Arthrosc. 1998;6 Suppl 1:S2–12.

37. Wetzler MJ, Bartolozzi AR, Gillespie MJ. Revision anterior cruciate ligament reconstruction. Oper Tech Sports Med. 1996;6:181–9.

38. Maak TG, Voos JE, Wickiewicz TL, Warren RF. Tunnel widening in revision anterior cruciate ligament reconstruction. J Am Acad Orthop Surg. 2010; 18:695–706.

39. Baumfeld JA, Diduch DR, Rubino LJ, et al. Tunnel widening following anterior cruciate ligament reconstruction using hamstring autograft: a comparison between double cross-pin and suspensory graft fixation. Knee Surg Sports Traumatol Arthrosc. 2008;16:1108–13.

40. Buelow JU, Siebold R, Ellermann A. A prospective evaluation of tunnel enlargement in anterior cruciate ligament reconstruction with hamstrings: extracortical versus anatomical fixation. Knee Surg Sports Traumatol Arthrosc. 2002;10:80.

41. Fauno P, Kaalund S. Tunnel widening after hamstring anterior cruciate ligament reconstruction is influenced by the type of graft fixation used: a prospective randomized study. Arthroscopy : The Journal of Arthroscopic & Related Surgery : Official Publication of the Arthroscopy Association of North America and the International Arthroscopy Association. 2005;21:1337.

42. Lubowitz JH, Ahmad CS, Anderson K. All-inside anterior cruciate ligament graft-link technique: second-generation, no-incision anterior cruciate ligament reconstruction. Arthroscopy : The Journal of Arthroscopic & Related Surgery : Official Publication of the Arthroscopy Association of North America and the International Arthroscopy Association. 2011;27: 717–27.

43. Greis PE, Steadman JR. Revision of failed prosthetic anterior cruciate ligament reconstruction. Clin Orthop Relat Res. 1996;325:78–90.

44. Stringham DR, Pelmas CJ, Burks RT, Newman AP, Marcus RL. Comparison of anterior cruciate ligament reconstructions using patellar tendon autograft or allograft. Arthroscopy. 1996;12:414–21.

45. Kartus J, Stener S, Lindahl S, Eriksson BI, Karlsson J. Ipsi- or contralateral patellar tendon graft in anterior cruciate ligament revision surgery. A comparison of two methods. Am J Sports Med. 1998;26:499–504.

46. Rubinstein Jr RA, Shelbourne KD, VanMeter CD, McCarroll JC, Rettig AC. Isolated autogenous bone-patellar tendon-bone graft site morbidity. Am J Sports Med. 1994;22:324–7.

47. Greis PE, Johnson DL, Fu FH. Revision anterior cruciate ligament surgery: causes of graft failure and technical considerations of revision surgery. Clin Sports Med. 1993;12:839–52.

48. Spindler KP, Huston LJ, Wright RW, et al. The prognosis and predictors of sports function and activity at minimum 6 years after anterior cruciate ligament reconstruction: a population cohort study. Am J Sports Med. 2011;39:348–59.

49. Brown Jr CH, Carson EW. Revision anterior cruciate ligament surgery. Clin Sports Med. 1999;18:109–71.

第 8 章

ACL重建翻修的移植物选择

Jeffrey Wilde, Asheesh Bedi, David W. Altchek

引言

在计划 ACL 翻修重建时,最需要考虑的一个因素是移植物的选择。尽管 ACL 翻修术已经普及,但目前尚无公认的移植物选择。理想情况下,所选择的移植物应考虑到早期主动康复,以及具有与天然韧带类似的结构和生物力学特性。移植物应能够安全固定、快速愈合,并尽量减少供区的并发症[1,2]。在年轻、活跃的人群中,尽管隧道技术良好,但仍存在复发性 ACL 损伤,资深术者倾向于使用自体移植物。在没有明显的隧道扩大的情况下,自体髌腱移植仍然是首选,而自体股四头肌肌腱移植也是一个不错的选择,可用于处理骨缺损较大但位置良好的隧道。本章将重点介绍不同来源移植物 (自体移植物、同种异体移植物和人工移植物)的质量及各自的优缺点。

同种异体移植物(表 8.1)

在美国,同种异体骨移植物获得性的增加使得这些组织在骨科领域的利用率显著提高。美国骨科医师学会(AAOS)声称,在过去 10 年里,外科医生已经进行了超过 500 万例的同种异体肌肉骨骼移植,而美国组织库协会(AATB)的数据显示,肌肉骨骼移植物的需求从 2001 年的近 70 万增加到 2007 年的 150 万。同种异体移植物常用于 ACL 重建翻修,尤其是当自体移植物的选择受到初次手术的限制或影响时。MARS 表明,54%的外科医生在重建翻修时使用同种异体移植物,而在初次重建时仅 27%的医生使用同种异体移植物[3]。在 MARS 研究中,50%的同种异体骨是 BTB,其次是胫骨前肌(23%)、跟腱(12%)和胫骨后肌(11%)[3]。其他的选择包括股四头肌肌腱(QT)、腘绳肌肌腱、腓骨长肌肌腱和阔筋膜。在翻修手术中,同种异体移植物的应用不断增加可能是由于多种因素,包括更有效的灭菌技术、更好的组织分布,以及对移植物强度和稳定性的信心增加[4-6]。同种异体移植物在 ACL 翻修中具有重要价值,可以避免与腘绳肌或髌腱移植物相关的潜在并发症,包括供区疼痛、髌骨骨折、髌腱断裂、隐神经损伤和持续性伸膝装置功能障碍或腘绳肌无力[7-15]。此外,较粗壮的同种异体移植物很容易获得,并且可以在 ACL 翻修手术中填充扩大的隧道,从而允许一期重建,避免了植骨和分期手术。同种异体移植物在取腱时也可以获取带骨块的移植物(如跟腱、髌腱、股四头肌肌腱),这可以在骨丢失严重的翻修病例中增加使用的灵活性,并允许骨-骨固定。然而,还需要权衡同种异体移植的优点与潜在的风险,包括成本增加、可利用性有限、移植物长入较慢、潜在的疾病传播或移植物的免疫反应等[16]。然而,最重要的是,在年轻、活跃的人群中,同种异体ACL重建失败率增加是一个需重点关注的问题,尤其对于已经经历过失败的病例来说,可能会产生更严重的后果[17]。对于这一问题,资深术者倾向于避免在该人群中使用同种异体移植物进行ACL翻修,因为外科医生应优先考虑可控的技术准确性和移植物良好的生物学特性。

疾病传播

使用同种异体移植物的主要问题之一是疾病传播的风险。膝关节手术与同种异体移植有关的感染的真实发生率有待确定。然而,报道的发病率显著低于1%(0.0004~0.014)[18,19]。尽管发病率很低,但仍有人类免疫缺陷病毒(HIV)、乙型肝炎和丙型肝炎病毒(HBV和HCV)、A组链球菌和梭菌类传播的报道[20-25]。病毒传播的总体风险较低,大多数病例发生在发现病原体之前,或者有效的筛查技术可用于鉴定病原体之前。目前,据估计,同种异体移植感染HIV和HCV的风险约为1/1667 600[26]。

筛查和灭菌技术

所有准备移植到受体中的细胞或组织都应进行严格的监管,任何涉及回收、加工或储存这些组织的机构都必须在美国食品药物监督管理局(FDA)的生物制品评估和研究中心注册[18]。FDA和AATB要求所有移植组织都应进行HIV-1和HIV-2抗体筛查,用聚合酶链反应(PCR)检测HIV-1 DNA、HBV表面和核心抗原、HCV抗体、人类T细胞嗜淋巴病毒1型和2型抗体及梅毒抗体。此外,随着核酸检测(NAT)等新检测方法的发展,筛查人类传染性海绵状脑病的安全性得到了提高,并显著缩短了常规抗原和抗体检测的窗口期[19,27-29]。

在采购组织之前,首先对同种异体供者进行筛选,全面审查捐赠者的医疗史和社会史,并进行尸检,以确定感染迹象。通常在手术室的无菌技术下获取供体组织。血液和同种异体组织的样本作为初始筛查过程的一部分进行培养。一些灭菌技术被用于从供体组织中根除细菌、病毒和孢子。目前尚无单一的标准方法可对移植组织进行灭菌。常用的两种灭菌方法包括γ辐照(GI)和化学处理。GI可以有效地根除1.5~2.5mrad的细菌。

表8.1　同种异体移植物的优点和缺点

优点

- 更易获得
- 多种组织可供选择
- 不需要取腱,减少并发症
- 减少手术时间
- 可填充较大的骨缺损,翻修可一期完成

缺点

- 价格昂贵
- 愈合缓慢,骨长入不完全
- 疾病传播的风险
- 免疫排斥反应和术后持续炎症的风险
- 组织的生物力学特性可能由于灭菌技术而受到损害
- 与自体移植相比,客观稳定性测试的结果较差不幸的是，要使 HIV 不活跃，还需要多达 4.0mrad，而且通常需要更高剂量的药物才能消除孢子[30]。因为 GI 会产生自由基，最终杀死病原体，这些自由基也会影响移植物本身的结构完整性。Fideler 等人研究了 GI 对 BTB 同种异体移植的影响。研究发现，暴露于 2.0mrad、3.0mrad 和 4.0mrad 后，所有生物力学特性分别降低了 15%、24% 和 46%[31]。环氧乙烷（EO）已被证明是一种有效的外部灭菌方法，但其组织渗透性差，并且与慢性滑膜炎的关节内反应有关，因此在过去 10 年中没有被使用[18,19,29,32]。有几种新的化学灭菌方法可用于处理同种异体移植物。一些常用的组织灭菌技术包括 Clearant 法（Clearant, Inc., Los Angeles, CA）、Allowash XG（LifeNet, Virginia Beach, VA）、Biocleanse（Regeneration Technologies, Inc., Alchua, FL）和 Tutoplat（Tutogen Medical, Inc., Alchua, FL）。虽然每个公司使用的技术略有不同，但有效的灭菌通常包括将移植物浸泡在溶液中。然后将这些组织放入离心机中，使用诸如过氧化氢或乙醇之类的试剂离心处理。随后可进行第二次冲洗，然后在深度冷冻前对组织进行辐照。尚未证实深度冷冻可以改变组织的生物力学特性，但它对灭菌过程没有实质性的帮助，因为有些病毒（如 HIV 和 HCV）在这种温度下不会被破坏。不幸的是，目前还没有专门的技术进行独立测试或验证，以确定其对同种异体移植物的生物力学完整性有效或有影响。

同种异体移植物生长和生物学整合

在比较使用同种异体和自体移植物进行 ACL 重建翻修时，必须考虑移植物生长和生物学整合能力。这两种类型的移植物都经历了相同的"爬行替代"整合过程，初期是缺血性坏死，然后是血管重建和宿主滑膜细胞增殖。Jackson 等人发现，供体 DNA 在 4 周内被宿主 DNA 取代[32,33]。虽然整合的机制可能类似，但文献表明同种异体移植经历这一过程的速度比自体移植慢得多。Malinin 等人[34] 的研究再次证实了这一点。这项研究评估了在尸检或翻修手术时取回的 9 个 ACL 同种异体移植物和 1 个自体移植物，以确定不同时间植入的移植物细胞替代和重塑的程度。标本年龄从植入后 20 天到 10 年不等。植入 2 年后，对整个同种异体移植物的检查显示，移植物的中心部分仍然是无细胞的。这项研究发现只有一个样本在术后 3.5 年细胞完全替代。因此，作者得出结论：在同种异体移植物中会发生完全重塑和细胞替代，但完全愈合可能需要 3 年或更长时间[34]。这种延迟愈合可能导致同种异体移植物的生物力学特性下降。Jackson 等人[35,36]证实，自体移植物具有更好的前后向稳定性，最大失效强度是前者的 2 倍，横截面积增加，以及大直径胶原纤维转向小直径纤维更加快速。最终，与自体移植物相比，同种异体移植物的生物力学特性下降更显著，骨愈合速度更慢，炎症反应延长[35,36]。基于上述原因，资深术者通常避免使用同种异体移植物重建 ACL，特别是在翻修的情况下，因为反复失败可能对运动生涯是毁灭性的。在既往重建失败的人群中，必须优化移植物的定位技术、移植物固定、即刻生物力学和生物学，以便在潜在不利的宿主环境中尽可能获得良好的结构和临床结果。

临床结果

临床研究表明，尽管在年轻、活跃的人群中进行 ACL 初次和翻修重建术时，同种异体移植物仍不如自体移植物,但同种异体移植物用于 ACL 翻修的临床结果被证实是尚可的[17]。一些研究也支持基础科学的发现,即同种异体移植物愈合延迟,且生物力学特性不如自体移植物[34-36]。在一项有关 ACL 翻修的前瞻性研究中,Noyes 和 Barber-Westin 评估了 65 例接受 BTB 同种异体移植的患者和20 例 BTB 自体移植的患者[37]。总的来说,33% 的同种异体移植失败,而自体移植的失败率为 27%。此外,KT-2000 试验显示 53%的同种异体移植组和 67% 的自体移植组移位<3mm[37]。同样,Grossman 等人[38]比较了 30例使用同种异体移植物进行 ACL 翻修重建(29 例 BTB 和 1 例 AT)和 6 例在翻修重建时接受 BTB 自体移植的患者。与自体移植组相比,同种异体移植组在膝关节仪器测试中表现出更大的松弛度(分别为 3.21mm 和1.33mm)[38]。Uribe 等人[39]回顾 54 例 ACL 翻修术的患者,其中 35% 的患者使用 BTB 同种异体移植物,65% 的患者使用自体腘绳肌移植物。两种移植物之间没有主观上的差异,但是同种异体移植物在 KT-1000 试验中的稳定性比自体移植物低[39]。Battaglia 等人[40]报道了 63 例进行 ACL 翻修重建的患者,其中40 例使用自体移植物,23 例使用同种异体移植物。自体移植组的总体失败率为 25%,而同种异体移植组的失败率为 30%[40]。依据目前可用的文献,同种异体移植物在 ACL 重建后存在更大的结构失效风险,除非其他可行的自体移植物受到影响,否则资深术者不建议在翻修时使用同种异体移植物。

自体移植物(表 8.2)

尽管同种异体移植物的应用越来越广泛,但自体移植物仍是 ACL 初次和翻修重建

的首选。尽管供区并发症发生率高,但自体移植物比同种异体移植物具有更大的优势。自体移植物没有疾病传播或免疫排斥的风险。此外,它们比同种异体移植物具有更快和更可靠的生物学整合能力,这在既往有膝关节手术史且愈合环境不佳的翻修手术中显得尤为重要。

目前,ACL 初次和翻修手术时有多种自体移植物可供选择。初次重建时最常用的移植物是 BTB 和腘绳肌肌腱,而股四头肌肌腱(QT)可能是进行隧道扩大的翻修手术的另一个有利选择。自体移植物可以从同侧或对侧肢体上获取,这取决于患者的选择及初次重建时使用的组织。

BTB 移植物

使用中 1/3 的髌腱连接胫骨和髌骨的骨块被许多外科医生认为是金标准。由于骨块的存在,BTB 移植物允许隧道内的骨-骨愈合,并且已经显示比肌腱-骨移植物具有更快且更可靠的移植物整合能力[41-43]。骨块的愈合始于移植物-隧道界面处的骨坏死。随

表 8.2　自体移植物的优点和缺点

优点
- 没有疾病传播的风险
- 没有免疫排斥的风险
- 更快地完成生物学整合
- 与同种异体移植相比,成本降低
- 与同种异体移植相比,客观稳定性测试的结果更好

缺点
- 可供选择的组织较少
- 自体移植物可能不适用于翻修重建
- 与自体移植物获取相关的供区并发症增加
- 患者可能拒绝获取自体移植物

后移植物在宿主骨中完成爬行替代,并快速
与周围宿主骨整合。3 周时,骨块被致密的纤
维组织包绕;6 周时,骨块已经完全融合到宿
主骨中[42]。

　　BTB 移植物的另一个优点是可以调整
移植物大小以匹配隧道尺寸。根据髌腱的大
小,可以采取直径达 12mm 的移植物,同时仍
可以在取腱部位的两侧保留适量的肌腱。虽
然骨块大小可能是髌骨取腱的限制因素,但
胫骨骨块可以加宽或延长以填充翻修病例
中经常出现的较大的骨缺损。

　　文献中,BTB 自体移植物也存在一些缺
点,例如,移植物-隧道不匹配、供区的膝前
痛和髌骨骨折。尽管可以调整骨块大小以匹
配骨缺损,但与软组织移植物(如腘绳肌肌
腱和股四头肌肌腱移植物)不同,BTB 移植
物的软组织成分不容易延长或缩短。这种不
匹配在预先制备的隧道或当股骨隧道定位
在股骨外髁内侧壁的解剖位置时尤为明显,
与传统的过顶位重建相比,可有效地缩短关
节内移植物的长度。因此,如果移植物与重
建所需的尺寸相比显著缩短或延长,外科医
生必须准备好替代方案以应对这种移植物-
隧道长度不匹配的情况[44-46]。

　　众所周知,明显的膝前痛与 BTB 自体移
植物相关,其发生率高达 40%~60%[47-52]。尽
管在比较腘绳肌肌腱和 BTB 移植物的膝前
痛发生率时,文献中有一些相互矛盾的结
果,但 BTB 组的膝前痛发生率可能更高。Roe
等人[51]在一项长期随访研究中指出,术后 7
年仍存在明显的膝前痛,并且与腘绳肌肌腱
自体移植组相比,BTB 组膝前痛更常见且更
严重[51]。此外,与腘绳肌肌腱组相比,BTB 组
中任何类型的供区症状的发生率均增加了 1
倍以上。随着时间的推移,BTB 组也更易出

现轻度的伸直受限[51]。

　　髌骨骨折是一种罕见的并发症,在使用
BTB 移植物重建 ACL 的患者中发生率大约
为 1%[53,54]。外科医生可以通过确保骨块不超
过髌骨长度的一半并避免深度不超过 10mm
来降低髌骨骨折的风险。最常见的髌骨骨折
发生在垂直方向,但最终不会破坏伸膝装
置。这些骨折通常可以通过非手术治疗。偶
尔会发生横行骨折,但通常是术后创伤的结
果。这类骨折因为有移位的风险,并且会损
害伸膝装置的功能,通常需要进行修复。

　　对于儿童患者,在使用 BTB 自体移植物
进行重建之前需要特别注意。有人担心,在
骨骺没有闭合的患儿中使用 BTB 移植物,可
能会因骨块放置在骨骺上或者继发于结节
性骨骺损伤的复发性畸形而引起成角畸形。
因此,移植物在骨骺内的位置非常重要,偏
中立位可能损伤骨骺,导致过早闭合,但不
会引起成角畸形。在胫骨侧,当移植物隧道
位于骨骺更中心的位置时,发生这种畸形的
风险较小,而股骨隧道的钻取通常需要更加
倾斜。此外,隧道倾斜会影响更多的骨骺容
积,这可能导致生长板严重破坏。由于移植
物末端的厚度,BTB 移植物具有更大的骨骺
破坏风险。一项动物研究表明,受影响的骨
骺横截面积越大,生长障碍的概率就越大。
该研究还发现,当超过 7% 的骨骺被破坏时,
部分骨痂闭合的风险增加。

　　二次取腱的 BTB 也被用于 ACL 重建翻
修。目前,关于这种移植物在 ACL 重建翻修
中的成功率存在矛盾的数据。Colosimo 等
人[55]发现,11 例患者有良好或优异的结果,2
例患者在接受二次取腱的 BTB 移植物翻修
ACL 后结果一般。平均随访 29.4 个月,术后
KT-1000 检测显示平均侧侧差异为 1.92mm。

所有患者均未丢失活动度,仅 1 例患者报道了中度髌股关节问题。因此,作者得出结论:二次取腱的 BTB 移植物是 ACL 重建翻修的可行选择[55]。O'Shea 和 Shelbourne 在 11 例平均随访 49 个月的患者中也报道了良好的主观和客观结果[56]。另一方面,Kartus 等人[57]证实,与使用对侧髌腱作为移植物的病例相比,接受二次取腱 BTB 移植物的患者并发症发生率更高,并且功能评分更差。在 12 例二次取腱 BTB 移植物的患者中,1 例术后 2 周发生髌骨骨折,1 例术后 6 个月发生髌腱断裂[57]。Liden 等人[58]在 14 例二次取腱 BTB 翻修患者的 10 年随访研究中发现了类似的结果。二次取腱手术后 10 年的 MRI 研究表明,供区的髌腱并未恢复正常结构。此外,Lysholm、IKDC 和 KT-1000 数值以单腿跳和膝关节步态测试显示,术后 2 年和 10 年的随访结果无显著差异。总的来说,术后两个时间点的随访结果都较差[58]。与 Kartus 等人[57]的研究一样,该队列中注意到的两个主要并发症是髌骨骨折和髌腱断裂。

有经验的术者支持使用天然 BTB 移植物进行 ACL 重建翻修。该移植物特别有利于定位良好且没有明显扩大的隧道的制备,或用于初次或分期重建手术中新隧道的制备。

腘绳肌肌腱移植物

腘绳肌肌腱自体移植物已经成功用于 ACL 重建翻修。在最近的一项研究中,Salmon 等人[59]报道了 57 例患者使用 4 股腘绳肌肌腱自体移植物进行 ACL 重建翻修,平均随访 89 个月。在完成随访的 50 例患者中,5 例(10%)表现为客观的移植物失效。在其余 45 例患者中,33 例(73%)膝关节功能正常或接近正常。50%的膝关节前移<3mm,其余 50%

的膝关节前移 3~5mm[59]。

尽管一些术者已经注意到当移植物有足够长度时可使用 5 股和 6 股肌腱来增加移植物强度,但通常获取股薄肌和半腱肌肌腱,然后双股对折编织成 4 股移植物。目前,有许多固定装置可用于软组织移植物的固定,如皮质外悬吊固定及隧道内界面螺钉固定。

使用腘绳肌肌腱移植物的一个显著优势是避免了 BTB 移植物固有的潜在副作用,特别是膝前痛和髌骨骨折。这对于需要在工作中跪地或下蹲的患者尤其重要。在一项为期 9 年的随访研究中,Wipfler 等人[60]发现,与 BTB 移植物相比,腘绳肌肌腱自体移植物具有更好的跪地、行走、单腿跳跃和 IKDC 评分。Leys 等人[61]发现,腘绳肌肌腱自体移植组在术后骨关节炎、活动度丢失、单腿跳和膝关节疼痛的发生率方面具有更好的结果,但研究发现 IKDC 评分并没有差异[61]。

腘绳肌肌腱移植物最常报道的缺点是其直径大小、移植物发生松弛的倾向、腘绳肌-肌腱对 ACL 的激活能力,以及肌腱-骨愈合比骨-骨愈合相对延迟。腘绳肌肌腱移植物通常可能较细,无法调整或制备以匹配直径>10mm 的现有隧道尺寸。在翻修过程中,移植物无法完全填充隧道会造成不利影响,并且可能增加手术失败和肌腱-骨界面愈合不全的风险。松弛的发生通常与重建中使用的移植物的股数有关。2010 年,一项系统性回顾发现,在两项研究中,双股腘绳肌肌腱移植物随着时间的推移可能会出现松弛[62]。然而,使用 4 股腘绳肌肌腱进行翻修,术后仅 1/4 的患者与 BTB 相比存在膝关节松弛。

研究发现,软组织-骨愈合比骨-骨愈合更慢且更不可靠[42,63]。与将骨块直接植入宿主骨中的骨-骨愈合不同,软组织-骨愈合需要在移植物-隧道界面处经过较慢的纤维血管瘢痕组织成熟的过程。最终,纤维组织集结成束状结构大约需要 12 周[43]。这些纤维的存在和数量与移植物抗张强度直接相关[64-66]。不幸的是,较慢的愈合过程和受损的抗张强度使这些腘绳肌肌腱移植物在术后早期发生结构性失败的风险增加。

最后,腘绳肌肌腱也起到保护 ACL 的作用。Withrow 等人[67]的一项研究表明,当膝关节屈曲着地阶段增加,腘绳肌力量可使 ACL 的相对应力峰值较基线水平降低>70%(P=0.005)。无论腘绳肌肌力是否正常,都不会显著改变 ACL 相对于基线条件的应力峰值[67]。因此,取腱后腘绳肌肌腱的弱化并不会增加 ACL 的应力峰值,但它可能会通过减少韧带的总应力来影响腘绳肌肌腱适当保护 A-CL 的能力,进而影响重建效果。

股四头肌肌腱移植物

同侧和对侧股四头肌肌腱已被用于 ACL 重建翻修,特别是在骨隧道扩大的情况下,股四头肌肌腱不失为一种粗大的自体移植物的选择。股四头肌肌腱较宽厚,取腱时可连同髌骨上极的骨块一并获得。股四头肌肌腱的厚度决定了它是一个粗壮的移植物,较大的横截面积使其可以填充定位良好但扩大的隧道,通常可以在翻修手术中使用自体移植物来完成一期重建。QT 移植物的相对优点是在厚度和长度方面易于定制,并且在移植物的一侧可提供骨-骨愈合的有利条件。目前,关于在 ACL 重建翻修中使用 QT 的文献很少。一项研究观察了 21 例接受同侧 QT 移植物的患者,平均随访 49 个月。在膝关节松弛测试中,8 例前移<3mm,7 例前移为 3~

5mm,4 例前移>5mm。在轴移试验中,10 例为 0 级、7 例为 Ⅰ 级、3 例为 Ⅱ 级、1 例为 Ⅲ 级[68]。

资深术者赞成使用股四头肌肌腱自体移植物行 ACL 重建翻修,特别是在先前使用过 BTB 移植物的情况下和(或)在定位良好但扩大的隧道中。在这些情况下,QT 自体移植物具有极好的隧道填充、骨-骨固定和良好的自体移植物愈合的生物学特性。

人工韧带

人工韧带在 20 世纪 80 年代流行,偶尔也被用作 ACL 重建中的主要移植物材料或作为自体移植组织的增强装置。在美国,最常用三种装置是聚四氟乙烯韧带(W. L. Gore and Associates, Flagstaff, AZ)、Stryker-Dacron 韧带 (Stryker Corporation, Kalamazoo, MI) 和 Kennedy 韧带增强装置 (3M Corporation, Minneapolis, MN)。在一些长期研究中,与生物性移植物相比,人工移植物的性能较差,这在很大程度上限制了它们的使用。人工韧带的并发症如早期断裂、对移植材料的长期炎症反应、反复膝关节积液、滑膜炎和内固定疼痛均与人工移植材料有关[69-73]。因此,目前不应将人工韧带用于 ACL 初次或重建翻修,而生物性移植物仍是主要的移植物选择。

移植物选择的临床考虑

同种异体移植物和自体移植物的相对强度见表 8.3。除了了解各种移植物的性能特征外,在选择合适的移植物进行 ACL 重建翻修时,还必须考虑许多临床因素(表 8.4)。

初次重建手术失败原因

确定失败的原因并不总是那么简单,因为初次 ACL 重建失败很少由单一因素造成。

表 8.3   移植物相对强度

移植物类型	平均失效负荷（N）
同种异体移植物	
双股胫骨前肌[74]	4122
双股腓骨肌[75]	2483
双股胫骨后肌[74]	3594
跟腱[76]	1470
胫骨肌[76]	1806.7
自体移植物	
双股半腱肌[77]	2330
单股半腱肌[78]	1216
双股股薄肌[77]	1550
单股股薄肌[78]	838
双股半腱肌/双股股薄肌[79]	3000
BTB[78]	2900
股四头肌肌腱[80]	1075

表 8.4   移植物选择的临床考虑

- 初次 ACL 重建失败原因
- 之前使用的移植物类型/可用的自体移植物组织
- 之前使用的内固定方式和位置
- 骨质情况
- 同侧和对侧膝关节髌股关节情况
- 骨缺损大小
- 是否需要分期手术
- 患者个人偏好

目前,手术技术错误是 ACL 重建失败的主要原因。以下因素可能导致移植物愈合不良和生物环境受损,包括多次膝关节手术、较大的骨缺损、既往感染、长期使用类固醇或非甾体消炎药。因此,鉴于移植物的愈合时间较慢,在愈合环境可能明显受损的情况下不推荐同种异体移植物。相比之下,由于隧道位置欠佳、固定不牢或创伤导致的初次 ACL 重建失败可能不会显著影响膝关节的愈合特性,从而允许外科医生有更多的移植物选择。资深术者赞成在翻修时尽可能使用自体移植物,以最大限度地为移植物愈合提供生物学上有利的环境。

其他考虑

外科医生应评估同侧和对侧的髌股关节。显著的髌股关节退行性变可影响 BTB 和 QT 移植物的使用。这些移植物可导致术后伸膝装置无力, 并可能加剧髌股关节的症状, 从而影响康复过程并延缓患者的康复。在某些情况下,如果自体移植物不可用,同种异体移植物可能是最佳的替代选择。

最后,还应该考虑患者的个人偏好。告知患者每种移植物的风险和益处,并允许患者参与决策过程。

总结

现在有许多不同的移植物可供骨科医生选择。在选择 ACL 重建翻修的移植物前,必须仔细考虑每种移植物的风险和益处。一般来说, 自体移植物是 ACL 翻修的首选,因为它们能更快、更完全地与自身组织融合。所有自体移植组织都有风险和益处,应与患者讨论以选择最合理的重建方案。此外,由于存在较大的骨缺损或明显的隧道扩大,自体移植物分期重建通常比定位欠佳的同种异体移植物一期重建更为可取。如果可供选择的自体移植组织有限,或者自体移植物是继发于髌股关节疾病的相对禁忌证,则应使用同种异体移植物。最后,人工移植物失败率较高,并且伴有严重的并发症,因此目前在 ACL 的初次或翻修重建中不能发挥积极作用。

（张雷　冯建豪　译　彭阳　校）

参考文献

1. Miller SL, Gladstone JN. Graft selection in anterior cruciate ligament reconstruction. Orthop Clin North Am. 2002;33:675–83.

2. West RV, Harner CD. Graft selection in anterior cruciate ligament reconstruction. J Am Acad Orthop Surg. 2005;13:197–207.

3. Wright RW, Huston LJ, Spindler KP, et al. Descriptive epidemiology of the Multicenter ACL Revision Study (MARS) cohort. Am J Sports Med. 2010;38:1979–86.

4. Bach Jr BR, Aadalen KJ, Dennis MG, et al. Primary anterior cruciate ligament reconstruction using fresh-frozen, nonirradiated patellar tendon allograft: minimum 2-year follow-up. Am J Sports Med. 2005;33:284–92.

5. Bedi A, Feeley BT, Williams III RJ. Management of articular cartilage defects of the knee. J Bone Joint Surg Am. 2010;92:994–1009.

6. Tom JA, Rodeo SA. Soft tissue allografts for knee reconstruction in sports medicine. Clin Orthop Relat Res. 2002;402:135–56.

7. Aglietti P, Buzzi R, D'Andria S, et al. Patellofemoral problems after intraarticular anterior cruciate ligament reconstruction. Clin Orthop Relat Res. 1993;288:195–204.

8. Aglietti P, Buzzi R, Zaccherotti G, et al. Patellar tendon versus doubled semitendinosus and gracilis tendons for anterior cruciate ligament reconstruction. Am J Sports Med. 1994;22:211–7; discussion 217–8.

9. Bonamo JJ, Krinick RM, Sporn AA. Rupture of the patellar ligament after use of its central third for anterior cruciate reconstruction. A report of two cases. J Bone Joint Surg Am. 1984;66:1294–7.

10. Christen B, Jakob RP. Fractures associated with patellar ligament grafts in cruciate ligament surgery. J Bone Joint Surg Br. 1992;74:617–9.

11. Figueroa D, Calvo R, Vaisman A, et al. Injury to the infrapatellar branch of the saphenous nerve in ACL reconstruction with the hamstrings technique: clinical and electrophysiological study. Knee. 2008;15:360–3.

12. Kleipool AE, van Loon T, Marti RK. Pain after use of the central third of the patellar tendon for cruciate ligament reconstruction. 33 patients followed 2–3 years. Acta Orthop Scand. 1994;65:62–6.

13. Marumoto JM, Mitsunaga MM, Richardson AB, et al. Late patellar tendon ruptures after removal of the central third for anterior cruciate ligament reconstruction. A report of two cases. Am J Sports Med. 1996;24:698–701.

14. Rubinstein Jr RA, Shelbourne KD, VanMeter CD, et al. Isolated autogenous bone-patellar tendon-bone graft site morbidity. Am J Sports Med. 1994;22:324–7.

15. Sachs RA, Daniel DM, Stone ML, et al. Patellofemoral problems after anterior cruciate ligament reconstruction. Am J Sports Med. 1989;17:760–5.

16. Cohen SB, Sekiya JK. Allograft safety in anterior cruciate ligament reconstruction. Clin Sports Med. 2007;26:597–605.

17. Kaeding CC, Aros B, Pedroza A, et al. Allograft versus autograft anterior cruciate ligament reconstruction: predictors of failure from a MOON prospective longitudinal cohort. Sports Health. 2011;3:73–81.

18. McAllister DR, Joyce MJ, Mann BJ, et al. Allograft update: the current status of tissue regulation, procurement, processing, and sterilization. Am J Sports Med. 2007;35:2148–58.

19. Vangsness CT, Jr., Dellamaggiora RD. Current safety sterilization and tissue banking issues for soft tissue allografts. Clin Sports Med. 2009;28:183–9, vii.

20. Centers for Disease Control and Prevention (CDC). Hepatitis C virus transmission from an antibody-negative organ and tissue donor—United States, 2000–2002. MMWR Morb Mortal Wkly Rep. 2003;52(13):273–4, 276.

21. Centers for Disease Control and Prevention (CDC). Invasive Streptococcus pyogenes after allograft implantation—Colorado, 2003. MMWR Morb Mortal Wkly Rep. 2003;52(48):1174–6.

22. Cartwright EJ, Prabhu RM, Zinderman CE, et al. Transmission of Elizabethkingia meningoseptica (formerly Chryseobacterium meningosepticum) to tissue-allograft recipients: a report of two cases. J Bone Joint Surg Am. 2010;92:1501–6.

23. Kainer MA, Linden JV, Whaley DN, et al. Clostridium infections associated with musculoskeletal-tissue allografts. N Engl J Med. 2004;350:2564–71.

24. Mroz TE, Joyce MJ, Steinmetz MP, et al. Musculoskeletal allograft risks and recalls in the United States. J Am Acad Orthop Surg. 2008;16:559–65.

25. Simonds RJ, Holmberg SD, Hurwitz RL, et al. Transmission of human immunodeficiency virus type 1 from a seronegative organ and tissue donor. N Engl J Med. 1992;326:726–32.

26. Buck BE, Malinin TI, Brown MD. Bone transplantation and human immunodeficiency virus. An estimate of risk of acquired immunodeficiency syndrome (AIDS). Clin Orthop Relat Res. 1989;240:129–36.

27. Miller BS, Wojtys EM. Basic science aspects of the use of allografts in revision anterior cruciate ligament surgery. Sports Med Arthrosc Rev. 2005;13:3–7.

28. Pruss A, Monig HJ. Current standards in tissue banking. ISBT Sci Ser. 2010;5:148–54.

29. Vaishnav S, Thomas Vangsness Jr C, Dellamaggiora R. New techniques in allograft tissue processing. Clin Sports Med. 2009;28:127–41.

30. Fideler BM, Vangsness Jr CT, Moore T, et al. Effects of gamma irradiation on the human immunodeficiency virus. A study in frozen human bone-patellar ligament-bone grafts obtained from infected cadavera. J Bone Joint Surg Am. 1994;76:1032–5.

31. Fideler BM, Vangsness Jr CT, Lu B, et al. Gamma irradiation: effects on biomechanical properties of human bone-patellar tendon-bone allografts. Am J Sports Med. 1995;23:643–6.

32. Jackson DW, Windler GE, Simon TM. Intraarticular reaction associated with the use of freeze-dried, ethylene oxide-sterilized bone-patella tendon-bone allografts in the reconstruction of the anterior cruciate ligament. Am J Sports Med. 1990;18:1–10; discussion 10–11.

33. Jackson DW, Simon TM, Kurzweil PR, et al. Survival of cells after intra-articular transplantation of fresh allografts of the patellar and anterior cruciate ligaments. DNA-probe analysis in a goat model. J Bone Joint Surg Am. 1992;74:112–8.

34. Malinin TI, Levitt RL, Bashore C, et al. A study of retrieved allografts used to replace anterior cruciate ligaments. Arthroscopy. 2002;18:163–70.

35. Jackson DW, Corsetti J, Simon TM. Biologic incorporation of allograft anterior cruciate ligament replacements. Clin Orthop Relat Res. 1996;324:126–33.

36. Jackson DW, Grood ES, Goldstein JD, et al. A comparison of patellar tendon autograft and allograft used for anterior cruciate ligament reconstruction in the goat model. Am J Sports Med. 1993;21:176–85.

37. Noyes FR, Barber-Westin SD. Revision anterior cruciate ligament surgery: experience from Cincinnati. Clin Orthop Relat Res. 1996;325:116–29.

38. Grossman MG, ElAttrache NS, Shields CL, et al. Revision anterior cruciate ligament reconstruction: three- to nine-year follow-up. Arthroscopy. 2005;21: 418–23.

39. Uribe JW, Hechtman KS, Zvijac JE, et al. Revision anterior cruciate ligament surgery: experience from Miami. Clin Orthop Relat Res. 1996;325:91–9.

40. Battaglia II MJ, Cordasco FA, Hannafin JA, et al. Results of revision anterior cruciate ligament surgery. Am J Sports Med. 2007;35:2057–66.

41. Gulotta LV, Rodeo SA. Biology of autograft and allograft healing in anterior cruciate ligament reconstruction. Clin Sports Med. 2007;26:509–24.

42. Papageorgiou CD, Ma CB, Abramowitch SD, et al. A multidisciplinary study of the healing of an intraarticular anterior cruciate ligament graft in a goat model. Am J Sports Med. 2001;29:620–6.

43. Tomita F, Yasuda K, Mikami S, et al. Comparisons of intraosseous graft healing between the doubled flexor tendon graft and the bone-patellar tendon-bone graft in anterior cruciate ligament reconstruction. Arthroscopy. 2001;17:461–76.

44. Goldstein JL, Verma N, McNickle AG, et al. Avoiding mismatch in allograft anterior cruciate ligament reconstruction: correlation between patient height and patellar tendon length. Arthroscopy. 2010; 26:643–50.

45. Taylor DE, Dervin GF, Keene GC. Femoral bone plug recession in endoscopic anterior cruciate ligament reconstruction. Arthroscopy. 1996;12:513–5.

46. Verma N, Noerdlinger MA, Hallab N, et al. Effects of graft rotation on initial biomechanical failure characteristics of bone-patellar tendon-bone constructs. Am J Sports Med. 2003;31:708–13.

47. Corry IS, Webb JM, Clingeleffer AJ, et al. Arthroscopic reconstruction of the anterior cruciate ligament. A comparison of patellar tendon autograft and four-strand hamstring tendon autograft. Am J Sports Med. 1999;27:444–54.

48. Eriksson K, Anderberg P, Hamberg P, et al. A comparison of quadruple semitendinosus and patellar tendon grafts in reconstruction of the anterior cruciate ligament. J Bone Joint Surg Br. 2001;83:348–54.

49. Feller JA, Webster KE. A randomized comparison of patellar tendon and hamstring tendon anterior cruciate ligament reconstruction. Am J Sports Med. 2003;31:564–73.

50. Forster MC, Forster IW. Patellar tendon or four-strand hamstring? A systematic review of autografts for anterior cruciate ligament reconstruction. Knee. 2005;12:225–30.

51. Roe J, Pinczewski LA, Russell VJ, et al. A 7-year follow-up of patellar tendon and hamstring tendon grafts for arthroscopic anterior cruciate ligament reconstruction: differences and similarities. Am J Sports Med. 2005;33:1337–45.

52. Shaieb MD, Kan DM, Chang SK, et al. A prospective randomized comparison of patellar tendon versus semitendinosus and gracilis tendon autografts for anterior cruciate ligament reconstruction. Am J Sports Med. 2002;30:214–20.

53. Lee GH, McCulloch P, Cole BJ, et al. The incidence of acute patellar tendon harvest complications for anterior cruciate ligament reconstruction. Arthroscopy. 2008;24:162–6.

54. Stein DA, Hunt SA, Rosen JE, et al. The incidence and outcome of patella fractures after anterior cruciate ligament reconstruction. Arthroscopy. 2002;18:578–83.

55. Colosimo AJ, Heidt Jr RS, Traub JA, et al. Revision anterior cruciate ligament reconstruction with a reharvested ipsilateral patellar tendon. Am J Sports Med. 2001;29:746–50.

56. O'Shea JJ, Shelbourne KD. Anterior cruciate ligament reconstruction with a reharvested bone-patellar tendon-bone graft. Am J Sports Med. 2002;30: 208–13.

57. Kartus J, Stener S, Lindahl S, et al. Ipsi- or contralateral patellar tendon graft in anterior cruciate ligament revision surgery. A comparison of two methods. Am J Sports Med. 1998;26:499–504.

58. Liden M, Ejerhed L, Sernert N, et al. The course of the patellar tendon after reharvesting its central third for ACL revision surgery: a long-term clinical and radiographic study. Knee Surg Sports Traumatol Arthrosc. 2006;14:1130–8.

59. Salmon LJ, Pinczewski LA, Russell VJ, et al. Revision anterior cruciate ligament reconstruction with hamstring tendon autograft: 5- to 9-year follow-up. Am J Sports Med. 2006;34:1604–14.

60. Wipfler B, Donner S, Zechmann CM, et al. Anterior cruciate ligament reconstruction using patellar tendon versus hamstring tendon: a prospective comparative study with 9-year follow-up. Arthroscopy. 2011;27: 653–65.

61. Leys T, Salmon L, Waller A, et al. Clinical results and risk factors for reinjury 15 years after anterior cruciate ligament reconstruction: a prospective study of hamstring and patellar tendon grafts. Am J Sports Med. 2012;40:595–605.

62. Reinhardt KR, Hetsroni I, Marx RG. Graft selection for anterior cruciate ligament reconstruction: a level I systematic review comparing failure rates and functional outcomes. Orthop Clin North Am. 2010;41: 249–62.

63. Park MJ, Lee MC, Seong SC. A comparative study of the healing of tendon autograft and tendon-bone auto-

graft using patellar tendon in rabbits. Int Orthop. 2001;25:35–9.

64. Goradia VK, Rochat MC, Grana WA, et al. Tendon-to-bone healing of a semitendinosus tendon autograft used for ACL reconstruction in a sheep model. Am J Knee Surg. 2000;13:143–51.

65. Grana WA, Egle DM, Mahnken R, et al. An analysis of autograft fixation after anterior cruciate ligament reconstruction in a rabbit model. Am J Sports Med. 1994;22:344–51.

66. Rodeo SA, Arnoczky SP, Torzilli PA, et al. Tendon-healing in a bone tunnel. A biomechanical and histological study in the dog. J Bone Joint Surg Am. 1993;75:1795–803.

67. Withrow TJ, Huston LJ, Wojtys EM, et al. Effect of varying hamstring tension on anterior cruciate ligament strain during in vitro impulsive knee flexion and compression loading. J Bone Joint Surg Am. 2008;90:815–23.

68. Noyes FR, Barber-Westin SD. Anterior cruciate ligament revision reconstruction: results using a quadriceps tendon-patellar bone autograft. Am J Sports Med. 2006;34:553–64.

69. Barrett GR, Field LD. Comparison of patella tendon versus patella tendon/Kennedy ligament augmentation device for anterior cruciate ligament reconstruction: study of results, morbidity, and complications. Arthroscopy. 1993;9:624–32.

70. Moyen BJ, Jenny JY, Mandrino AH, et al. Comparison of reconstruction of the anterior cruciate ligament with and without a Kennedy ligament-augmentation device. A randomized, prospective study. J Bone Joint Surg Am. 1992;74:1313–9.

71. Noyes FR, Barber SD. The effect of a ligament-augmentation device on allograft reconstructions for chronic ruptures of the anterior cruciate ligament. J Bone Joint Surg Am. 1992;74:960–73.

72. Paulos LE, Rosenberg TD, Grewe SR, et al. The GORE-TEX anterior cruciate ligament prosthesis. A long-term followup. Am J Sports Med. 1992;20:246–52.

73. Wredmark T, Engstrom B. Five-year results of anterior cruciate ligament reconstruction with the Stryker Dacron high-strength ligament. Knee Surg Sports Traumatol Arthrosc. 1993;1:71–5.

74. Haut Donahue TL, Howell SM, Hull ML, et al. A biomechanical evaluation of anterior and posterior tibialis tendons as suitable single-loop anterior cruciate ligament grafts. Arthroscopy. 2002;18:589–97.

75. Pearsall IV AW, Hollis JM, Russell Jr GV, et al. A biomechanical comparison of three lower extremity tendons for ligamentous reconstruction about the knee. Arthroscopy. 2003;19:1091–6.

76. King W, Mangan D, Endean T, et al. Microbial sterilization and viral inactivation in soft tissue allografts using novel applications of high-dose gamma irradiation. In: Presented at American Academy of Orthopaedic Surgeons, San Francisco, CA, March 2004.

77. Hamner DL, Brown Jr CH, Steiner ME, et al. Hamstring tendon grafts for reconstruction of the anterior cruciate ligament: biomechanical evaluation of the use of multiple strands and tensioning techniques. J Bone Joint Surg Am. 1999;81:549–57.

78. Noyes FR, Butler DL, Grood ES, et al. Biomechanical analysis of human ligament grafts used in knee-ligament repairs and reconstructions. J Bone Joint Surg Am. 1984;66:344–52.

79. Kim DH, Wilson DR, Hecker AT, et al. Twisting and braiding reduces the tensile strength and stiffness of human hamstring tendon grafts used for anterior cruciate ligament reconstruction. Am J Sports Med. 2003;31:861–7.

80. Harris NL, Smith DA, Lamoreaux L, et al. Central quadriceps tendon for anterior cruciate ligament reconstruction. Part I: morphometric and biomechanical evaluation. Am J Sports Med. 1997;25:23–8.

第 **9** 章

如何处理股骨隧道位置不佳

Konsei Shino, Alberto Gobbi, Norimasa Nakamura, Anup Kumar, Tatsuo Mae

现有隧道位置及隧道扩大

利用三维计算机断层扫描(CT)和常规X线片(最大伸直位、屈曲45°负重侧位片)将现有隧道位置分为:

1. 正确:现有股骨隧道位置优良,进行ACL重建翻修时可再次使用。

2. 完全不正确:现有隧道定位完全不正确,新隧道可以在不接触原有隧道的情况下创建。

3. 可部分接受:现有隧道与理想定位的隧道相通,这将导致隧道扩大[1]。

在规划翻修隧道并从多个关节外方向接近股骨或胫骨解剖足印区时,考虑"分叉隧道"的概念非常重要[2,3]。如果钻取隧道所选择的角度或位置与初次手术不同,术者可以选择合适的位置建立隧道,然后以最小的增量逐步扩大原始隧道。这样外科医生就可以处理畸形的隧道,避免现有内固定难以移除的问题。

现有内固定

固定物的存在可能会干扰新隧道的建

立,因此,识别现有内固定的类型和位置非常重要;金属内固定在X线片上很容易识别,生物可吸收螺钉可以通过固定装置周围的硬化骨边缘识别。重要的是,识别内固定(类型和制造商)的目的是要准备取出工具。术中应考虑取出内固定和处理相应的骨缺损,外科医生术前应做好处理此类问题的准备。金属内固定只在必要时才被能取出。可生物降解界面螺钉(IFS)可钻透,但应该小心地将碎屑从关节腔内冲洗出来,以避免炎症反应。较新的生物复合材料螺钉很难磨钻,而且可能碎裂成小块,因此必须全部取出。如果取出内固定会导致过多的骨丢失,首选的方法是保留内固定,并在保持解剖定位的情况下改变隧道方向[4]。

股骨隧道翻修相关的技术问题

股骨隧道翻修有以下几个潜在的问题。

1. 现有的股骨隧道太偏前。股骨隧道偏前可能导致屈曲受限,通常与经胫骨隧道技术有关。如果内固定不阻挡新隧道的建立,移植物通常可以保留在原位,只需要在解剖位置制备一个新的隧道。在这种情况下,因为之前置入的内固定偏离了路径,通常可以直接置入第二枚界面螺钉。如果内固定阻碍了新隧道的建立或阻碍了第二枚界面螺钉的置入,则可以拆除原螺钉并用新的螺钉替换,或者采用悬吊固定。

2. 现有的股骨隧道离解剖位置较近,干扰新隧道。在这种情况下,我们建议在现有隧道附近建立一个重叠的新隧道。我们倾向于在股骨侧应用带骨块的移植物,如 BTB 自体移植物或同种异体跟腱移植物。使用较大的骨块可以充分填充隧道,而螺钉则可以获得良好的固定。

3. 现有的股骨隧道过大,不可能再建立一个新的隧道。当股骨隧道过大(通常>16mm)时,需要进行分期手术(图 9.1)。我们建议一期手术使用圆柱状自体髂骨移植物或预制的圆柱状同种异体移植物填充隧道(图 9.2),然后在 3~6 个月时进行 CT 扫描以评估移植物的骨填充情况;当骨充分融合时,可以进行 ACL 重建翻修。

4. 现有固定物无法移除或无法建立新的隧道。这是一种不常见的情况,如果遇到,应考虑使用过顶技术。移植物可经外侧切口固定于股骨外侧髁上方。在这种情况下,如果可以绕过内固定并重建 ACL 股骨解剖足印区,也可以使用分叉隧道技术。

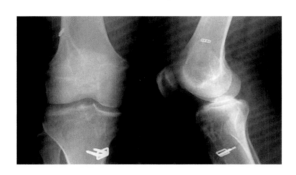

图 9.1 隧道扩大。

5. 双束重建失败后的翻修。

(a)两个隧道位置完全错误,不能重复使用,否则骨折风险较高,可考虑分期手术。在第一阶段,使用圆柱状自体或同种异体髂骨移植物填充隧道。如果 3~6 个月时 CT 扫描显示骨填充良好,则可以进行二期 ACL 重建翻修手术。

(b)其中一个隧道(前内侧或后外侧)可以重复利用,则保留可用隧道,在移除内固定(如果有必要)之后建立另一个新的隧道,并按照计划进行 ACL 单束重建。

(c)两条隧道太近或隧道之间的骨壁有破损。在这种情况下,我们会考虑单束翻修、分期手术和(或)悬吊固定。

最后,翻修手术前进行患者教育非常重要,患者的期望应该有所改变。ACL 翻修手术是一种挽救性手术,应告知患者其效果可能不及初次手术。手术的目的是提供一个稳定的、无痛的膝关节。重返运动是另一个目标,但这个目标很难预测。在很多情况下,关节软骨和半月板的状况是决定能否重返运动的主要因素。

过顶技术

建立股骨隧道是翻修手术的关键。在某些病例中,由于骨质缺损,很难再建立一个新的股骨隧道。此外,文献中并没有对股骨植骨的有效性进行详细阐述[5]。在股骨隧道严重扩大的情况下,可能难以在单次手术中建立一个新的骨隧道。因此,我们建议考虑使用股骨外侧髁过顶技术进行股骨侧固定[6]。

股骨过顶固定治疗大量骨丢失病例

患者为 42 岁的竞技柔道运动员,11 年前接受了自体半腱肌移植物 ACL 单束重建，后来再次损伤。CT 显示股骨原隧道入口周围存在大量的骨吸收（图 9.3a，虚线所示）。翻修手术计划使用 BTB 移植物。软组织清创后，关节镜检查显示股骨隧道扩大后剩余的骨性表面区域不足以创建一个新的、不重叠的隧道（图 9.3b,c）。因此，我们改为经后方关节囊入路将移植物固定在股骨外侧髁过顶位置（图 9.3d,e）。在胫骨侧，我们在比之前隧道外口更靠内侧的胫骨皮质上建立了一个新的胫骨隧道，使隧道内口更好地位于解剖附着点的中心。因此，隧道内关节镜观察显示，新隧道的骨壁主要由新鲜松质骨组成（图 9.3f）。术后 8 个月，患者能够恢复剧烈活动，没有任何膝关节不稳定的主诉。

解剖矩形隧道(ART)技术

我们开发了解剖矩形隧道 ACL 重建（ART ACLR）技术，使用 BTB 移植物模拟 ACL 内部天然的纤维排列，并使隧道直径最小化，以减少移植物与隧道壁之间的间隙[7-9]。根据已发表的研究，ACL 股骨附着区呈新月形，位于髁间窝外侧壁的后上缘，其宽度<10mm[10-14]。该技术使在附着区域内创建隧道开口成为可能。位于股骨附着区较厚的皮质区域内的隧道开口可能更坚固，并可能减少隧道扩大的风险[15]。

当计划使用 10mm 宽的 BTB 移植物进行翻修时，该方法不仅可以避免前次手术隧道位置不良造成的隧道重叠，还可以在新旧隧道之间留出更多的空间。ART ACLR 隧道横截面积为 50mm²（5mm×10mm），小于常规 10mm 圆形隧道（79mm²）的横截面积。由于隧道侵入的问题较少，我们认为在初次 ACL 重

建失败后，ART ACLR 技术可以作为一期翻修的手术方式。

解剖矩形隧道技术的手术原则

手术原则包括：①在解剖附着区内创建具有矩形入口的平行六面体隧道（图 9.4）；②避免隧道重叠或分期操作（图 9.5）；③如果已存在的隧道开口位于解剖附着区，则接受原有隧道入口。

患者取仰卧位，大腿置于固定器中。前内入路用于观察，远端前内入路用于置入工具[16]。股骨隧道通过远端前内入路采用全内技术创建，膝关节屈曲>140°。如果膝关节不能屈曲>140°，也可通过在大腿外侧增加一个小切口来完成这一步。胫骨隧道位于前内侧皮质和关节内解剖附着点之间。沿着附着部位长轴建立两个连续的 5mm 隧道，然后用 5mm×10mm 的扩张器扩张成平行六面体隧道[8]。

解剖矩形隧道技术的注意事项

1. 移植物的选择

采用这种方法时，可以使用带或不带骨块的自体或异体肌腱移植物。由于部分作者在日本，但异体组织在日本不容易获取，所以我们首选来自对侧或同侧膝关节的 BTB 移植物（如果没有用于初次 ACL 重建）。然而，BTB 移植物并不适合每例患者。例如，一些柔道运动员不会接受从对侧膝关节获取移植物。对于这些患者，由于既往存在隧道，不能使用双股或三股半腱肌肌腱（SMT），因此可采用半腱肌肌腱来建立解剖矩形隧道[17]。相比之下，橄榄球或美式足球运动员可能需要从对侧肢体获取 BTB 移植物。

2. 原隧道定位正确

如果 ACL ACLR 使用 BTB 移植物，翻修

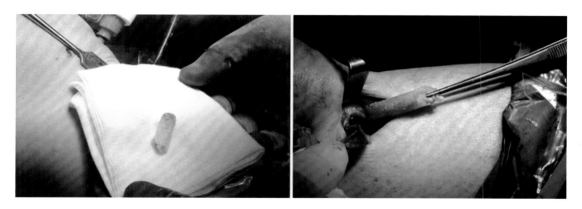

图9.2 圆柱状骨移植物。

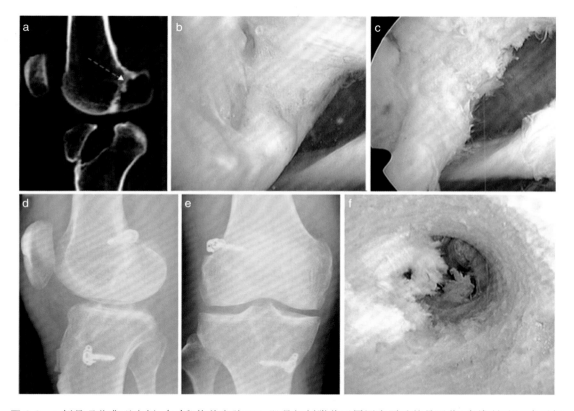

图9.3 1例骨吸收典型病例。(a)翻修前右膝CT。股骨解剖附着区周围有严重的骨吸收(虚线所示)。术后侧位(b)和正位(c)X线片显示股骨移植物固定在外侧髁过顶位。(d)关节镜探查前内通道观察股骨隧道口。(e)清创后,后壁由脂肪组织构成,无骨性结构。(f)新建立的胫骨隧道的隧道内视图。注意大部分隧道壁表面由松质骨组成。

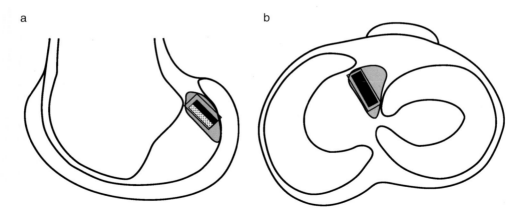

图9.4 解剖矩形隧道 ACL 重建(ART ACLR)中股骨(a)和胫骨(b)关节内隧道口。(a)注意骨块的腱侧(黑色区域所示)位于股骨隧道的后上方。(b)胫骨隧道几乎被肌腱填满(黑色区域所示)。

手术流程与初次 ACL ACLR 一样,可使用任何类型的移植物:两个双环 SMT 移植物、股四头肌肌腱–骨(QTB) 或对侧 BTB 移植物(图9.6,案例 1)。

双束重建失败病例可将先前的两个隧道在附着区域沿长轴扩大为一个新的矩形隧道。然而,对于那些在使用包括 SMT 在内的软组织移植物后容易出现股骨隧道扩大的患者,多余空间可使用>6mm 的界面螺钉填充。

3. 原隧道定位不当

如果之前的隧道定位不当,并且股骨隧道口边缘与新的隧道口边缘之间的距离≥5mm,则新建立的股骨隧道与初次 ACL 重建一样。如果距离<5mm,则可以通过远端前内入路由内向外或经股外侧辅助切口由外向内使用分叉隧道技术。

在胫骨侧,如果隧道的位置偏前,则很容易在前一个隧道的后方建立新的隧道。当隧道位置正确或偏后不超过 1cm 时,应采用分叉隧道技术并利用新鲜松质骨来获得新的隧道后壁,或者避免两个隧道连通。这将有助于移植物与隧道壁融合,并抵抗胫骨前

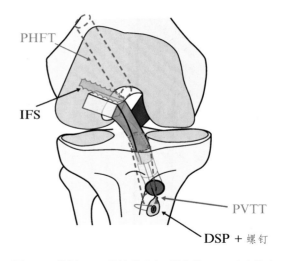

图9.5 使用 BTB 移植物和矩形隧道 ACL 重建技术进行翻修的图示。骨块用 6mm 的界面螺钉固定在股骨上,而胫骨通过改良的拉出缝合技术用 DSP(双钉板)和螺钉固定。通过这种方法,新的股骨解剖隧道可以在大多数情况下被正确定位,而不会出现隧道重叠,尽管之前股骨偏高和偏前的隧道(PHFT)可导致垂直移植。在大多数情况下,建立一个与之前的垂直胫骨隧道(PVTT)具有相同孔径但方向改变的新的胫骨隧道。

方的应力。然而,当偏后超过 1cm 时,可使用骨移植物或骨替代物来填充之前的隧道。

4. 移植物固定

股骨侧采用 6mm 的界面螺钉(见图 9.5)固定,如果因之前的隧道或骨质量较差而无法充分固定时,可考虑额外的皮质骨悬吊固定。胫骨侧采用双齿钢板 (Double Spike Plate; Smith –Nephew Endoscopy, Andover, MA)和一枚螺钉通过改良的缝合拉出技术进行固定。这种技术可将移植物固定在预定的张力下[18]。我们倾向于使用牵力器,在对移植物进行原位预牵张后施加 10~20N 的初始张力进行固定。

术后康复

BTB 移植重建后, 膝关节用支具固定,第 1 周限制屈曲在 10°以内。此后进行被动和主动活动度训练。术后 2~3 周允许部分负重,4~5 周允许完全负重。5 周之内不允许完全伸直或屈曲>130°。建议在 3~4 个月时慢跑。6 个月后允许恢复剧烈运动。

典型病例

病例 1：既往手术为腘绳肌肌腱移植物 ACL 单束重建,股骨隧道偏高/不合适,胫骨隧道居中/合适(图 9.6)。

一名 17 岁的女孩接受了 ACL 单束重建,左膝持续不稳定。使用 BTB 移植物进行 ART ACLR 后,不稳定症状得到改善。

病例 2：既往手术为腘绳肌肌腱移植物 ACL 双束重建,经胫骨隧道技术导致股骨和胫骨隧道位置不佳(图 9.7 至图 9.9)。

一名 21 岁的女性大学生运动员在接受了腘绳肌肌腱 ACL 双束重建后左膝活动度减小。40°~90°的活动范围使患者无法行走。患者接受了关节镜下关节纤维化松解手术,并清除了位置不佳的移植物。3 个月后,使用 BTB 移植物进行 ART ACLR。术后 7 个月,她又回到了啦啦队。

病例 3：既往手术为 BTB 移植物 ART ACLR,股骨和胫骨隧道合适(图 9.10)。

一名 20 岁的男性大学生运动员在 8 个月前接受了左膝 ART ACLR,他在进行急停变向运动时造成移植物断裂。采用对侧 BTB 移植物进行 ART ACLR。

解剖矩形技术的结果

2004—2008 年,31 例患者接受了翻修

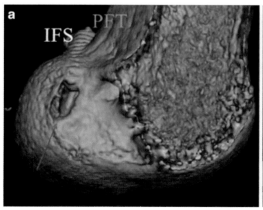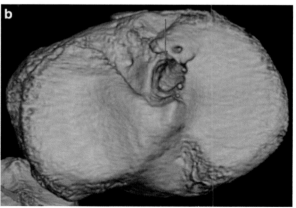

图 9.6 病例 1　ACL 翻修后三维 CT 显示隧道口:(a)股骨;(b)胫骨。注意原股骨隧道口(PFT)位置偏高、偏前(a)。重复使用的胫骨隧道口应定位正确。

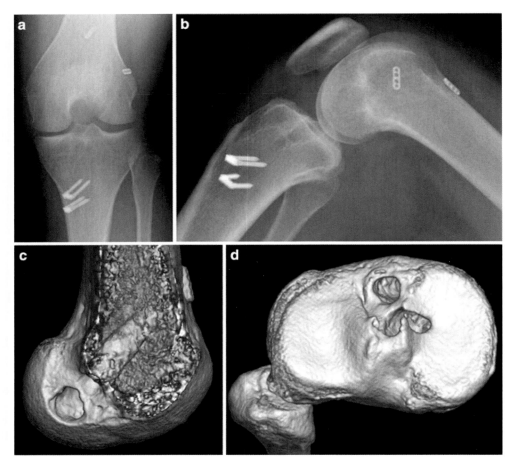

图 9.7 病例 2　X 线片显示股骨和胫骨两个非解剖隧道且位置不佳：(a)正位和(b)侧位。病例 2 三维 CT 图像显示股骨(c)、胫骨(d)两个非解剖隧道且位置不佳。

术，30 例通过 ART ACLR 技术在解剖附着区建立了股骨隧道。其中 29 例在 ACL 胫骨附着区成功建立了胫骨隧道，1 例因位置偏后需要进行骨移植以填充前次隧道。所有患者均未接受分期手术[19]。

18 例患者随访至少 24 个月，无一例出现打软腿、主观不稳定或活动度丢失。其中 1 例在 28 个月时发生了再撕裂。使用KT-1000 测量前向松弛，结果显示最大手动应力下平均侧侧差值改善至 1.1mm±1.4mm，范围为 -1mm~4mm。1 例翻修移植物撕裂，使用 QTB 移植物进行了二次翻修[19]。这些结果支持我们在 ACL 重建翻修中使用矩形隧道技术来处理股骨侧。

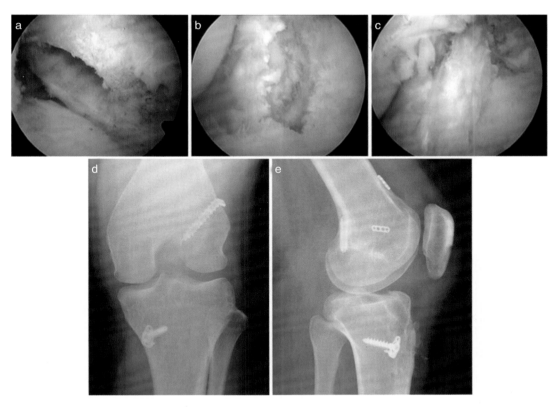

图 9.8　病例 2 矩形隧道 ACL 重建翻修中关节内隧道口：股骨（a）、胫骨（b）和位置良好的 BTB 移植物（c）。病例 2 矩形隧道 ACLR 翻修术后 X 线片（d,e）。股骨侧采用 6mm 界面螺钉（IFS）由外向内固定。采用双钉钢板（DSP,Smith-Nephew Endoscopy, Andover, MA）和一个螺丝通过改良的拉出缝合技术进行胫骨侧固定。之前手术中使用的两个 Endobutton 被保留在原位。

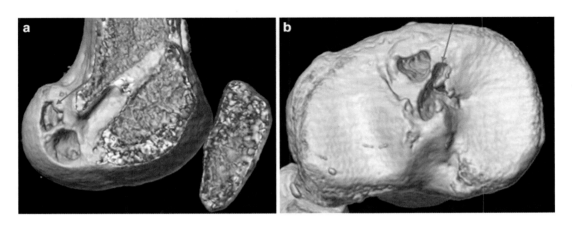

图 9.9　病例 2 术后股骨（a）和胫骨（b）新隧道（箭头所示）三维 CT 图像。

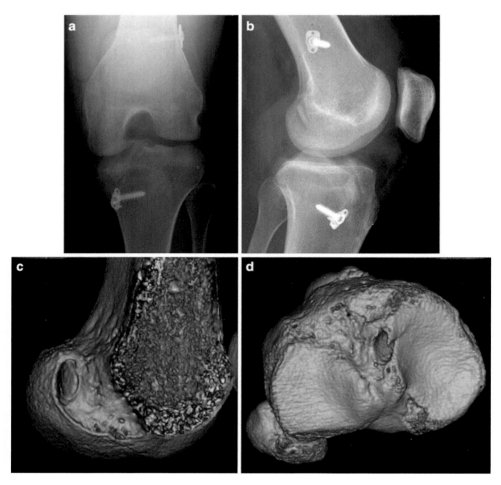

图 9.10　病例 3 矩形隧道 ACL 重建翻修术后 X 线片(a,b)。股骨侧固定采用 DSP(双钉钢板)牵引缝合技术，用螺钉代替 6mm 的界面螺钉。胫骨侧与初次固定方法相同。病例 3 修复 ART ACLR 后三维 CT 显示股骨(c)和胫骨(d)两个隧道。注意：新隧道与解剖附着区的原隧道完全相同。

（熊然　译　彭阳　校）

参考文献

1. Weller A, Wagner M. Revision anterior cruciate ligament reconstruction using autologous hamstring tendons. In: Prodromos CC, editor. The anterior cruciate ligament: reconstruction and basic science. Philadelphia, PA: Saunders Elsevier; 2008. p. 427–42.
2. Bach Jr BR. Revision ACL reconstruction: indications and technique. In: Miller M, Cole B, editors. Textbook of arthroscopy. Philadelphia, PA: Saunders-Elsevier; 2004. p. 675–86.
3. Bach Jr BR. Revision anterior cruciate ligament surgery. Arthroscopy. 2003;19 Suppl 1:14–9.
4. Safran MR, Harner CD. Technical considerations of revision ACL surgery. Clin Orthop. 1996;325:50–64.
5. Kamath GV, Redfern JC, Greis PE, Burks RT. Revision anterior cruciate ligament reconstruction. Am J Sports Med. 2011;39:199–217.
6. Shino K, Mae T, Nakamura N. Surgical technique: revision ACL reconstruction with a rectangular tunnel technique. Clin Orthop Relat Res. 2012;470(3): 843–52.
7. Shino K, Nakata K, Nakamura N, Toritsuka Y, Nakagawa S, Horibe S. Anatomically-oriented ACL reconstruction with a bone-patellar tendon graft via

rectangular socket/tunnels: a snug-fit and impingement-free grafting technique. Arthroscopy. 2005;21:1402.e1–e5.

8. Shino K, Nakata K, Horibe S, Nakamura N, Toritsuka Y, Nakagawa S, et al. Rectangular tunnel double-bundle anterior cruciate ligament reconstruction with bone–patellar tendon–bone graft to mimic natural fiber arrangement. Arthroscopy. 2008;24:1178–83.

9. Shino K, Suzuki T, Iwahashi T, Mae T, Nakata K, Nakamura N, et al. The resident's ridge as an arthroscopic landmark for anatomical femoral tunnel drilling in ACL reconstruction. Knee Surg Sports Traumatol Arthosc. 2010;18:1164–8.

10. Colombet P, Robinson J, Christel P, Franceschi J-P, Dijian P, Bellier G, et al. Morphology of anterior cruciate ligament attachments for anatomic reconstruction: a cadaveric dissection and radiographic study. Arthroscopy. 2006;22:984–92.

11. Feretti M, Ekdahl M, Shen W, Fu FH. Osseous landmarks of the femoral attachment of the anterior cruciate ligament: an anatomic study. Arthroscopy. 2007;23:1218–25.

12. Friedrich NF, O'Brien WR. Functional anatomy of the cruciate ligaments. In: Jakob RP, Staeubli H-U, editors. The knee and the cruciate ligaments. Berlin: Springer; 1992. p. 78–91.

13. Iwahashi T, Shino K, Nakata K, Otsubo H, Suzuki T, Amano H, et al. Direct ACL insertion to the femur assessed by histology and three-dimensional volume-rendered computed tomography. Arthroscopy. 2010; 26:S13–20.

14. Purnell ML, Larson AI, Clancy WG. Anterior cruciate ligament insertions on the tibia and femur and their relationships to critical bony landmarks using high-resolution volume-rendering computed tomography. Am J Sports Med. 2008;36:2083–90.

15. Hutchinson MR, Ash SA. Resident's ridge: assessing the cortical thickness of the lateral wall and roof of the intercondylar notch. Arthroscopy. 2003;19:931–5.

16. Shino K, Horibe S, Hamada M, Nakamura N, Nakata K, Mae T, et al. Allograft anterior cruciate ligament reconstruction. Tech Knee Surg. 2002;1:78–85.

17. Shino K, Nakata K, Nakamura N, Mae T, Ohtsubo H, Iwahashi T, et al. Anatomic ACL reconstruction using two double-looped hamstring tendon grafts via twin femoral and triple tibial tunnels. Oper Tech Orthop. 2005;15:130–4.

18. Shino K, Mae T, Maeda A, Miyama T, Shinjo H, Kawakami H. Graft fixation with pre-determined tension using a new device, the double spike plate. Arthroscopy. 2002;18:908–11.

19. Shino K, Mae T, Nakamura N. Revision ACL reconstruction with rectangular tunnel technique. Clin Orthop Relat Res. 2012;470(3):843–52.

第 **10** 章

如何处理胫骨隧道位置不佳

Jón Karlsson, Kristian Samuelsson

引言

解剖重建技术的新模式带来了新的技术挑战。在初次隧道位置明显不正确（即远离原始足印区）的情况下，ACL 翻修可能是一个简单且相对明确的操作。在这种情况下，以前的骨隧道和固定材料往往可以保留在原位。当原始骨隧道定位正确，可以被再次利用时，手术过程也更加容易。然而，骨隧道扩大可能在此类病例中有着重要意义。但是，当骨隧道位置接近正确且偏差不大时，则有必要进行分期手术。在大多数情况下，可对原隧道行骨移植。这需要 4~6 个月的时间来确保隧道内新骨长入，以实现安全固定。术前计划非常重要，每一名经验丰富的膝关节外科医生都应随时准备好第二套方案。目前，大多数 ACL 翻修手术都是一期完成。本章将重点讨论 ACL 翻修手术中胫骨隧道的相关问题。

ACL 失效和胫骨隧道

ACL 胫骨足印区呈扇形分布，根据天然 ACL 功能束附着在胫骨上的位置分为前内侧（AM）束和后外侧（PL）束。ACL 胫骨足印区形状各异，从椭圆形到三角形[1]。胫骨足印区是 ACL 最粗壮的部分，其强度是 ACL 实质部的 350%，是股骨足印区的 120%[1]。前内侧束可与外侧半月板前角结合，中心距胫骨前缘 13~17mm[2]。后外侧束可与外侧半月板后根部结合，中心距胫骨前缘 20~25mm，位于 PCL 前方 7~8mm[2]。这种解剖结构不仅复杂，而且个体差异较大，因此可能发生定位不佳的情况。

由于天然 ACL 不会发生撞击，所以解剖定位放置的移植物也不会发生撞击。因此，许多发生在膝关节其他结构上的撞击和损伤都是移植物非解剖位放置的直接后果。过去最常见的情况是在股骨髁间窝定位偏高、胫骨足印区定位偏后，这就形成了所谓的垂直移植物。股骨侧定位是胫骨侧定位的结果，因为在膝关节完全伸直期间，移植物会撞击髁间窝。但 ACL 偏后放置时，可能会与 PCL 发生撞击。

术前计划

在回顾病史、体格检查和所有影像学资

料后,必须考虑以下一种或多种情况:现有骨隧道处于解剖位置、骨隧道处于非解剖位置和(或)因隧道扩大而出现明显的骨丢失(图 10.1)。一般来说,翻修的成败很大程度上取决于术前计划,因此应该尽可能减少即兴发挥。

解剖定位的骨隧道

解剖定位的骨隧道通常很容易翻修,大多数情况下移除内固定后即可再次利用。然而,隧道扩大可能是一个问题,应通过使用骨块、仔细选择移植物材料、螺钉叠加(图 10.2)或预先植骨来处理。

非解剖定位的骨隧道

不干扰新隧道的位置不佳的骨隧道

不干扰新的翻修骨隧道的非解剖型骨隧道可以保留,只在必要时才取出初次手术的内固定装置。最常见的胫骨隧道位置不佳是定位偏后,与股骨隧道位置过高同时发生,可形成所谓的垂直移植物。如果胫骨隧道过于靠前,则会有撞击髁间窝和伸膝受限的风险。这两种情况下,ACL 重建翻修均易于操作,因为内固定和骨隧道通常严重错位,不会干扰新的解剖型骨隧道(图 10.3 至

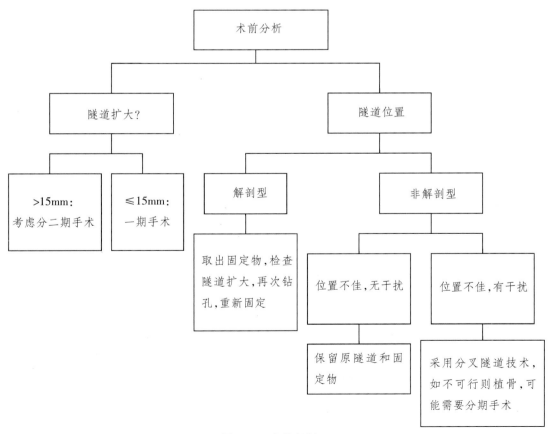

图 10.1　术前规划。

图10.5)。这种"分叉隧道"的概念使得外科医生能够处理严重位置不良的骨隧道,并避免取出之前难以取出或不必要取出的内固定。

干扰新隧道的位置不佳的骨隧道

当非解剖型骨隧道与新的翻修隧道重叠时,通常是一个极大的挑战,因为这可能导致潜在的并发症,如固定强度下降和骨折。

新的骨隧道和原骨隧道之间分叉是不可避免的。但是,隧道在关节内的开口应始终位于天然 ACL 足印区。这可能会导致隧道融合和"8 字形"缺陷(图 10.6)[3]。在这些情况下,骨隧道之间较小的骨桥通常不足以实现牢固固定,而且几乎没有高质量的骨质来满足移植物与骨融合。对于这类问题,可采取以下方法进行处理。

• 使用大的自体骨块和(或)髂骨颗粒进行植骨。

• 使用生物活性植入材料,如可塑形磷酸钙骨水泥[5]。

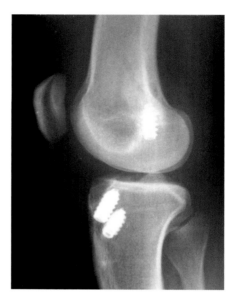

图 10.3　原有胫骨隧道定位偏前, 但不影响解剖定位的新隧道。

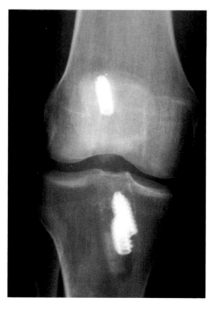

图 10.2　轻度扩大的胫骨隧道内堆叠螺钉的 X 线片。(Reprinted from ref. [3] with permission from Elsevier.)

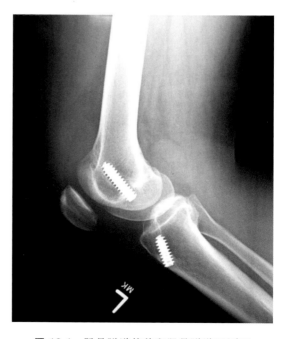

图 10.4　胫骨隧道偏前和股骨隧道"过高"。

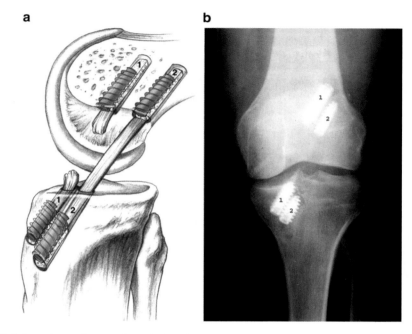

图 10.5　骨隧道位置严重不佳,不干扰新隧道的建立和内固定。(1)初次内固定;(2)翻修内固定。[Figure (a) reprinted from ref. [3] with permission from Elsevier; Figure (b) reprinted form ref. [4] with permission from AAOS.]

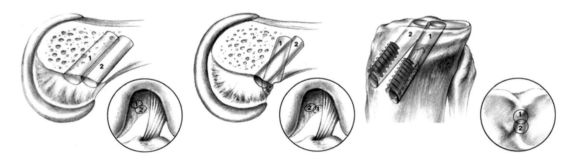

图 10.6　解剖学重建翻修后的骨隧道与原有位置不佳的隧道形成所谓的 8 字形。[Reprinted from ref. [4] with permission from AAOS.]

• 使用带大骨块的 ACL 肌腱移植物,如自体股四头肌肌腱或同种异体跟腱。

• 使用皮质外固定替代隧道内固定,以避免对骨隧道间的较小骨桥施加应力。

• 改变关节外隧道方向,可以在不同的起始点从多个角度接近胫骨足印区,甚至可以从胫骨外侧进入(图 10.7)[6]。

隧道扩大

当胫骨隧道超过 15mm 或非常接近理想的新隧道时,一期翻修的手术方案选择就会受到限制(图 10.8),主要原因是隧道扩大将影响固定的牢固性。如有必要,植骨后可以分期手术。

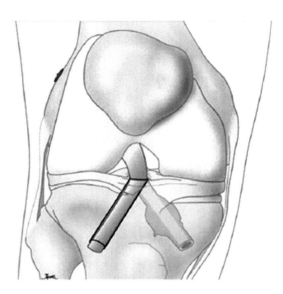

图 10.7　在一些严重的病例中，由于隧道扩大且接近解剖定位点，难以建立分叉的骨隧道，可使用外侧胫骨隧道。（Reprinted from ref. [6] with permission from WB/Saunders Co.）

手术技术

手术准备

　　术前计划非常重要，通常包括重建方式、移植物类型、内固定的移除及对骨移植物的需求。但如果需要移除内固定，术前必须准备多种螺丝刀。如果需要取出金属或可生物降解的固定装置，也必须准备一套特殊工具。患者准备与初次 ACL 重建相同，必要时应在手术前进行髂嵴部位的准备/铺单。手术由膝关节镜下评估开始，第一步是显露胫骨足印区残余部分[3]。

骨移植

　　由于胫骨隧道明显扩大是最困难的问题之一，因此必须仔细评估初次骨隧道的扩

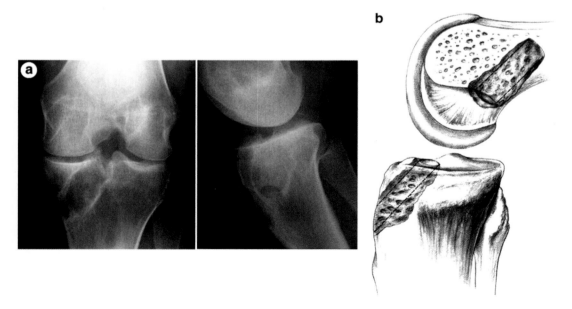

图 10.8　（a）X 线片和（b）示意图显示胫骨大量骨缺损和隧道扩大。[Figure (a) reprinted from ref. [3] with permission from Elsevier; Figure (b) reprinted from ref. [4] with permission from AAOS.]

大情况。隧道扩大不仅限制了移植物的选择，也会降低固定的牢固性。当胫骨隧道明显扩大时，可能需要对原有的胫骨隧道进行植骨。胫骨侧的固定不应该低于理想状态。扩大的隧道也可能影响新移植物的正确定位，并导致没有足够的自体骨形成移植物－骨界面和无法愈合。如前所述，如果胫骨隧道超过 15mm，则应进行分期重建。

首先应清除新的骨隧道中所有残余的软组织，以确保牢固固定和新移植物愈合。关节镜下观察胫骨隧道全程，以确保所有软组织已被清除且没有隧道重叠。

如果因胫骨隧道重叠、扩大或骨质量较差而决定植骨，则可以选择取髂骨颗粒或大块独立骨块。当然，也可以选择同种异体骨移植物，以减少取骨部位并发症，或者混合使用取自髂骨的自体松质骨和同种异体松质骨。此外，还可以使用 BTB 移植物制备的同种异体骨颗粒或支架。如果发生广泛的隧道扩大，首选髂骨骨栓或松质骨植骨及二期重建。

也有一些其他的移植物来源报道了良好的效果，如自体骨软骨移植系统（OATS）[7]。OATS 可以从髂骨或胫骨内侧干骺端获取。理想情况下，OATS 骨块的直径应该比隧道大 1mm，以确保在隧道内压配固定。可以使用大尺寸（超过 10mm）的同种异体骨块替代较小的骨颗粒。商品化骨栓（包括磷酸钙）作为骨缺损填充物，是一种新的有趣的尝试，但仍未在大量患者中得到证实[7]。

建议在愈合阶段反复拍摄 X 线片，CT 效果更佳，以确认隧道充分融合。在一期或二期 ACL 翻修中均应做到这一点，前者用于确定下一次手术时机，后者用于指导术后康复。骨移植手术通常至少需要 4~6 个月才能完全融合。目前，大多数 ACL 翻修都是一期手术完成，通常在胫骨隧道内使用界面螺钉固定。

建立新的胫骨隧道

在新隧道准备过程中，定位导向器通常设置在 50°~55°，并根据初次隧道的位置和新隧道的角度进行调整。移植物长度和新隧道钻入点（"侧向隧道"的概念）也可能起作用。应利用分叉隧道的概念在远离原胫骨隧道的位置重新定位胫骨隧道，同时要避免新旧隧道重叠。由于隧道是从远离关节的位置向关节内钻取，可能在关节内接近前一个隧道，应创建一部分完整的正常骨质以便移植物充分固定，特别是靠近胫骨皮质部位。使用可改变角度的 ACL 定位导向器从新的位置进入胫骨，以确保充分固定，同时引导隧道在适当的位置进入关节。此外，可在需要时增加或减小角度，以形成更长或更短的胫骨隧道，或更偏向内口的隧道。因此，新角度在 45°~60° 可以避免钻入初次隧道。导针应从胫骨 ACL 足印区中心进入，大约在外侧半月板前角后缘水平。这意味着新隧道在 PCL 前方 7~8mm 处。隧道关节外口位于关节线以下 2~2.5cm，胫骨结节内侧 1~2.5cm 处。然而，确切的位置取决于初次骨隧道的位置。有时需要"极度"偏内定位，以免与初次隧道重叠。但这样的操作可能存在风险，因为胫骨隧道过于偏内可能会破坏内侧胫骨平台软骨，甚至导致严重的软骨损伤、软骨皲裂和骨折。导针进入关节后，应确认位置。如果导针偏离并碰到初次隧道，应更换导针。理想的做法是在导针定位不理想时将其留在原位，在靠近导针的部位采用新的角度钻入另一枚新的导针，这样可以避免第二枚导针钻入第一枚导针的路径。尤其重要的是,导针不能进入原隧道,否则会偏离规划路径。将导针钻入股骨并充分固定。另一个问题是,原有的内固定会干扰胫骨隧道的磨挫。如果可能,将固定物留在原位,以免在胫骨近端造成大的空腔。

如果两个隧道重叠,可使用一枚至少可被部分穿透的生物可吸收螺钉替代原金属螺钉,这意味着新旧界面螺钉可以堆叠。在计划使用常规界面螺钉进行胫骨固定时,应在新隧道磨挫后使用关节镜进入隧道内检查。如果新隧道内有残余软组织,可使用刨刀和(或)刮匙将其取出。清除隧道内所有残余的软组织,以使翻修移植物获得最佳的螺钉固定强度。

隧道位置"太偏后"是一个具有挑战性的问题。如果隧道位置过于偏后,可以在解剖位置创建一个新的靠前的隧道。然而,当原有的胫骨隧道位置过于偏后时,人们担心新的更靠前的隧道会和原隧道融合成一个较大的隧道。对于这种病例,术前计划至关重要,骨移植可能是必要的。此外,还可以采取双隧道技术:"太偏后"的隧道可作为PL束胫骨隧道,然后创建一个新的独立的前AM束胫骨隧道。

生物可吸收和生物复合固定装置因碎裂往往难以移除,通常留在原位。生物复合螺钉可用于部分填充过大或融合的胫骨隧道。金属界面螺钉如有阻挡必须取出,但可使用生物复合螺钉代替,然后钻穿。通常使用生物复合材料螺钉替代金属螺钉,然后进行过度磨挫。有时需要递增式磨挫,先使用较小的钻(如5.0mm),然后再递增至更大的钻。

移植物固定

胫骨隧道建立后,下一步需要考虑固定问题。充分和牢固的固定是确保移植物稳定的关键。必须评估骨质量,某些情况下还需要植骨。外科医生必须随时准备在手术过程中改变计划,也就是说,要掌握几种不同的技术和技术细节。有时可能需要使用大块的同种异体骨移植物或对侧膝关节的BTB自体移植物。如果出现轻微的不匹配,也可以使用生物复合材料或堆叠螺钉。对于严重的移植物-隧道不匹配,可选择大块的同种异体骨移植物,如带大块骨的同种异体跟腱移植物。由于一些同种异体骨取自骨量减少的供体,因此需要注意骨块的形状和可能的骨质疏松。另一种选择是使用人工骨栓或游离的同种异体骨块或生物复合螺钉来部分填充初次隧道。所有这些技术都可以为界面螺钉提供充分的辅助固定。

界面螺钉固定也可以使用一枚螺钉和栓桩作为补充增强固定。考虑到骨质量和可能需要补充骨量,首选方法是使用一枚新的界面螺钉进行隧道内固定。界面螺钉的具体类型取决于外科医生的偏好和经验[8]。在所有翻修病例中,隧道外增加一枚螺钉进行栓桩辅助固定的指征应放宽,我们经常根据病例的情况使用备用固定方法[7]。

在进行胫骨固定时,骨块的旋转并不重要,有些医生倾向于将骨块的松质侧向后、皮质侧向前放置。界面螺钉通常放置在骨块的前部和皮质骨的前部,以提供更好的固定。如果担心界面螺钉固定的初始强度不够,可以增加螺钉的尺寸,或者如上所述在隧道外增加螺钉和栓桩。

总结

　　ACL 重建翻修一直是外科手术的挑战。根据初次隧道位置的不同，该手术可以直接利用原有定位正确的隧道，也可以因骨丢失、隧道扩大和固定不稳而难度增加。ACL 翻修术中有多种方法可以处理胫骨隧道，手术成功的关键是外科医生做好术前计划，准备几种不同方案以供术中选择。

（熊然 译　彭阳 校）

参考文献

1. Harner CD et al. Quantitative analysis of human cruciate ligament insertions. Arthroscopy. 1999;15(7): 741–9.

2. Petersen W, Zantop T. Anatomy of the anterior cruciate ligament with regard to its two bundles. Clin Orthop Relat Res. 2007;454:35–47.

3. Gomoll AH, Bach Jr BR. Managing tunnel malposition and widening in revision anterior cruciate ligament surgery. Oper Tech Sports Med. 2006;14(1): 36–44.

4. Bach BR Jr., Mazzocca A, Fox JA. Revision anterior cruciate ligament surgery. In: Grana WA, editor. Orthopaedic knowledge online. Rosemont, IL: American Academy of Orthopaedic Surgeons; 2002. Available at: http://www.aaos.org/oko. Accessed 14 Nov 2012.

5. Vaughn ZD et al. Biomechanical evaluation of a 1-stage revision anterior cruciate ligament reconstruction technique using a structural bone void filler for femoral fixation. Arthroscopy. 2009;25(9):1011–8.

6. Van der Bracht H et al. The lateral tibial tunnel in revision anterior cruciate ligament surgery: a biomechanical study of a new technique. Arthroscopy. 2012;28(6): 818–26.

7. Kamath GV et al. Revision anterior cruciate ligament reconstruction. Am J Sports Med. 2011;39(1): 199–217.

8. Denti M et al. Revision anterior cruciate ligament reconstruction: causes of failure, surgical technique, and clinical results. Am J Sports Med. 2008;36(10): 1896–902.

第 11 章

ACL重建翻修中的固定技术

Nathan A. Mall, Wendell M.R. Heard, Nikhil N. Verma, Bernard R. Bach Jr.

引言

ACL损伤较为常见,随着越来越多的年轻运动员全年参加体育运动,这类损伤的数量还会不断增加。许多 ACL 撕裂重建由每年少于 10 例手术经验的外科医生进行[1]。技术失误通常被认为是 ACL 重建失败最常见的原因[2,3]。有学者发现,移植物创伤性断裂是最常见的单一因素[4],但大多数还是综合因素导致的。ACL 重建的目的是使患者重返娱乐活动或竞技运动。然而,继续参加运动确实存在再损伤的风险,并且可能需要进行翻修手术。

由于初次手术中遗留的内固定及位置错误的骨隧道的影响,重建翻修通常需要创建解剖位置的骨隧道并固定移植物。本章概括了几个技术要点,以帮助医生进行翻修手术,并了解一期重建翻修与分期植骨后进行 ACL 重建翻修的适应证。在进行翻修手术时,需要考虑的相关因素包括确定失败的原因、评估初次手术骨隧道的位置和遗留的内固定物、移植物的选择、重建的分期及移植物的固定。

基本考虑因素

临床病史是判断初次手术失败原因的关键。患者描述的特定的损伤机制可提示创伤性移植物再断裂;而非创伤性渐进性不稳定则提示移植物放置错误或生物性失效。在体格检查过程中,活动范围是评估原移植物定位的一个重要因素,因为定位错误可导致膝关节不能完全伸直或屈曲。影像学评估包括:膝关节站立位正位和完全伸直侧位片,用于评估撞击和胫骨平台坡度;站立位全长片,用于评估下肢力线;髌股轴位片,用于膝关节的初步评估,以及评估移植物的定位和隧道扩大的情况。但是,评估移植物位置是否恰当的影像学参数仍未明确。高级成像用于评估移植物的完整性及是否伴有病理改变。目前,通过 3D 重建的 CT 扫描可以更准确地定位隧道的位置,并能精确测量隧道扩大的情况。

高级成像

与高级成像相比,X 线片足以评估骨隧

道的宽度和部位[5.6]。近期有研究依据 MRI 来评估隧道的大小和形状[7-11]。然而,Marchant 等人最近的一项研究表明,X 线片和 MRI 评估骨隧道的能力均较差,且观察者之间和观察者内部的可靠性也较差。然而,MRI 可以确定 X 线片上无法观察到的生物可吸收植入物的位置。尽管大多数患者通过 MRI 检查来评估关节软骨损伤或半月板撕裂,但这并非总是必要的。有趣的是,CT 扫描也仅表现出中度可靠性[12]。资深学者认为,X 线片通常足以评估原骨隧道的位置和大小。MRI 可用于确定移植物的完整性及是否伴有病理改变。但是,如果已经出现骨隧道扩大,CT 扫描可量化扩大的程度,从而有助于术前确定一期还是分期重建。

植骨

　　植骨的适应证不是绝对的,而是根据外科医生的偏好和本章所讨论的固定技术来决定。一般来说,植骨的适应证包括骨隧道扩大或隧道位置错误并妨碍翻修过程中理想隧道的创建。关于骨隧道扩大的原因有多种理论,包括使用同种异体移植物、软组织移植物、生物可吸收固定物和固定的位置。其他潜在的因素包括炎性细胞因子、滑液循环和移植物滑动或延迟愈合。有些学者指出,如果隧道直径超过初始隧道的 100%,或者在 X 线检查或高级成像中观察到任何一个方向的直径>16mm,则应进行植骨[13]。但这并不是绝对的, 如果隧道方向是垂直的,且在翻修时不干扰移植物在解剖位置的放置,则可以直接钻取新的隧道,并采用标准的方法固定。然而,隧道部分重叠有时会使隧道解剖位置的重建或移植物固定变得困难。在

这种情况下,可在翻修手术时进行初始隧道植骨,或者根据外科医生的偏好、骨质量、隧道扩大情况及其相关的骨折风险进行分期手术。如果需要进行一期翻修,可使用冻干同种异体骨栓来填充缺损,以便于钻制新的隧道并提高移植物的固定效果[14]。

移植物来源及其相关的固定技术

　　翻修手术中移植物的选择取决于多种因素, 包括初次手术时使用的移植物类型、失效机制、患者年龄、患者活动水平和隧道大小。移植物类型包括自体同侧或对侧骨-髌腱-骨移植物、自体同侧再生骨-髌腱-骨移植物、同种异体骨-髌腱-骨移植物、自体腘绳肌肌腱移植物(4~6 股移植)、同种异体腘绳肌肌腱移植物、自体股四头肌肌腱移植物、同种异体跟腱移植物和同种异体胫前肌肌腱移植物。如下所述,这些移植物可能需要采用不同的固定技术。作者偏好使用原自体同侧骨-髌腱-骨移植物(如可用)。尽管目前已有文献支持,但资深学者仍不愿意使用再生的同侧 BTB 自体移植物。如果之前使用过 BTB 自体移植物,我们更倾向于使用 BTB 同种异体移植物或对侧 BTB 自体移植物,具体取决于患者的年龄和运动状况。我们认为,BTB 同种异体移植物非常适合翻修手术, 因为在大多数情况下可以实现牢固的骨-骨固定, 并且可以加大骨块以适应更大的隧道而不会增加供区并发症。

去除内固定

　　是否需要去除原内固定物取决于主治

医生采用的重建技术和原骨隧道的位置。大多数情况下，应尽量在不取出内固定物的情况下进行翻修手术。保留前次手术使用的内固定物，以避免产生影响翻修固定的骨缺损。医生应获得初次重建的手术记录，以确保有合适的工具用于去除内固定物，即使术前计划提示内固定物不会影响重建新的骨隧道。检索手术报告还有助于医生了解内固定物放置的入口，便于取出螺钉并防止螺钉脱落。

使用门形钉固定时，由于不同的制造商生产的门形钉宽度不同，因此选择合适的拔出器非常重要，可以提高移除的速度和便利性，并减少对胫骨皮质的损伤。如果没有合适的拔出器，可以尝试将骨凿叠放在门形钉下方，平缓用力将其推出骨外。然而，撬拨会导致胫骨骨丢失，从而影响隧道的创建或固定。建议进行骨凿叠加操作，使用尺寸与门形钉吻中最宽的一把骨凿插入，然后将稍窄的最宽骨凿滑到第一把骨凿的上面，以此类推。

术前医生应评估是否有必要去除内固定物。如果原隧道和新隧道具有同样的内口并且使用非金属螺钉，则可以保留原固定物，并作为"阻挡螺钉"。原有的螺钉会"阻挡"钻头继续朝原隧道方向前进，并且对移植物和随后的界面螺钉（如果使用这种固定方法）也有同样的作用效果。但是，医生应注意导针或扩髓钻的力量，当与原内固定物非常接近时，可能会切割导针或造成隧道偏移。如果之前植入的是生物可吸收或生物复合螺钉和生物可吸收软组织，固定钉通常保留在原位，可直接用钻头钻过。金属横穿固定装置（Arthrex, Inc. Naples, FL）难以去除，应尽可能避开新的隧道。该公司不提供拔出工具。同样，Bone Mulch 螺钉（Biomet, Warsaw, IN）拔出后通常会造成大量骨丢失，并导致应力升高，从而妨碍一期翻修。

固定

目前市场上有多种固定装置，其中大多数在实验室环境中表现良好，足以证明其使用的合理性。图 11.1 列出了目前最常用的固定装置。大多数学者认为正常 ACL 在日常活动中所承受的应力高达 500N，因此，移植物固定结构应该能够承受超过 500N 的作用力（表 11.1）。医生必须了解每种可用装置的缺点及翻修手术中可能出现的问题。此外，如果首选或计划的固定方法无法获得足够的强度，应采用替代方法进行固定。ACL 重建翻修的患者可能存在骨密度降低、隧道扩大、残留移植物的骨隧道与新隧道重叠、去除原内固定物降低了周围骨量或者需要避开遗留的内固定物等问题。因此，选择移植物和固定装置时，必须考虑上述因素。

软组织移植物固定

股骨侧固定

软组织固定技术包括悬吊固定和挤压固定。悬吊固定装置利用皮质骨表面、松质骨表面或两者。2006 年，一项针对不同类型固定装置的研究发现，皮质-松质骨悬吊固定的生物力学性能最好，其次是皮质骨悬吊固定和挤压固定（性能类似），而松质骨悬吊固定的生物力学性能最差[23]（表 11.2）。

相对于悬吊固定，隧道内口固定在移植物生物学整合方面具有理论上的优势，可用于制备经胫骨或股骨前内侧束的隧道。如果

Intrafix
DePuy Mitek, Inc.
Raynham, MA

Image courtesy of DePuy Mitek, Inc.

Bone Mulch Screw
Biomet/Arthrotek
Warsaw, IN

Image courtesy of Biomet Orthopedics, Inc.

WasherLoc
BioMet/Arthrotek
Warsaw, IN

Image courtesy of Biomet Orthopedics, Inc.

Endobutton
Smith & Nephew
Andover, MA

Images courtesy of Smith & Nephew, Inc.

RCI Screw
Smith & Nephew
Andover, MA

Image courtesy of Smith & Nephew, Inc.

SoftSilk
Smith & Nephew
Andover, MA

Image courtesy of Smith & Nephew, Inc.

图 11.1　制造商和从制造商的网页获得的各种固定装置的图片。(待续)

仅使用由外向内技术钻制骨隧道并穿过移植物,则可在双切口技术中采用隧道内口固定;然而,大多数学者使用该技术将移植物固定在股骨外侧皮质。股骨髁间窝侧的隧道内口固定可防止移植物拉伸、移植物隧道内移动及隧道扩大。移植物隧道内移动被认为

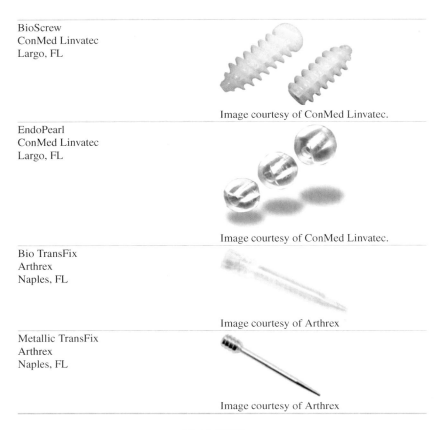

BioScrew
ConMed Linvatec
Largo, FL

Image courtesy of ConMed Linvatec.

EndoPearl
ConMed Linvatec
Largo, FL

Image courtesy of ConMed Linvatec.

Bio TransFix
Arthrex
Naples, FL

Image courtesy of Arthrex.

Metallic TransFix
Arthrex
Naples, FL

Image courtesy of Arthrex

图 11.1(续)

会产生"蹦极"效应,使滑液流入隧道并导致隧道扩大[37,38]。翻修时,此处的隧道可能已经扩大,当然这是另外一个问题。界面螺钉挤压软组织,使其在稍少移动的状态下直接接触融合,这在理论上改善了融合的时间,并防止其他类型固定方式中可能出现的纤维层分割[39]。近期一项针对软组织移植物股骨侧固定技术的荟萃分析和系统性回顾发现,界面螺钉固定组的手术失败风险低于非隧道内口固定组。但是,IKDC 评分没有差异[40]。

选择界面螺钉时应考虑移植物类型。虽然金属螺钉可以轻松固定骨栓,但有人担心金属界面螺钉会切割软组织移植物,从而导致手术早期失败。一项研究表明,股骨侧使用金属螺钉,10 个移植物中有 9 个发生切割或部分切割,但在胫骨侧 10 个移植物中则未发生上述情况,这表明螺钉的插入角度可能对结果有一定影响[41]。RCI 螺钉通过圆钝螺纹来减轻此类问题;然而,一些研究发现,RCI 螺钉在极限负荷、刚度和移植物滑脱的生物力学表现方面劣于生物可吸收螺钉[42]。其他研究发现,在实验室环境下,金属螺钉和生物可吸收螺钉之间没有显著差异。此外,近期的一项荟萃研究了在软组织和 BTB两种移植物中使用生物可吸收螺钉和金属螺钉,结果显示二者在感染、KT-1000/2000、轴移或功能评分(IKDC 和 Lysholm)方面没有差异。该项研究包括了790 个膝关节,除生

表 11.1 股骨侧和胫骨侧固定装置的生物力学数据

固定选项	极限强度(N)	刚度(N/mm)
金属界面螺钉结合骨-髌腱-骨[15-17]	416~640	
Mersilene Tape 打结环[18]	493	
5 号 Ethibond 打结环[18]	302	
腘绳肌肌腱移植物:股骨侧固定		
Smith 和 Nephew Endobutton CL	单:864~1086	106
	双:1324	
Arthrex 金属型 TransFix[20,21]	1002~1235	181
Arthrex 生物型 TransFix[19,21,23,24]	746~1392	176
Arthrotek/Biomet Bone Mulch 螺钉[22,25]	1112~1126	115~225
DePuy/Mitek 金属横穿钉	35mm 钉:1003	
	70mm 钉:1604	
DePuy/Mitek RigidFix[19,22]	638~868	77~226
EndoButton 结合 Mersilene Tape[17,25-27]	352~703	8~98
Arthrex 生物可吸收螺钉[19,28]	327~539	
Linvatec Bioscrew [20,22,29]	310~589	26~66
Linvatec Bioscrew 结合 EndoPearl[29]	659	42
6mm 软组织垫圈×2[30]	821	29
6.5mm 螺钉立柱打结缝线[30]	573	18
20mm 带刺垫圈和 6.5mm 螺钉[31]	248	
腘绳肌肌腱移植物:胫骨侧固定		
Mitek Bio-IntraFix[32]	1275	
Mitek IntraFix[22,33]	796~1332	49~223
Arthrotek WasherLoc 钢板和螺钉[22,34]	903~975	87~223
Tandem AO 垫圈/螺钉[34]	1159	259
Evolgate 装置[35]	1237	168
AO 垫圈/螺钉和螺钉立柱环绕缝线[34]	768	181
串联双皮质螺钉结合带刺垫圈[22]	769	69
Arthrex 35mm 生物可吸收螺钉[33]	647	64.5
螺钉立柱缝线[34,36]	374~442	24~60
双软组织门形钉[34]	785	118
20mm 带刺垫圈/螺钉	724	126
Linvatec SmartScrew ACL[31]	665	115
Linvatec BioScrew[31]	612	91
Smith 和 Nephew SoftSilk[31]	471	61

物可吸收螺钉产生更多的关节积液外,没有其他差异[43],这表明如果使用得当,金属螺钉可能不会切割移植物[41,44]。

界面螺钉固定软组织的效果取决于多种因素,但隧道直径和螺钉尺寸可能是最重要的。研究表明,选择与骨隧道同宽的螺钉可以提高抗拔出力,并最大限度地减少移植物滑脱[45]。其他研究发现,较长的螺钉更有利于软组织固定,35mm 螺钉的生物力学性能要优于 28mm 螺钉[46],而 28mm 螺钉的生物力学性能优于 20mm 螺钉[47]。有研究报道,皮质骨悬吊固定装置与界面螺钉结合使用可减少软组织滑脱。在使用软组织移植物进行翻修时,这可能是理想的固定结构。因为皮质骨固定可以增加强度、减少滑脱,而隧道内口固定可以增加刚度并消除导致隧道进一步扩大的"蹦极效应"。此外,股骨钻孔技术可使用较大直径的螺钉来填充扩大的骨隧道。应选择最长的螺钉,尽管可能无法使用 28mm 或 35mm 螺钉。

横穿钉固定技术可用于环形 ACL 软组织移植物,通常为胫绳肌肌腱自体移植物或同种异体移植物。这种固定方法尚未在隧道扩大的翻修手术中进行研究;然而,骨质量受限的尸体研究表明,其固定强度与采用界面螺钉固定的骨-髌腱-骨类似[48]。一项使用胫绳肌肌腱进行初次重建的临床研究比较了横穿钉固定与金属界面螺钉固定,发现 CA-4000 仪器测量的松弛度或 IKDC、Tegner 和 Lysholm 结果评分均无差异。随访 2 年,两组的隧道扩大程度类似,表明隧道扩大更可能与移植物类型而不是固定位置有关[49]。另一项临床研究发现,股骨侧 Rigidfix 固定(Depuy Mitek, Raynham, MA)、胫骨侧 Intrafix 固定(Depuy Mitek, Raynham, MA)和 Bioscrew 固定在 ROM、IKDC、KT-2000 和四种不同排列的等速峰值肌肉扭矩方面没有差异;但是,由于一些组使用纽扣或门形钉进行辅助固定,因此结果存在显著的偏倚。另一种皮质-松质骨固定装置,即 Ligament Plate(Solco Biomechanical, Seoul, Korea),其特点是皮质

骨侧螺钉固定的环形板,移植物在股骨隧道内绕过板上的环。该装置移植物固定的生物力学性能与 Endobutton 和 Transfix(Arthrex, Inc Naples, FL)类似。

Endobutton 固定装置通常用于软组织移植物的悬吊固定,较新的闭环版 Endobutton CL(Smith and Nephew, Andover, MA)的失效负荷已被证明显著高于原来的 Endobutton、Linx HT 胫绳肌肌腱固定栓、Bone Mulch 螺钉、Transfix 和生物界面螺钉[50]。然而,生物界面螺钉的刚度要大于 Endobutton[51],这可能是由于其为隧道内口固定。近期一项生物力学研究比较了皮质骨悬吊固定与皮质-松质骨悬吊固定,发现 Endobutton(Smith and Nephew, Andover, MA)和股骨侧 Intrafix 的生物力学特性与 AXL 横穿钉(Biomet, Warsaw, IN)和 Biotransfix II(Arthrex, Naples, FL)类似。在一项至少随访 4 年的临床研究中,105 例行自体胫绳肌肌腱初次 ACL 重建的患者采用 Endobutton CL(Smith and Nephew, Andover, MA)固定,作者报道没有发生股骨侧固定相关的失败,且不需要界面螺钉进行辅助固定[52]。

另一项研究评估了几种不同装置在最大失效负荷、滑脱和刚度方面的生物力学性能。测试的装置包括 Endobutton CL-Bio RCI、Swing Bridge-Evolgate、Rigidfix-Intrafix、Bone Mulch-Washer Lock、Transfix-Retroscrew、Transfix-Deltascrew 和 Kryptonite 骨水泥[53]。Swing Bridge-Evolgate 的刚度和极限失效负荷最高,而 Transfix-Deltascrew 和 Kryptonite 骨水泥的极限失效负荷最低,是仅有的两个低于 500N 这一加速阈值标准。本研究存在多个混杂变量,但作者试图通过报告失效模

式来纠正这一问题。

胫骨侧固定

胫骨侧固定也可分为挤压固定和悬吊固定，后者又分为皮质-松质骨固定和皮质骨固定。通过界面螺钉挤压固定也是软组织移植物胫骨侧固定的主要方法；但是，当使用界面螺钉对软组织移植物进行胫骨侧固定时，可能会发生移植物滑脱，通常需要增加辅助的内固定物。这可能是由于存在滑脱风险，或者该骨隧道易于观察。无论如何，目前已有多种装置可用于辅助固定，这种辅助固定增加了拔出强度，降低了移植物滑脱风险。一项关于初次 ACL 重建的临床研究也指出，使用界面螺钉联合门形钉加强固定可以提高女性患者腘绳肌肌腱移植物 Lachman 和 KT-1000 的测量值[54]。已报道的辅助固定装置包括：螺钉和螺栓、Endobutton、单门形钉、双门形钉、双钉板、PLLA 球、生物腱固定螺钉、皮质盘、皮质螺钉和纽扣[24,55-58]。这些辅助固定装置也可以用于胫骨侧的初次固定。

第二种挤压固定装置是 Intrafix，它由聚乙烯螺钉和钉鞘组成，可置于多股软组织移植物内。螺钉扩张钉鞘挤压移植物，使其紧贴骨隧道。不同研究对该装置的性能评价也存在差异。一项研究发现，Intrafix 的滑脱率大于生物可吸收螺钉或螺钉加垫圈型装置[59]。然而，另一项研究发现，Intrafix 的屈服载荷和刚度高于 WasherLoc、串联带刺垫圈、Bioscrew、SoftSilk 螺钉和 Smart Screw ACL[60]。

皮质骨悬吊固定由螺钉和垫圈装置、门形钉和 Endobutton 组成。螺钉和带刺垫圈技术常用于软组织移植物的胫骨侧固定，因为它们可以紧紧卡住移植物或者移植物末端剩余的缝线。现已报道了一种串联垫圈技术，可将缝线与两个间隔 15mm 的垫圈串联打结；该技术的各种组合方式也包括使用其中一个垫圈来固定软组织移植物的一部分。串联垫圈技术和 Washer Loc 装置的极限强度均高于 500N，但在两项不同研究中其数值有显著差异[34,60]。另一种螺钉和垫圈装置即 CentraLoc（Arthrotek, Inc Warsaw, IN）在生物力学研究中也表现良好[59]。

皮质-松质骨固定装置也被推荐用于胫骨侧移植物固定，包括类似的横穿钉固定装置，以及穿透皮质将移植物固定到胫骨隧道后壁的专用螺钉和垫圈装置（WasherLoc）。固定装置放置在隧道内口时，需要精确测量移植物的长度，以获得足够的张力，这可能导致其应用变得更加复杂。

骨栓固定

股骨侧固定

虽然也有其他技术方法的报道，但界面螺钉是骨隧道内固定骨栓的主要方法。因为钛相对的惰性特质，目前大多数金属界面螺钉均由其制成。生物可吸收螺钉最初使用聚丙交酯（PLL）制成，但需要数年才能完全降解。目前，大多数生物可降解螺钉由某种聚 α-羟基酸制成。与金属界面螺钉相比，生物可降解螺钉的优点包括：如果用于软组织固定，移植物切割的概率较小[61]；如果将来出现半月板损伤或移植失败，并不会影响 CT 或 MRI 检查[62]。材料较软并能用钻头钻过，易于在翻修手术中去除原内固定物[63]。而金属螺钉的支持者指出，生物可降解螺钉更容易发生断裂，并已被证明会在膝关节内产生异物反应或持续的无菌渗出物。近年来出现的生物复合材料螺钉是由不同数量的磷酸三钙

和聚 α-羟基酸组成，其软组织反应更少，吸收更快，24个月内可完成融合。另一种越来越常用的材料是聚醚醚酮(PEEK)，这是一种惰性材料，可以提供更高的强度，同时也具有放射可透性和能被钻头打穿的优点[64]。

一些研究发现应用生物界面螺钉的结果与金属螺钉类似[65,66]，一项研究发现应用金属螺钉的效果更佳[15]。生物可吸收螺钉固定与金属螺钉固定的临床结果没有显著差异，但生物可吸收螺钉的积液率更高[43]。螺钉的螺纹高度和螺距可能是最重要的两个生物力学性能，而且当与骨栓联合使用时，螺钉长度不会像软组织固定那样提高稳定性。大多数研究者发现，长度>20mm 的螺钉与长度20mm 的螺钉相比并无特殊优势。

横穿钉可用于骨栓固定，但骨块直径<9mm 的骨栓存在骨折风险[67]。膨胀螺栓已经过测试，可与胫骨隧道骨栓一起使用，其效果与生物可吸收界面螺钉和钛界面螺钉类似[68]。门形钉具有与界面螺钉相当的生物力学性能，但与横穿钉固定类似，可能会发生骨栓骨折。一项研究发现，27%的样本已发生骨栓骨折[69]。一些学者主张在初次 ACL 重建中采用压配法[70,71]；然而，由于骨隧道扩大和骨密度降低，这种固定方法通常不推荐用于翻修手术。另一种固定方法是将缝线穿过骨栓并系在"螺钉和螺栓"固定装置的立柱上，但单独使用时其强度可能不足以进行早期康复[30]。

Endobutton CL 也可用于骨栓固定，当新隧道与原隧道交汇或隧道扩大时，这种方法可以达到充分固定。Endobutton 的极限失效负荷与金属界面螺钉类似；但其刚度较低，且移植物移位增加[50]。这一结果与其说是植入物本身的特性，不如说是 Endobutton 悬吊

固定和界面螺钉隧道内固定之间的差异。

胫骨隧道

胫骨隧道内骨栓最常采用界面螺钉固定。由于胫骨松质骨的密度小于股骨，因此通常在胫骨内使用较大尺寸的螺钉。如果骨栓和骨隧道的直径之间仅相差 1~2mm，一些手术医生会使用 7mm 的螺钉；如果直径相差 3~4mm，则使用 9mm 螺钉。如果存在胫骨骨质疏松，即使直径相差 1~2mm，有些医生也会使用 9mm 或更大尺寸的螺钉。如果使用空心螺钉系统，一些学者主张应进行关节镜检查，以确保导针进入关节内，因为有报道称导针和螺钉被放置在胫骨前内侧的骨膜下而不是隧道中。翻修时可使用更大的螺钉，或者采用本章后面介绍的技术。然而，由于大多数螺钉的直径为 7~12mm，因此可以用螺钉填充的骨量有限。

特殊技术

目前已介绍的一些固定技术均有助于在翻修手术中进行固定。如果原骨隧道位置正确或接近解剖位置，则可以建立分叉隧道[72,73]，其隧道的内口保持不变，但隧道的其余部分建立在正常的骨质中，这可以通过几种技术来实现。胫骨瞄准器放置于原胫骨隧道的关节内口处，胫骨的起点向内侧或远端移动。需要注意，如果采用经胫骨技术进行股骨隧道钻孔，胫骨隧道方向的变化将影响股骨隧道的位置。但是，可以通过建立一个髌腱入路来实现解剖定位，如前所述用于初次 ACL 重建[73]。为了建立股骨分叉隧道，可以通过胫骨隧道放置一个过顶的股骨瞄准器并向外旋转，以使股骨外侧壁的隧道口下降。也可以使用市售的可弯曲前内侧钻孔系统，利用其可弯曲钻打孔。该瞄准器可通过

前内侧入路插入，弯曲后可向内或向外旋转，形成一个分叉隧道。或者采用前内侧入路和直型导引器，但需要将膝关节置于过度屈曲位。最后，也可采用双切口技术，将由外向内的瞄准器置于原股骨隧道的关节内入口处，并从股骨外侧皮质钻取新的股骨隧道。

　　处理有巨大内口的分叉隧道（即"雪人"或"8"字形隧道）时，可以使用堆叠螺钉技术。先去除原来的螺钉并钻取新的骨隧道，然后根据新隧道的大小或原隧道侵占新髓道的数量，在第一枚螺钉之前或之后插入移植物。如果原来的螺钉没有损坏，并且尺寸合适，则可以重复使用。如果出现隧道扩大，则可以放置更大的螺钉。如果新隧道侵占了原隧道的一部分，则可以在原隧道中使用较小的螺钉，以免堵塞新隧道而阻止移植物通过。移植物放置完成后，再将第二枚螺钉作为普通的加压螺钉安放，通常会从螺钉-螺钉界面获得额外的把持力。或者，也可以将原来的螺钉作为"阻挡"螺钉留在原位。这样可以确保股骨隧道的导针不会滑入原骨隧道，基本上阻断了这个通路。一旦导针顺利通过股骨的其余部分，便可以取下螺钉。

　　当股骨侧原隧道部分侵占新隧道时，可以使用另一种将生物复合螺钉或骨钉与自体或同种异体骨结合的技术，以实现股骨侧移植物的固定。该技术包括去除原来的螺钉或清除原隧道中的软组织，然后使用生物复合螺钉或压配式移植物填充该隧道。随后对该螺钉或移植物进行部分钻孔，创建一个新的隧道来做股骨侧固定。所用螺钉的尺寸取决于新隧道对原隧道的侵占程度，以及原隧道的尺寸。生物复合螺钉或移植物应填满原隧道，填充范围包括隧道全长，从而建立新骨道。

　　如果股骨侧发生大部分隧道扩大或隧道交汇，双切口由外向内顺行钻孔技术可以允许医生将股骨隧道放置在 ACL 的解剖位置，并且因为移植物被固定在股骨的外侧皮质，从而避免了大隧道的固定问题。然而，该技术可能会增加移植物在隧道内的移动，这被认为是隧道扩大的原因[13,37]，但通过隧道内口固定可以使这一问题得到改善[74]。如果胫骨侧发生大部分隧道扩大，则可以逆向使用同种异体跟腱移植物处理。可根据需要将胫骨侧的骨栓做得足够大，并采用上述一种股骨侧固定技术。

　　有趣的是，已有许多生物力学研究比较了各种固定技术，但在极限负荷和刚度方面，各研究之间的一致性较差。这可能是统计方法、重建技术和尸体骨密度的差异导致的。大多数固定装置可以充分固定，允许进行早期运动和积极康复；然而，某些技术可能在翻修手术时具有明确优势。用于填充隧道的界面螺钉有多种直径和长度可供选择，可以堆叠填充多孔隧道，或者用于阻塞原隧道以使移植物沿另一条路径行进。将多种界面螺钉与尸体 BTB 移植物相结合，为手术医生提供了更大的灵活性，可采用大的骨栓或制备移植物的多余骨来填充巨大的骨隧道。

　　ACL 重建翻修术具有挑战性。术前计划是关键，但如果出现意外情况，医生必须做好应变的准备。移植物的固定可以通过多种方式来完成，掌握各种不同的技术至关重要。

（汤红伟　译　李云飞　校）

参考文献

1. Fox JA, Pierce M, Bojchuk J, Hayden J, Bush-Joseph CA, Bach Jr BR. Revision anterior cruciate ligament reconstruction with nonirradiated fresh-frozen patellar tendon allograft. Arthroscopy. 2004;20:787–94.

2. Trojani C, Sbihi A, Djian P, et al. Causes for failure of ACL reconstruction and influence of meniscectomies after revision. Knee Surg Sports Traumatol Arthrosc. 2011;19:196–201.

3. Marchant BG, Noyes FR, Barber-Westin SD, Fleckenstein C. Prevalence of nonanatomical graft placement in a series of failed anterior cruciate ligament reconstructions. Am J Sports Med. 2010;38:1987–96.

4. Wright RW, Huston LJ, Spindler KP, et al. Descriptive epidemiology of the multicenter ACL revision study (MARS) cohort. Am J Sports Med. 2010;38:1979–86.

5. Laxdal G, Kartus J, Eriksson BI, Faxen E, Sernert N, Karlsson J. Biodegradable and metallic interference screws in anterior cruciate ligament reconstruction surgery using hamstring tendon grafts: prospective randomized study of radiographic results and clinical outcome. Am J Sports Med. 2006;34:1574–80.

6. Clatworthy MG, Annear P, Bulow JU, Bartlett RJ. Tunnel widening in anterior cruciate ligament reconstruction: a prospective evaluation of hamstring and patella tendon grafts. Knee Surg Sports Traumatol Arthrosc. 1999;7:138–45.

7. Fules PJ, Madhav RT, Goddard RK, Newman-Sanders A, Mowbray MA. Evaluation of tibial bone tunnel enlargement using MRI scan cross-sectional area measurement after autologous hamstring tendon ACL replacement. Knee. 2003;10:87–91.

8. Schultz WR, McKissick RC, DeLee JC. Tibial tunnel widening after hamstring tendon anterior cruciate ligament reconstruction: the effect of supplemental aperture fixation with autogenous bone cores. Am J Sports Med. 2007;35:1725–30.

9. Moisala AS, Jarvela T, Paakkala A, Paakkala T, Kannus P, Jarvinen M. Comparison of the bioabsorbable and metal screw fixation after ACL reconstruction with a hamstring autograft in MRI and clinical outcome: a prospective randomized study. Knee Surg Sports Traumatol Arthrosc. 2008;16:1080–6.

10. Jarvela T, Moisala AS, Paakkala T, Paakkala A. Tunnel enlargement after double-bundle anterior cruciate ligament reconstruction: a prospective, randomized study. Arthroscopy. 2008;24:1349–57.

11. Siebold R. Observations on bone tunnel enlargement after double-bundle anterior cruciate ligament reconstruction. Arthroscopy. 2007;23:291–8.

12. Marchant Jr MH, Willimon SC, Vinson E, Pietrobon R, Garrett WE, Higgins LD. Comparison of plain radiography, computed tomography, and magnetic resonance imaging in the evaluation of bone tunnel widening after anterior cruciate ligament reconstruction. Knee Surg Sports Traumatol Arthrosc. 2010;18:1059–64.

13. Maak TG, Voos JE, Wickiewicz TL, Warren RF. Tunnel widening in revision anterior cruciate ligament reconstruction. J Am Acad Orthop Surg. 2010;18:695–706.

14. Battaglia TC, Miller MD. Management of bony deficiency in revision anterior cruciate ligament reconstruction using allograft bone dowels: surgical technique. Arthroscopy. 2005;21:767.

15. Pena F, Grontvedt T, Brown GA, Aune AK, Engebretsen L. Comparison of failure strength between metallic and absorbable interference screws. Influence of insertion torque, tunnel-bone block gap, bone mineral density, and interference. Am J Sports Med. 1996;24(3):329–34.

16. Kurosaka M, Yoshiya S, Andrish JT. A biomechanical comparison of different surgical techniques of graft fixation in anterior cruciate ligament reconstruction. Am J Sports Med. 1987;15:225–9.

17. Rowden NJ, Sher D, Rogers GJ, Schindhelm K. Anterior cruciate ligament graft fixation. Initial comparison of patellar tendon and semitendinosus autografts in young fresh cadavers. Am J Sports Med. 1997;25:472–8.

18. Spencer EE, Chissell HR, Spang JT, Feagin Jr JA, Manoff EM, Rohatgi SD. Behavior of sutures used in anterior cruciate ligament reconstructive surgery. Knee Surg Sports Traumatol Arthrosc. 1996;4:84–8.

19. Ahmad CS, Gardner TR, Groh M, Arnouk J, Levine WN. Mechanical properties of soft tissue femoral fixation devices for anterior cruciate ligament reconstruction. Am J Sports Med. 2004;32:635–40.

20. Ellis B, Weiss J. Cyclic stability of the Smith and Nephew continuous loop Endobutton when used for hamstring-grafted ACL reconstruction. In: Internal Study on file at Smith & Nephew Endoscopy. Andover, MA; 1998.

21. Fabbriciani C, Milano G, Fadda S. Comparison of different femoral fixation devices for ACL reconstruction with hamstring tendon grafts. A biomechanical study on porcine knees: University of Sassari; Sassari, Italy, on File. Arthrex Product literature 2001; Naples, FL.

22. Kousa P, Jarvinen TL, Vihavainen M, Kannus P, Jarvinen M. The fixation strength of six hamstring tendon graft fixation devices in anterior cruciate ligament reconstruction. Part I: femoral site. Am J Sports Med. 2003;31:174–81.

23. Milano G, Mulas PD, Ziranu F, Piras S, Manunta A, Fabbriciani C. Comparison between different femoral fixation devices for ACL reconstruction with doubled hamstring tendon graft: a biomechanical analysis. Arthroscopy. 2006;22:660–8.

24. Fabbriciani C, Mulas PD, Ziranu F, Deriu L, Zarelli D, Milano G. Mechanical analysis of fixation methods for anterior cruciate ligament reconstruction with hamstring tendon graft. An experimental study in sheep knees. Knee. 2005;12:135–8.

25. To JT, Howell SM, Hull ML. Contributions of femoral fixation methods to the stiffness of anterior cruciate ligament replacements at implantation. Arthroscopy. 1999;15:379–87.

26. Brown C, Sklar J. Endoscopic anterior cruciate liga-

ment reconstruction using quadrupled hamstring tendons and endobutton femoral fixation. Tech Orthop. 1998;13:281.

27. Goradia V, Rochat M, Grana W. Strength of ACL reconstructions using semitendinosus tendon grafts. J Okla State Med Assoc. 1998;91:275.

28. Athanasios K. Arthrex Biointerference screw. Arthrex Product literature. Naples, FL: Arthrex, Inc.; 2009.

29. Weiler A, Peters G, Maurer J, Unterhauser FN, Sudkamp NP. Biomechanical properties and vascularity of an anterior cruciate ligament graft can be predicted by contrast-enhanced magnetic resonance imaging. A two-year study in sheep. Am J Sports Med. 2001;29:751–61.

30. Steiner ME, Hecker AT, Brown Jr CH, Hayes WC. Anterior cruciate ligament graft fixation. Comparison of hamstring and patellar tendon grafts. Am J Sports Med. 1994;22:240–6; discussion 6–7.

31. Ivey M, Li F. Tensile strength of soft tissue fixation about the knee. Am J Knee Surg. 1991;4:18.

32. Sklar J. Bio-Intrafix Cadaver testing. In: Mitek product literature. Springfield, MA: Mitek, Inc.; 2004.

33. Caborn DN, Brand Jr JC, Nyland J, Kocabey Y. A biomechanical comparison of initial soft tissue tibial fixation devices: the Intrafix versus a tapered 35-mm bioabsorbable interference screw. Am J Sports Med. 2004;32:956–61.

34. Magen HE, Howell SM, Hull ML. Structural properties of six tibial fixation methods for anterior cruciate ligament soft tissue grafts. Am J Sports Med. 1999;27:35–43.

35. Ferretti A, Conteduca F, Morelli F, Ticca L, Monaco E. The Evolgate: a method to improve the pullout strength of interference screws in tibial fixation of anterior cruciate ligament reconstruction with doubled gracilis and semitendinosus tendons. Arthroscopy. 2003;19:936–40.

36. Novak PJ, Wexler GM, Williams Jr JS, Bach Jr BR, Bush-Joseph CA. Comparison of screw post fixation and free bone block interference fixation for anterior cruciate ligament soft tissue grafts: biomechanical considerations. Arthroscopy. 1996;12:470–3.

37. L'Insalata JC, Klatt B, Fu FH, Harner CD. Tunnel expansion following anterior cruciate ligament reconstruction: a comparison of hamstring and patellar tendon autografts. Knee Surg Sports Traumatol Arthrosc. 1997;5:234–8.

38. Fauno P, Kaalund S. Tunnel widening after hamstring anterior cruciate ligament reconstruction is influenced by the type of graft fixation used: a prospective randomized study. Arthroscopy. 2005;21:1337–41.

39. Weiler A, Hoffmann RF, Bail HJ, Rehm O, Sudkamp NP. Tendon healing in a bone tunnel. Part II: histologic analysis after biodegradable interference fit fixation in a model of anterior cruciate ligament reconstruction in sheep. Arthroscopy. 2002;18:124–35.

40. Colvin A, Sharma C, Parides M, Glashow J. What is the best femoral fixation of hamstring autografts in anterior cruciate ligament reconstruction?: a meta-analysis. Clin Orthop Relat Res. 2011;469:1075–81.

41. Brand Jr JC, Nyland J, Caborn DN, Johnson DL. Soft-tissue interference fixation: bioabsorbable screw versus metal screw. Arthroscopy. 2005;21:911–6.

42. Hoffmann RF, Peine R, Bail HJ, Sudkamp NP, Weiler A. Initial fixation strength of modified patellar tendon grafts for anatomic fixation in anterior cruciate ligament reconstruction. Arthroscopy. 1999;15:392–9.

43. Shen C, Jiang SD, Jiang LS, Dai LY. Bioabsorbable versus metallic interference screw fixation in anterior cruciate ligament reconstruction: a meta-analysis of randomized controlled trials. Arthroscopy. 2010;26: 705–13.

44. Hapa O, Barber FA. ACL fixation devices. Sports Med Arthrosc. 2009;17:217–23.

45. Micucci CJ, Frank DA, Kompel J, Muffly M, Demeo PJ, Altman GT. The effect of interference screw diameter on fixation of soft-tissue grafts in anterior cruciate ligament reconstruction. Arthroscopy. 2010;26: 1105–10.

46. Caborn DN, Nyland J, Selby J, Tetik O. Biomechanical testing of hamstring graft tibial tunnel fixation with bioabsorbable interference screws. Arthroscopy. 2003;19:991–6.

47. Weiler A, Hoffmann RF, Siepe CJ, Kolbeck SF, Sudkamp NP. The influence of screw geometry on hamstring tendon interference fit fixation. Am J Sports Med. 2000;28:356–9.

48. Randall RL, Wolf EM, Heilmann MR, Lotz J. Comparison of bone-patellar tendon-bone interference screw fixation and hamstring transfemoral screw fixation in anterior cruciate ligament reconstruction. Orthopedics. 1999;22:587–91.

49. Harilainen A, Sandelin J, Jansson KA. Cross-pin femoral fixation versus metal interference screw fixation in anterior cruciate ligament reconstruction with hamstring tendons: results of a controlled prospective randomized study with 2-year follow-up. Arthroscopy. 2005;21:25–33.

50. Brown Jr CH, Wilson DR, Hecker AT, Ferragamo M. Graft-bone motion and tensile properties of hamstring and patellar tendon anterior cruciate ligament femoral graft fixation under cyclic loading. Arthroscopy. 2004;20:922–35.

51. Milano G, Mulas PD, Ziranu F, Deriu L, Fabbriciani C. Comparison of femoral fixation methods for anterior cruciate ligament reconstruction with patellar tendon graft: a mechanical analysis in porcine knees. Knee Surg Sports Traumatol Arthrosc. 2007;15: 733–8.

52. Plaweski S, Rossi J, Merloz P. Anterior cruciate ligament reconstruction: assessment of the hamstring autograft femoral fixation using the EndoButton CL. Orthop Traumatol Surg Res. 2009;95:606–13.

53. Monaco E, Labianca L, Speranza A, et al. Biomechanical evaluation of different anterior cruciate ligament fixation techniques for hamstring graft. J Orthop Sci. 2010;15:125–31.

54. Hill PF, Russell VJ, Salmon LJ, Pinczewski LA. The influence of supplementary tibial fixation on laxity measurements after anterior cruciate ligament reconstruction with hamstring tendons in female patients. Am J Sports Med. 2005;33:94–101.

55. Tetsumura S, Fujita A, Nakajima M, Abe M. Biomechanical comparison of different fixation meth-

ods on the tibial side in anterior cruciate ligament reconstruction: a biomechanical study in porcine tibial bone. J Orthop Sci. 2006;11:278–82.

56. Klein SA, Nyland J, Kocabey Y, Wozniak T, Nawab A, Caborn DN. Tendon graft fixation in ACL reconstruction: in vitro evaluation of bioabsorbable tenodesis screw. Acta Orthop Scand. 2004;75:84–8.

57. Nagarkatti DG, McKeon BP, Donahue BS, Fulkerson JP. Mechanical evaluation of a soft tissue interference screw in free tendon anterior cruciate ligament graft fixation. Am J Sports Med. 2001;29:67–71.

58. Yoo JC, Ahn JH, Kim JH, et al. Biomechanical testing of hybrid hamstring graft tibial fixation in anterior cruciate ligament reconstruction. Knee. 2006;13:455–9.

59. Bartz RL, Mossoni K, Tyber J, Tokish J, Gall K, Siparsky PN. A biomechanical comparison of initial fixation strength of 3 different methods of anterior cruciate ligament soft tissue graft tibial fixation: resistance to monotonic and cyclic loading. Am J Sports Med. 2007;35:949–54.

60. Kousa P, Jarvinen TL, Vihavainen M, Kannus P, Jarvinen M. The fixation strength of six hamstring tendon graft fixation devices in anterior cruciate ligament reconstruction. Part II: tibial site. Am J Sports Med. 2003;31:182–8.

61. Zantop T, Weimann A, Schmidtko R, Herbort M, Raschke MJ, Petersen W. Graft laceration and pullout strength of soft-tissue anterior cruciate ligament reconstruction: in vitro study comparing titanium, poly-d, l-lactide, and poly-d, l-lactide-tricalcium phosphate screws. Arthroscopy. 2006;22:1204–10.

62. Shellock FG, Mink JH, Curtin S, Friedman MJ. MR imaging and metallic implants for anterior cruciate ligament reconstruction: assessment of ferromagnetism and artifact. J Magn Reson Imaging. 1992;2:225–8.

63. Safran MR, Harner CD. Technical considerations of revision anterior cruciate ligament surgery. Clin Orthop Relat Res. 1996;325:50–64.

64. Kurtz SM, Devine JN. PEEK biomaterials in trauma, orthopedic, and spinal implants. Biomaterials. 2007;28:4845–69.

65. Caborn DN, Urban Jr WP, Johnson DL, Nyland J, Pienkowski D. Biomechanical comparison between BioScrew and titanium alloy interference screws for bone-patellar tendon-bone graft fixation in anterior cruciate ligament reconstruction. Arthroscopy. 1997;13:229–32.

66. Johnson LL, vanDyk GE. Metal and biodegradable interference screws: comparison of failure strength. Arthroscopy. 1996;12:452–6.

67. Zantop T, Welbers B, Weimann A, et al. Biomechanical evaluation of a new cross-pin technique for the fixation of different sized bone-patellar tendon-bone grafts. Knee Surg Sports Traumatol Arthrosc. 2004;12:520–7.

68. Piltz S, Strunk P, Meyer L, Plitz W, Lob G. Fixation strength of a novel bioabsorbable expansion bolt for patellar tendon bone graft fixation: an experimental study in calf tibial bone. Knee Surg Sports Traumatol Arthrosc. 2004;12:376–83.

69. Gerich TG, Cassim A, Lattermann C, Lobenhoffer HP. Pullout strength of tibial graft fixation in anterior cruciate ligament replacement with a patellar tendon graft: interference screw versus staple fixation in human knees. Knee Surg Sports Traumatol Arthrosc. 1997;5:84–8.

70. Malek MM, DeLuca JV, Verch DL, Kunkle KL. Arthroscopically assisted ACL reconstruction using central third patellar tendon autograft with press fit femoral fixation. Instr Course Lect. 1996;45:287–95.

71. Georgoulis AD, Papageorgiou CD, Makris CA, Moebius UG, Soucacos PN. Anterior cruciate ligament reconstruction with the press-fit technique. 2–5 years followed-up of 42 patients. Acta Orthop Scand Suppl. 1997;275:42–5.

72. Dworsky BD, Jewell BF, Bach Jr BR. Interference screw divergence in endoscopic anterior cruciate ligament reconstruction. Arthroscopy. 1996;12:45–9.

73. Bach Jr BR. Revision anterior cruciate ligament surgery. Arthroscopy. 2003;19 Suppl 1:14–29.

74. Barber FA, Spruill B, Sheluga M. The effect of outlet fixation on tunnel widening. Arthroscopy. 2003;19:485–92.

第 12 章

一期ACL重建翻修：适应证与技术

Joshua Hamann, Mark D. Miller

引言

　　复杂的 ACL 重建（包括翻修）属于一种较新的技术。本章将概述一些导致 ACL 重建失败的因素、治疗选择及一期 ACL 重建的结果。

　　MARS 小组成立目的是进一步评估有关 ACL 翻修的多种因素[1]。在他们的研究中，最常见的失败因素是创伤（32%）。技术因素导致的失败占 24%，综合因素导致的失败占 37%。从历史上看，技术错误被认为是 ACL 重建失败的最常见原因。最常见的技术因素是隧道位置不当，从而导致翻修手术难度增加。

　　ACL 翻修手术可以通过多种方式进行，但应始终根据患者特定的失败模式制订手术方案。由于可能会经常出现不可预知的问题，所以医生在进行翻修手术时必须要有多种准备。我们将此称为 A 计划、B 计划、C 计划等。在进行翻修手术之前，医生应熟知各种可供选择的方案，以保证手术顺利完成。在许多病例中，一期 ACL 重建翻修是一种可行的选择，可以避免二期翻修的相关风险。

因此，所有 ACL 翻修均应考虑一期完成。二期翻修的风险包括再次麻醉和膝关节稳定性延后重塑，事实证明，这些风险会增加伴随的关节内病变发生率[2,3]。一期重建翻修可以显著提高患者的满意度。

术前检查

　　为了获得满意的结果并避免再次失败，充分的术前检查是必不可少的。应通过系统的病史和体格检查来确定是否失败。首先要问的问题是：初次重建后，是否感觉膝关节稳定？也就是说，患者是否曾经"信任"过他们的膝关节？如果答案是否定的，那么医生应该评估技术问题。失败是由创伤造成的吗？当然，医生必须警惕将轻微的创伤作为失败的主要因素，事实上，技术错误才是移植失败的关键因素。病史应包括手术史，如有关节镜图像的手术记录、内固定物及移植物的选择。

　　应进行全面的体格检查，以寻找其他伴随的病变，包括相关的韧带损伤、半月板病变或缺损、力线不良。ACL 移植物的创伤性断裂可导致相关的损伤，而相关的病理可能在先前的检查中被忽略。ACL 损伤的标准检查方法是 Lachman 试验和轴移试验。可使用各种市售的产品对前后向不稳定进行量化评估。Dial 试验可用于识别后外侧角损伤。膝关节活动度和股四头肌张力也应该进行评估。建议在术前达到全范围的活动,以防止术后僵硬。

术前应进行影像学检查并仔细分析。在 ACL 重建失败的检查中,平片是必不可少的。常规拍摄负重前后位、侧位和髌骨轴位片,以评估内固定和隧道位置、隧道扩大、髌股吻合情况和退行性变(图 12.1)。其他检查,如站立位全长或后前(PA)屈曲位 X 线片,有助于进一步评估关节和肢体的力线情况。应力片也可用于动态评估关节稳定性,特别是后外侧角[4]。ACL 重建失败还应考虑其他影像学检查方式。计算机断层扫描(CT)可以用来评估骨和隧道,对骨溶解尤其有用(图 12.2)。如下文所述,必须在翻修手术前确定隧道的扩大程度。磁共振成像(MRI)也可以用来评估伴随的损伤,包括半月板撕裂和软骨缺损,以及确认移植物是否断裂。

患者必须了解各种可能性,因此应适当告知患者手术的预期和结果。关键是让患者确定现实的目标,并了解翻修手术的不可预测性。告知患者翻修术后将有一个更保守的康复计划,而且患者可能无法恢复到损伤前的水平。通常情况下,无法完全确定是否需要采取分期手术才能成功进行翻修,如果有必要,应告知患者额外手术的可能[5]。

术前讨论还应包括移植物的选择。应回顾上次手术中使用的移植物类型,并计划可供选择的自体移植物。患者应了解自体移植相关的并发症及同种异体移植相关的风险,包括疾病传播和潜在的较高的失败风险。

翻修手术的时机也是影像学关节炎发生的一个重要因素[3]。据推测,膝关节持续性不稳定可能导致软骨损伤和半月板损伤。因

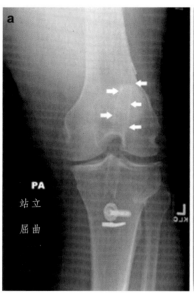
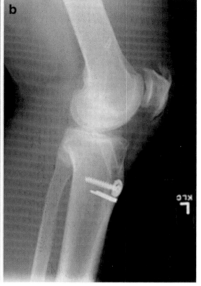

图 12.1 左膝关节 ACL 重建 11 年后的负重屈膝(a)后前位和(b)侧位 X 线片,显示 ACL 隧道垂直,近端悬吊固定,隧道略微扩大(箭头所示)。

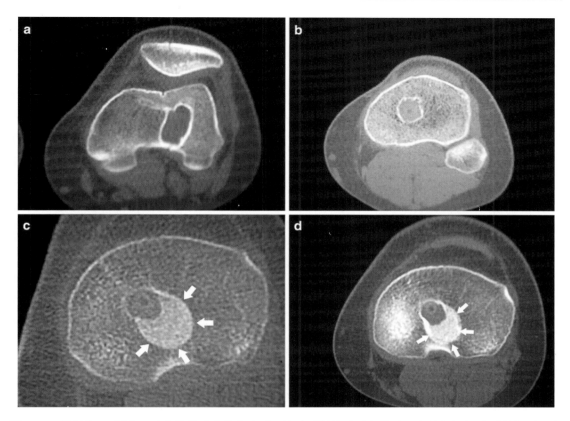

图 12.2 横断位 CT 图像显示翻修前隧道扩大：(a)股骨、(b)胫骨、(c)翻修后 2 个月和(d)5 个月的胫骨。白色箭头示重建翻修时植入的同种异体骨栓。

此，应避免导致膝关节不稳定的活动，并且及早手术以恢复稳定性。

最后，医院或手术中心应具备翻修手术必需的内植物和设备。需要准备同种异体移植组织，即使只是作为自体移植计划的备选。事先准备好定制的材料、取出植入物的专用器械，以及通用螺钉取出装置。术中透视有助于取出内固定物或避开原隧道。

治疗方案

根据患者的具体情况决定是否进行一期 ACL 翻修手术。手术时，医生应有多种备选方案。此外，应进行全面的检查以确定失

败的原因，并在翻修手术时予以纠正。翻修手术时，医生必须做好以下准备：处理半月板（即修复或部分切除半月板）、治疗软骨、其他韧带重建或纠正组织力线不良。

术前应确定隧道位置、移植物类型和固定方式。医生必须在术前和术中做出决定：是保留原隧道还是制备新的隧道？当隧道扩大超过了移植物可以充分固定的程度时，则必须采用二期重建。16mm 或以下的隧道一般可在一期翻修中重复使用，而较大的隧道最好采用植骨和二期重建。如果初次固定不理想，应进行二次固定。

如果原隧道位置准确，医生可以移除之前所有的移植物，以确保健康的组织可以与

新的移植物融合(图 12.3)。使用刮刀和铰刀去除原隧道周围形成的肉芽组织,以扩大隧道的尺寸。为了达到移植物的稳定,可能需要更大的固定装置。

如果隧道位置不准确且超出解剖附着区(图 12.4),则可以保留先前的固定装置,避开原固定装置,并将新隧道放置在解剖位置(图 12.5)。另一种选择是拆除先前的固定装置,但这可能会破坏新隧道壁的稳定性,导致新移植物固定不充分。

当隧道定位不当并干扰新隧道的放置时,医生必须根据患者的情况进行个体化处理。翻修手术中的每个隧道都必须单独评估和处理。经胫骨 ACL 重建技术中股骨隧道会影响胫骨隧道放置;因此,医生应考虑独立的钻孔技术,以便在更水平和解剖位置上放置移植物。这些方法包括使用一个带可弯曲钻头的辅助内侧入口,钻孔时将膝关节置于过度屈曲位,或者采用由外向内的双切口钻孔技术,从而形成如 Bach[6]所述的分叉隧道。

与初次 ACL 重建一样,在解剖股骨足印中更水平放置移植物对于恢复膝关节旋转稳定性十分必要。翻修时,股骨隧道的位置不可以将就,应通过多种方法建立一个股骨解剖隧道。如果患者曾使用过金属界面螺钉固定,则可使用生物可吸收螺钉重新固定,以建立一个新的解剖隧道[7]。移除原有的移植物和内固定物会形成骨质空隙,已有报道可采用同种骨、异体骨或骨填充物来填充该空隙[8,9]。我们更习惯使用同种异体骨栓,关键是要有足够的结构稳定性能定植骨块并抵抗 ACL 移植物的拉伸力。

对于初次手术后的胫骨隧道定位不当,需要在胫骨上建立分叉隧道。使用可变角度的 ACL 定位器能创建可以使用界面的新隧道。如果怀疑固定不充分,可考虑使用纽扣或栓柱加强固定。当原隧道位置过于偏后时,采用经胫骨技术存在困难。需要注意,在隧道内口处,新移植物可因"雨刮效应"而引起移植物磨损。双束重建可用于解决这一问题:后外侧束使用原隧道,前内侧束使用新隧道。另一种选择是使用植骨材料填充隧道,并建立一条新的隧道。

翻修时,医生需要重点考虑移植物的选择,这在一期翻修手术中尤为关键。理想情况是采用 BTB 自体移植物进行骨–骨固定。如果初次手术使用了同侧髌腱移植物,则可以从对侧肢体取材,或者使用同种异体移植材料(带骨或单纯软组织)或自体软组织移植物。股四头肌自体移植是一期翻修的另一种选择。

移植物的固定是一期翻修手术的另一个重要问题。可选择金属或生物可吸收界面螺钉固定、悬吊固定、门形钉固定,或在纽扣或栓钉上捆扎缝合线。同样,使用螺钉固定时,骨与骨之间的融合是理想的,还可以根据需要加用辅助固定(图 12.6)。

作者偏好的技术

资深作者首选的 ACL 重建翻修技术是一期翻修,如果有需要,可使用同种异体骨栓[9]。患者取仰卧位,使用侧方立柱和带衬膝关节固定架以达到膝关节过度屈曲。如果计划从对侧肢体取材,则需要在对侧腿做好手术准备。进行标准的关节镜检查,并评估是否有相关损伤。所有其他损伤均根据需要处理,仅在必要时才移除初次手术中的内固定物。如果先前的内固定物明显超出了翻修隧道的位置,则将其留在原位。清除隧道内的移植物组织。对原骨隧道进行清理并扩髓,

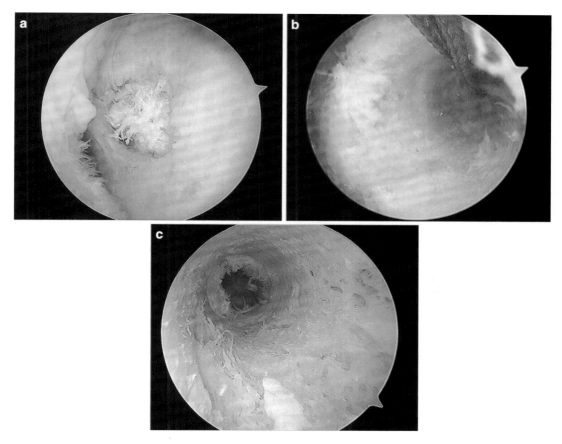

图 12.3　（a）关节镜下可见 ACL 股骨隧道在解剖位置，可以重复利用隧道进行翻修。（b）股骨隧道和（c）胫骨隧道的"关节镜隧道内观"用于评估是否有足够的骨壁。

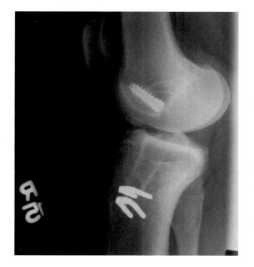

图 12.4　侧位 X 线片显示股骨隧道位置过于靠前。如果隧道超出解剖范围，可以保留内固定，以便安全地将新隧道放置在解剖位置。

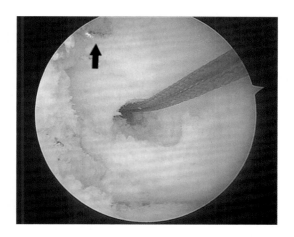

图 12.5　关节镜下观察新的股骨隧道在解剖位置，以及原股骨隧道固定物的位置（箭头所示）。

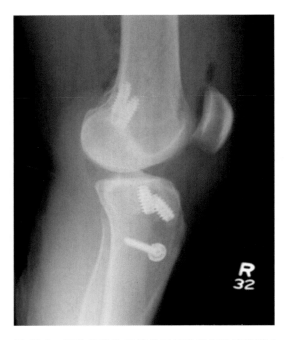

图 12.6 膝关节侧位 X 线片显示胫骨和股骨隧道内"堆叠"的界面螺钉,胫骨单独使用了固定栓为"辅助固定"。

填充同种异体骨栓,准备直径为 10~18mm 的多种尺寸(图 12.7a)。观察隧道,以确保隧道没有多余的组织且隧道壁满意。如果可行一期重建,但原隧道影响了新隧道,则应选择与隧道直径相同的同种异体植骨栓。用无菌生理盐水浸泡移植物。然后用骨捣将骨栓逆行敲入胫骨隧道,使用导针通过辅助内侧入路制备股骨隧道(图 12.7b)。骨栓可以用空心夯实器或扩张器插入(图 12.7c~e)。由于同种异体骨栓填充良好,可以在不考虑原隧道位置的情况下创建新的隧道。但是,应尽可能保持隧道内口在解剖位置的情况下分散制备新隧道,以免同种异体骨栓破碎。

术后康复

ACL 重建翻修术后,应根据患者的具体

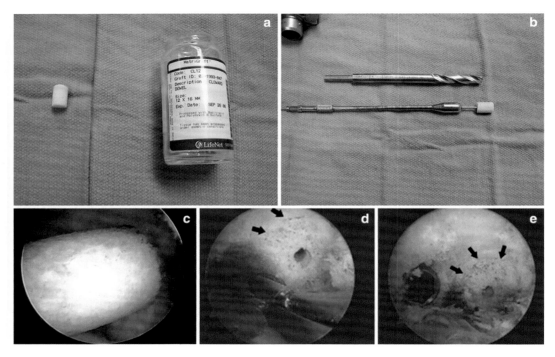

图 12.7 (a)同种异体骨栓植入物和(b)器械。将同种异体骨栓放在光滑的克氏针上,并用空心夯实器将骨栓冲击到位。(c)关节镜下骨栓置入股骨隧道。(d)关节镜下解剖位置上钻出新的股骨隧道和骨栓的位置(箭头所示)。(e)关节镜下采用金属界面螺钉固定髌腱移植物和同种异体骨栓的位置(箭头所示)。

情况制订康复计划。一般来说，康复计划不像初次 ACL 重建术后那么积极。康复初期的重点是活动范围，然后是力量训练。我们不常规使用连续被动运动装置。与初次重建一样，应进行闭链锻炼，尤其是在康复早期。

一期翻修结果

由于大量的伴随损伤（韧带、半月板或关节）可形成不同的患者群，以及缺乏大样本的资料，重建翻修术的结果并不像初次手术那样明确，如前所述，MARS 团队分析了此类数据[1]。他们报道，随访 2 年期间，SF-36 得到了改善，但是 15% 的患者接受了额外的手术，包括 ACL 再次翻修手术。Wright 等人的一项系统性回顾显示，ACL 重建翻修手术的效果不佳。数据显示，客观失败率为 13.7%，其中失败被定义为再次翻修手术，KT-1000 关节测量仪的侧侧差异> 5mm，或轴移试验为 2+ 至 3+ 级。主观效果评价（即 IKDC、Lysholm 和 Tegner）显示 ACL 翻修重建低于初次 ACL 重建，但与 ACL 缺损性膝关节相比有所改善。此外，伴随伤也起到重要作用。

手术时机延后可导致更多的关节内损伤。

（马寅华 译　李云飞 校）

参考文献

1. The MARS Group. Descriptive epidemiology of the multicenter ACL revision study (MARS) cohort. Am J Sports Med. 2010;38(10):1979–86.
2. Borchers JR, Kaeding CC, Pedroza AD, Huston LJ, Spindler KP, Wright RW, et al. Intra-articular findings in primary and revision anterior cruciate ligament reconstruction surgery. Am J Sports Med. 2011;39(9): 1889–93.
3. Ohly NE, Murray IR, Keating JF. Revision anterior cruciate ligament reconstruction. J Bone Joint Surg Br. 2007;89-B(8):1051–4.
4. Gwathmey F, Tompkins M, Gaskin C, Miller M. Can stress radiography of the knee help characterize posterolateral corner injury? Clin Orthop Relat Res. 2012;470(3):768–73.
5. Scott WN, editor. Insall & scott surgery of the knee. 5th ed. Philidelphia, PA: Elsevier; 2012.
6. Bach Jr BR. Revision anterior cruciate ligament surgery. Arthroscopy. 2003;19(10 Suppl 1):14–29.
7. Wegrzyn J, Chouteau J, Philippot R, Fessy M, Moyen B. Repeat revision of anterior cruciate ligament reconstruction. Am J Sports Med. 2009;37(4): 776–85.
8. Barrett GR, Brown TD. Femoral tunnel defect filled with a synthetic dowel graft for a single-staged revision anterior cruciate ligament reconstruction. Arthroscopy. 2007;23(7):796.e1–4.
9. Battaglia TC, Miller MD. Management of bony deficiency in revision anterior cruciate ligament reconstruction using allograft bone dowels: Surgical technique. Arthroscopy. 2005;21(6):767.e1–5.

第13章

二期ACL重建翻修：适应证与技术

Cory M. Edgar，Thomas DeBerardino，Robert Arciero

引言

初次 ACL 重建是一种非常常见的骨科手术。长期结果令人满意，75%~90%的病例报道结果良好[1-5]。然而，和所有的外科手术一样，该手术也会发生失败。ACL 重建后的复发性不稳定是一个多因素问题，可以将失败简单归为以下两种类型：创伤性和非创伤性失败。非创伤性复发性不稳定通常在术后"较早"发生。报道的失败包括移植物"韧带化"或组织生物失效、相关的后内侧或外侧松弛、半月板缺损、骨隧道扩大或溶解及"技术错误"[6-10]。近期的一篇综述报道，22%~75%的 ACL 重建翻修失败的常见原因是"技术错误"[11]。隧道定位不当是最常见的一种技术错误，可对翻修手术造成显著影响。

无论何种原因，翻修手术的成功取决于医生能否将骨隧道放置在适当的解剖位置，并提供足够的固定以保持移植物的位置和张力。因此，分期手术可以为 ACL 移植物的固定提供良好的骨量，同时不妥协骨隧道的位置[12]。目前仅一个团队报道了 ACL 重建失败二期翻修的结果。在一项连续治疗 49 例

患者的前瞻性研究中，仅对胫骨隧道进行髂骨移植，4 个月后 CT 扫描证实愈合，翻修时采用由外向内技术制备股骨隧道[12]。他们报道了这些患者术后平均 6 年且至少随访 3 年的结果。这一队列研究与由同一外科医生和资深作者进行的初次 ACL 重建的对照组进行了配对比较研究。翻修组的软骨、半月板病变发生率更高，其 IKDC 评分（61.8 比 72）较初次重建对照组差。随访终期，膝关节侧向松弛结果和对照组相比无明显差异。到目前为止，还没有数据支持或提示二期手术可以降低移植物失败率或改善主观结果。翻修患者的失败率接近 25%，但这项研究中没有失败的报道。在骨丢失或隧道扩大的情况下，提高愈合潜力和固定强度是获得膝关节稳定的关键。

分期 ACL 重建翻修有几种适应证（表 13.1），但是感染和骨丢失是最主要和最常见的指征。其中最常见的原因是需要植骨来治疗股骨或胫骨上过大的隧道，这些隧道影响了移植物的解剖放置。CT 扫描显示任何平面上隧道直径>15mm 是二期植骨手术的重要指征[1,2,9,12]。因内固定物移除导致的骨隧道扩大也需要进行二期手术。

表 13.1　二期翻修的适应证

绝对指征	相对指征
感染	同时行半月板移植
股骨隧道溶解(>15mm)	伴发的骨软骨病变需要行软骨移植(OATS;ACI)
胫骨隧道溶解(>15mm)	力线不良需要行截骨术
ACL 双束重建失败合并隧道缺损限制固定或移植物在解剖区域的放置	
残留内固定造成的骨丢失和随后产生的隧道缺损影响隧道的解剖定位	
初次 ACL 术后关节纤维化进行关节镜松解和手法松解,恢复膝关节完全运动后进行 ACL 翻修	

表 13.2　二期翻修的考量

优点	缺点
可能提高膝关节活动度:一期术后的康复训练	需要关注半月板或软骨损伤风险:膝关节缺损,手术间隔期间的风险
二期手术更类似于初次重建;手术时间更短	二期手术:手术和麻醉相关的风险;康复时间延长

理想的移植物固定和愈合依赖于骨隧道内口处结构完整且健康的活骨。通常情况下,移除内固定物、清除原移植物床至出血骨面、隧道错位导致隧道重叠,均会造成隧道内口直径显著增大。

即使采用了悬吊固定,也需要骨支撑移植物,更重要的是,骨支撑移植物应具有促进骨愈合的能力。因此,在缺乏足够的骨量或质量的情况下, 可考虑分期手术以优化骨,并提高移植物存活率。总之,是否进行二期手术取决于患者的具体情况,必须权衡风险和益处(表 13.2)。

技术

患者评估与初步准备

患者病史、体格检查、X 线片评价,以及尽可能回顾前次手术记录非常重要。ACL 翻修患者合并后外侧结构松弛是一个经常被忽视的重要问题。据报道,伴发病可高达 10%~15%[13],必须在评估时进行处理。感染伴或不伴 ACL 缺损或膝关节不稳定通常需要进行分期手术。然而,伴发的韧带松弛或半月板缺损(主要是内侧)可能会影响 ACL 翻修结构的长期存活率,可通过一期或分期手术来解决。

应在两个平面上测量骨隧道的直径:正位和侧位(图 13.1)。如果采用 ACL 双束重建(图 13.2)或者之前的翻修手术中使用了分叉隧道,股骨内口处可能存在大量的骨丢失,因此需要分期手术以利于植骨,这种情况并不少见。隧道定位不当是 ACL 移植失败的常见原因,可通过 X 线片进行评估[7,9,14]。如果存在膝内外翻,可拍摄髋至踝的站立位全长片来确定机械轴。胫骨高位截骨术(HTO)或股骨远端截骨术可以作为初期手术的一部分,术中需要取出内固定并进行隧道植骨以优化翻修过程。

举例说明使用二期技术的情况

病例 1:股骨和胫骨隧道移植及 HTO 降低平台后倾角的二期翻修

病例 1 的患者是一名 20 岁的女大学

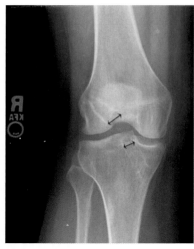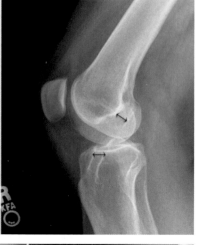

图 13.1　正位和侧位 X 线片显示从两个平面上测量骨隧道的大小和直径。

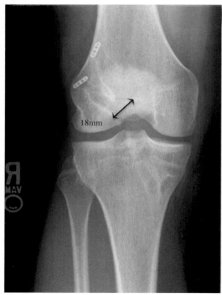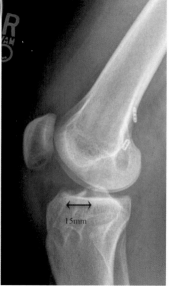

18mm

15mm

图 13.2　ACL 双束重建术后合并隧道扩大的 X 线片。

生,被诊断为慢性 ACL 缺失、内侧半月板损失,临床主诉膝关节不稳定影响活动而转诊至我院。患者因高中时(16 岁)参加足球运动,首次发生了 ACL 断裂,BTB 自体重建后 1 年内,在参加体育运动时因一次跳跃导致 ACL 重建创伤性失败。再撕裂 6 个月内,患者接受了同种异体肌腱一期 ACL 重建翻修手术。术后不到 1 年,膝关节再次损伤,并在关节镜下进行了内侧半月板部分切除术。患者仍然非常活跃地参与多项娱乐运动,但是

进行性不稳定和膝关节的"错位"限制了其活动能力。活动量增加后,患者膝关节轻度肿胀,膝关节内侧轻度疼痛。

体格检查显示轻度股四头肌萎缩(比对侧差 1.5cm),行走无力,0° 和 30° 的内外翻应力检查显示内外侧复合体无明显松弛。卧位外旋拨号试验阴性,Lachman 试验为 3+ 且无终点,临床检查存在轴移,屈曲旋转抽屉明显阳性。关节线内侧和外侧均有轻度压痛。后抽屉无松弛并伴有稳固终点。X 线片显示

内侧关节间隙变窄、骨隧道扩大、垂直的股骨隧道和偏后的胫骨隧道(图 13.3)。站立位髋关节至膝关节 X 线片显示膝内翻，而 MRI 证实 ACL 缺损和股骨隧道内口处存在骨丢失，这将影响固定和骨–腱的接触愈合(图 13.4)。

患者的体位是确保完全充分显露的关键。我们使用一个圆形带衬垫的固定支架，顶部可以移除，允许在低位前内侧辅助入路钻股骨隧道时，膝关节可以高度屈曲(图 13.5)。圆形支架顶部的衬垫取下后，膝关节可以极度屈曲做股骨隧道的操作。

关节镜下确认放射学及 MRI 发现的骨丢失，通过辅助前内侧入路取下金属内固定螺钉后，股骨侧骨丢失更明显。清除残留的 ACL 移植物后，取下两个螺钉并将孔扩大，以免残留移植物。通过在股骨隧道中徒手使用导针，在胫骨上使用 ACL 导向器将导针居中放置来完成。隧道内用 14mm 钻头扩孔，以去除所有残留的移植物组织。将同种异体股

骨头制成的同种异体骨栓植入骨隧道。骨栓的尺寸为 15mm×10mm，可在已扩至 14mm 的移植隧道内进行压配固定(图 13.6)。

内侧间室表现为中度关节磨损，内侧半月板残余占周缘的 40%~50%。术前力线片显示机械轴经过接近 50% 内侧平台的位置(图 13.4a)。准备行 HTO 时，矢状面角度或胫骨后倾角不容忽视；这例患者测量到的角度约为 14°(图 13.3)，略高于正常范围(8°~10°)。在这种情况下，HTO 是有意义的，可恢复正常机械轴，并减小矢状面倾斜度以保护二期重建翻修的 ACL(图 13.7)。调整倾斜度的方法是将 Puddu 钢板尽可能放在胫骨内侧皮质的后方，并使用对侧倾斜角度的金属楔形物(右膝使用左侧植入物)以减小后倾斜度。在确定进行 ACL 重建前，需要通过连续的 X 线片和 CT 扫描检测植骨和 HTO 的愈合情况。翻修重建时需要取出内侧 Puddu 钢板和螺钉。Puddu 钢板造成的胫骨内侧皮质缺损，

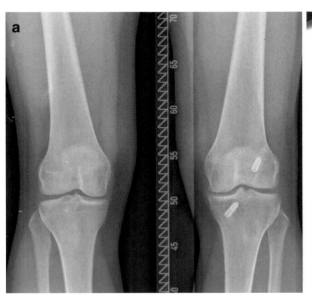

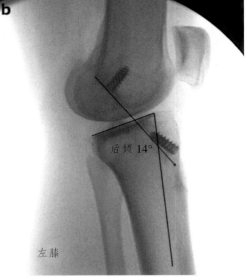

图 13.3　病例 3 的初始影像：站立位 X 线片。(a)一名 20 岁的女性足球运动员左膝 ACL 翻修失败。(b)侧位片显示胫骨隧道放置偏后，胫骨矢状面后倾过大，骨隧道内口为 14~16mm。

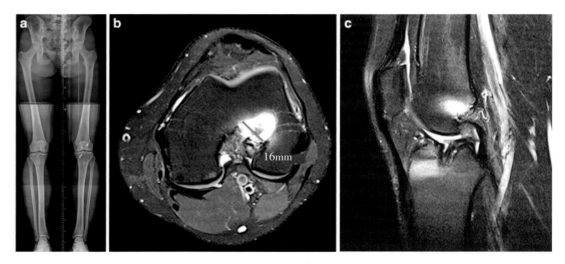

图 13.4 术前影像。(a)站立位机械轴髋关节至踝关节 X 线片,显示膝外翻及负重轴通过内侧间室。(b)MRI 显示股骨隧道足印处隧道扩大。(c)侧位 MRI 显示胫骨后方隧道和内口扩大。

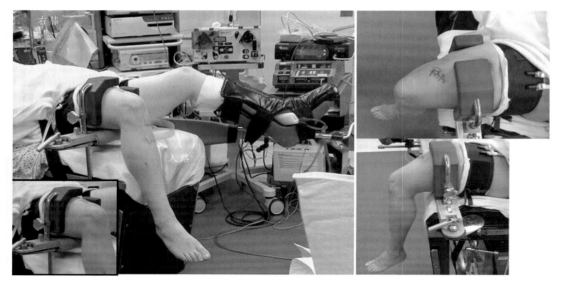

图 13.5 患者取仰卧位,腿放置在高于床面的支架中。患者使用近端止血带来保证视野更加清晰。在膝关节过度屈曲时,进行股骨隧道操作,由巡回护士从铺单下取出顶部衬垫。

可使用圆柱形扩环钻在建立胫骨隧道时取下的骨来移植修复。

一期治疗 6 个月后,尽管没有 ACL,但患者的稳定性得到改善且未出现疼痛。目前,患者正在等待学校的日程安排,以便进行二期治疗,即拆除 Puddu 钢板,进行自体腘绳肌肌腱 ACL 重建(表 13.3)和双侧悬吊固定。

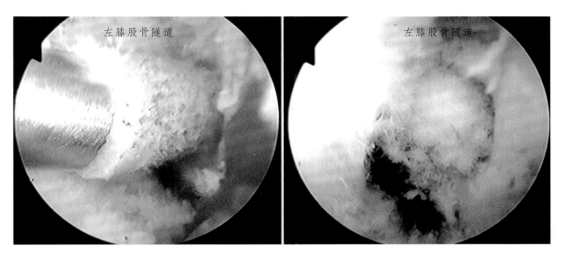

图 13.6　从同种异体股骨头获得的同种异体骨栓。将 15mm 的骨栓压入扩髓至 14mm 的股骨隧道内。移植物被填充到缺损处，最小深度为 10mm。通过辅助前内侧入路将植骨材料置入股骨隧道，并在直视下使用骨捣敲入。

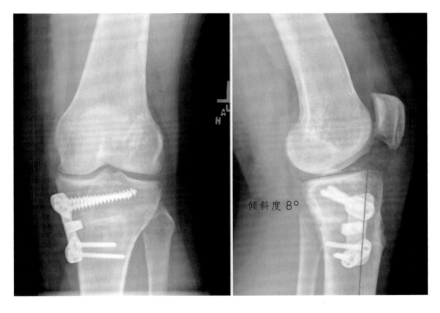

倾斜度 8°

图 13.7　二期 ACL 重建翻修第一阶段完成后，左膝随访 X 线片显示胫骨和股骨隧道愈合，胫骨后倾角减少到 8°。在进行 ACL 重建（第二阶段）之前，取下 Puddu 钢板，用胫骨隧道取出的骨植骨。

病例 2

病例 2 的患者是一名 21 岁的女性，17 岁时因非接触性损伤而导致 ACL 断裂。伤后 3 个月内采用自体腘绳肌肌腱、股骨 Endobutton 固定和胫骨界面螺钉固定进行了重建。术后 1 年内因一次外伤导致膝关节急性肿胀和不稳定。19 岁时，患者使用带髌骨的中 1/3 股四头肌肌腱进行了一期 ACL 重建翻修。手术记录显示，翻修隧道位于原隧道周围。患者主诉翻修后膝关节从未真正稳定过，几乎限制了所有体育活动。问题不是疼痛,而是膝关节有种"错位"感,这种情况大约1个月发生一次。初步 X 线片显示巨大的骨隧道伴明显的溶解和骨丢失,尤其是在胫骨上,"融合"的胫骨隧道几乎侵蚀了胫骨平台的前 1/3(图 13.8)。MR 显示前两次手术中堆叠的界面螺钉,以及一个变细的移植物,但临床上并无功能(图 13.9)。利用 CT 扫描测量

表 13.3　植骨选择

自体骨	异体骨 / 植骨替代物
髂骨嵴:骨栓或零碎骨	同种异体骨片 (骨传导)
局部骨:胫骨近端或股骨远端	同种异体脱钙骨基质,DBx Ⓒ putty (骨传导)
	同种异体骨:骨栓来源于新鲜冷冻骨(股骨头)
	人工骨替代物:OsFerion Ⓒ 楔形块(Arthrex)

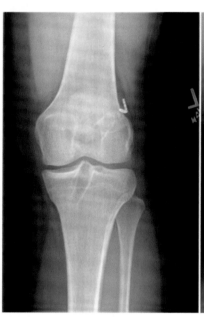
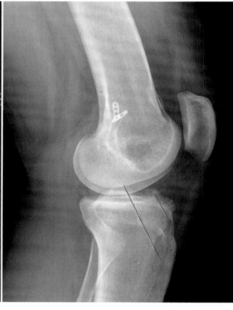

图 13.8　在最初的临床评估中拍摄的正位和侧位 X 线片,显示大量的骨丢失,特别是翻修手术"围绕"先前的骨隧道后产生胫骨上"融合">15mm 的胫骨隧道。

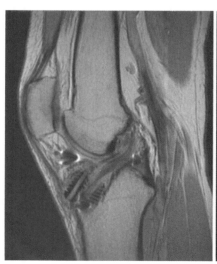
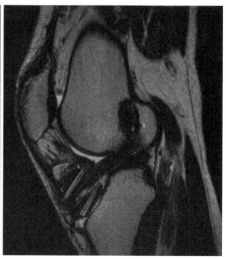

图 13.9　侧位 MRI 显示移植物完整但是变薄,前两次 ACL 重建后堆叠的界面螺钉,胫骨平台内没有愈合或骨形成。

骨丢失情况，在前后平面，胫骨隧道为24mm，在矢状面为15mm，提示存在巨大的骨缺损，需要植骨分期处理(图 13.10)。

一期手术重点的是取出所有会影响新移植物固定或愈合的残留内固定物。在本病例中，生物复合材料因界面螺钉而被移除。图 13.11 显示骨隧道侧面和内部形成瘢痕。应使用刨刀、钻头或刮匙将这些组织彻底清创至出血的骨面，以促进移植物的愈合(图13.11)。在股骨侧，将一根导针插入隧道并穿过远侧皮质，以此为导向磨除未愈合的移植物或不必要的骨，然后用自体松质骨填充骨隧道，或者和本病例一样使用骨移植替代物(图 13.12)。用骨捣将移植材料夯实，压配和完全填充隧道缺损。本病例因胫骨缺损较大而选择合成移植物，合成移植物无数量限制(图 13.12)。术后连续拍摄 X 线片以监测植骨融合情况，二期手术和 ACL 翻修前至少需要 4~6 个月进行骨重建(图 13.13)。一期手

术和二期手术期间，通过物理疗法来增强股四头肌肌力和膝关节的活动范围。通常情况下，患者无明显的膝关节不稳定，但我们建议使用支具以防止复发性半脱位导致半月板损伤。

分期手术技术的优点是使最终重建更容易，并且可以采用初次 ACL 重建技术来完成二期手术。重建股骨和胫骨骨储备从而形成健康、有血供的骨骼，以利于固定和腱–骨融合(图 13.14)。在本病例中，使用同种异体肌腱是因为患者初次手术和翻修手术中使用了自体腘绳肌肌腱和带骨的股四头肌肌腱(表 13.3)。将一根腓骨长肌腱折叠成四股Y 形，并用皮质纽扣悬吊固定在股骨上，股骨双束隧道各 8mm，胫骨单隧道为 12mm (图13.14)。X 线片可显示皮质纽扣位置和解剖位置愈合的骨隧道(图 13.15)。术后开始积极的康复治疗，二期手术后 1 年患者满意且移植物稳定。

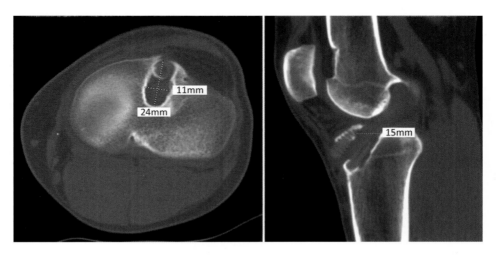

图 13.10　横断位和矢状位 CT 图像显示有意义的胫骨隧道直径：横断面前后径为 24mm，矢状面为 15mm。

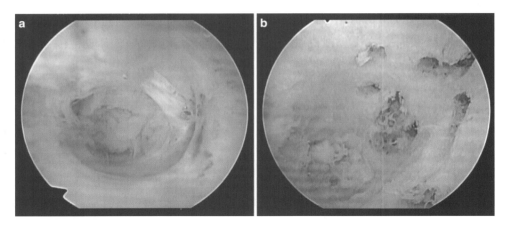

图13.11   术中图像:扩髓前向下观察胫骨隧道(a),注意纤维组织和残存的移植物。(b)在同一隧道扩髓并做植骨准备后,磨至出血性松质骨以供植骨填充,并促进愈合。清创至出血骨,以便最大限度地促进骨愈合。

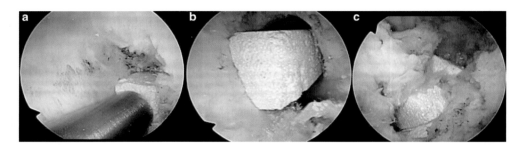

图13.12   使用 Osferion ⓒ楔形块(Artrex, Inc.)进行股骨隧道(a~c)植骨时的关节镜图像。将合成的骨传导移植物植入隧道内,使其完全填充。胫骨缺损需要多个楔形块才能完全填充。用骨捣将移植材料填塞到隧道内。注意:无论使用何种移植材料填充缺损,隧道清创至出血骨都是必不可少的。

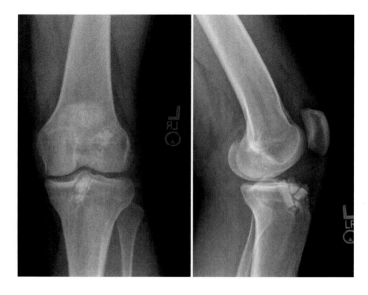

图13.13   骨缺损骨移植术后正位及侧位 X 线片。完全填充胫骨缺损需要多个 OsFerion ⓒ楔形块(Artrex, Inc.)。楔形块是由 β−三磷酸钙（β−TCP）组成,在 X 线片上很容易显示。

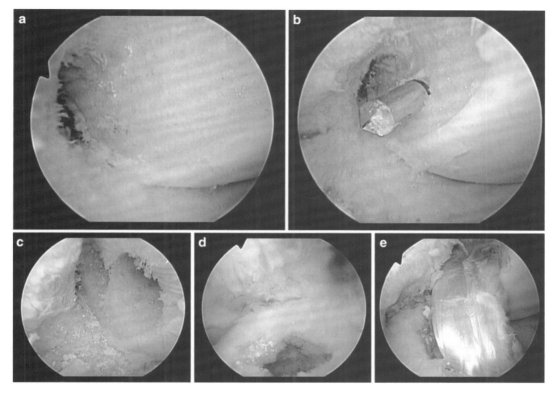

图 13.14 ACL 重建翻修骨移植术后 6 个月左膝的关节镜图像。(a)股骨足印区显示股骨外侧壁完全愈合和重建,但仍可以看到一些残留的磷酸钙晶体。(b)利用 FlipCutter ⓒ (Artrex,Inc.)逆行钻取股骨双束重建的第一个(后外侧)隧道。(c)股骨外侧壁上的两条隧道。(d)单个胫骨隧道,具有良好的重组骨量。(e)最后重建的 ACL 编制体,同种异体双束腓骨长肌腱折叠成 Y 形,双股骨隧道采用悬吊固定。

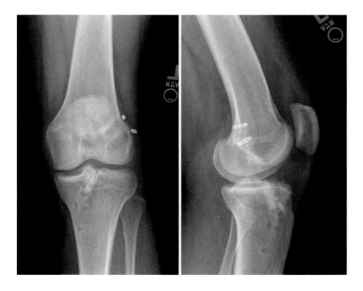

图 13.15 二期手术和最终 ACL 翻修术后的 X 线片。两个皮质纽扣悬吊固定和胫骨内口界面螺钉固定。

(马寅华 译 李云飞 校)

参考文献

1. Allen CR, Giffin RJ, Harner CD. Revision anterior cruciate ligament reconstruction. Orthop Clin N Am. 2003;34:79–98.
2. Bach Jr BR. Revision anterior cruciate ligament surgery. Arthroscopy. 2003;19 Suppl 1:14–29.
3. Bach Jr BR, Tradonsky S, Bojchuk J, et al. Arthroscopically assisted anterior cruciate ligament reconstruction using patellar tendon autograft. Am J Sports Med. 1998;26:202.
4. Lind M, Menhert F, Pedersen AB. The first results from the Danish ACL reconstruction registry: epidemiologic and 2-year follow-up results from 5,818 knee ligament reconstructions. Knee Surg Sports Traumatol Arthrosc. 2009;17:117–24.
5. Shelbourne KD, Gray T. Anterior cruciate reconstruction with autogenous patellar tendon graft followed by accelerated rehabilitation: a two- to nine-year follow-up. Am J Sports Med. 1997;25:786–95.
6. Getelman MH, Friedman MJ. Revision anterior cruciate ligament reconstruction surgery. J Am Acad Orthop Surg. 1999;7:189–98.
7. Archibald JD, Baer GS. Complications of anterior cruciate ligament reconstruction. In: Norman Scott W, editor. Surgery of the Knee, Insall & Scott (Chapter 48). 5th ed. Elsevier, Philadelphia, PA; 2012. p. 428–33
8. Carson EW, Anisko EM, Restrepo C, Panariello RA, O'Brien SJ, Warren RF. Revision anterior cruciate ligament reconstruction: etiology of failures and clinical results. J Knee Surg. 2004;17:127–32.
9. George MS, Dunn WR, Spindler KP. Current concepts review: revision anterior cruciate ligament reconstruction. Am J Sports Med. 2006;34:2026–37.
10. Wetzler MJ, Bartolozzi AR, Gillespie MJ, Rubenstein DL, Ciccotti MG, Miller LS. Revision anterior cruciate ligament reconstruction. Oper Tech Orthop. 1996;6:181–9.
11. Kamath GV, Redfern JC, Greis PE, Burks RT. Revision anterior cruciate ligament reconstruction. Am J Sports Med. 2011;39(1):199–216.
12. Thomas NP, Kankate R, Wandless F, Pandit H. Revision anterior cruciate ligament reconstruction using a 2-stage technique with bone grafting of the tibial tunnel. Am J Sports Med. 2005;33:1701–9.
13. Gersoff WK, Clancy Jr WG. Diagnosis of acute and chronic anterior cruciate ligament tears. Clin Sports Med. 1988;7:727–38.
14. Harner CD, Giffin JR, Dunteman RC, et al. Evaluation and treatment of recurrent instability after anterior cruciate ligament reconstruction. Instr Course Lect. 2001;50:463–74.

第 14 章

ACL双束重建失败的翻修

Paulo H. Araujo, Karl F. Bowman Jr., Chealon D. Miller, Freddie H. Fu

引言

ACL 解剖双束(DB)重建是通过单独重建前内侧(AM)束和后外侧(PL)束从功能上修复 ACL 的自然尺寸、胶原方向和起止点。这一操作的基本原则包括:对 ACL 自然解剖的认识、个体化手术技术、重塑 ACL 足印区,以及尽可能维持伤前合适的张力以再造韧带的自然功能[1]。生物力学研究表明,ACL 双束重建比单束重建能更好地恢复旋转和平移稳定性[2,3]。临床研究同样证明,其在膝关节稳定性的主客观评价和重返活动方面的有利结果[4-6]。

然而,ACL 重建术后有少量患者主诉关节不稳定[7,8]。在采用 van Eck 等人的方法分析失败率时,年轻患者同种异体 ACL 单束重建(失败率为 11%)或双束重建(失败率为 13%)的差异无统计学意义[9]。Suomalainen 等人最近的一项研究发现,双束重建的失败率(4%)低于单束重建(15%),但该研究是依据 MRI 来判断重建失败的[10]。

有多种因素可以影响手术的成败,包括手术技术、辅助韧带稳定性的完整程度、术前膝关节松弛度、关节和半月板软骨状况、移植物选择、术后康复和患者期望[8]。双束重建失败和随后的翻修手术需要考虑更多因素,包括多个隧道、先前放置的内固定及单束与双束移植物断裂[11]。ACL 重建翻修的目标和初次重建相同,但需要仔细辨别移植失败的原因,以便进行额外的手术或处理。本章将介绍目前处理 ACL 双束重建失败的评价方法和手术技术。

失败原因

初次 ACL 双束重建与单束重建失败的原因相同,包括多个隧道、固定装置和移植物张力等技术原因导致的高失败风险。膝关节过度受压导致 AM 束和 PL 束的张力失衡,从而造成术后膝关节屈曲挛缩或移植物延长[12,13]。隧道位置的变化也会改变膝关节的生物力学功能,并在膝关节运动过程中影响移植物的应力。移植失败常见的模式是 AM 束和 PL 束中间实质部断裂,但也可能出现 AM 单束移植物断裂伴 PL 束完整或拉长的情况[11]。图 14.1 总结了 ACL 重建失败最重要的机制。

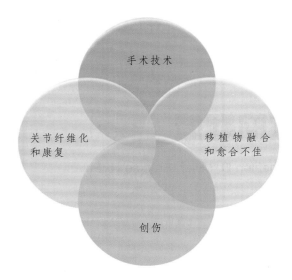

图 14.1 图示 ACL 失败的可能原因,重叠区域提示失败率较高。

制订治疗计划时,必须考虑多种因素,包括移植失败的类型和病因、患者的症状和主诉、手术翻修的时机和可能的分期步骤。

体格检查

通过特定的试验来判断 ACL 是否松弛。值得注意的是,双束重建中可能会出现单束移植失败。因此,应同时分析 Lachman 试验、前抽屉试验和轴移试验的结果。Lachman 试验阳性、前抽屉试验阴性或轴移试验弱阳性,可能提示 AM 束撕裂;而轴移试验阳性、Lachman 试验和前抽屉试验阴性,则提示 PL 束撕裂。

上述试验可检查 ACL 前后或旋转方向的松弛,但本质上都属于主观方法。KT-1000 (Medmetrics,San Diego,USA) 提供一种精准测量前后移位的客观方法。此外,利用简便方法测量轴移的研究仍在研发中。

影像学检查

X 线片

再次受伤的膝关节可通过一套完整的 X 线序列来进行初步影像学评估,包括髌骨 Merchant 位、屈膝 45°负重前后位和侧位、完全伸直前后位。这些影像学图像能评估内固定位置、退行性变、畸形及伴发的骨折或撕裂,以及股骨和胫骨隧道扩大、角度和位置。Illingworth 等人认为,正位 X 线片上股骨隧道角度<30°提示为非解剖隧道,>30°则提示为解剖隧道[14](图 14.2)。

在肢体外翻或内翻的患者中,负重全长 X 线片可以量化下肢轴线。

MRI

MRI 被认为是证实 ACL 移植物撕裂的

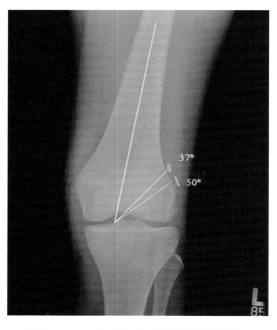

图 14.2 ACL 解剖双束重建的股骨隧道角。

金标准,可同时识别伴随的关节内病变。除了常规的 MRI(矢状位、冠状位、轴位),还需要扫描和 ACL 解剖走向相同的特殊截面(如斜冠状位、斜矢状位),以显示完整的韧带[15]。MRI 不仅可以诊断移植物断裂,也可用于评估手术伴随的损伤、隧道定位和移植物方位。应常规测量胫骨止点大小、ACL 长度、ACL 倾斜角及股四头肌和髌腱在矢状位上的厚度,以帮助确定 ACL 翻修方案和移植物来源。如果可以得到初次损伤的 MRI,应直接对比原来止点大小、ACL 长度和倾斜角度(图 14.3)。以上方法可以提供 ACL 原有解剖的信息,这对于术前 ACL 重建翻修方案的制订至关重要。

三维(3D)CT 扫描

我们常规应用三维 CT 重建来评估 ACL 重建失败、辨别原隧道及与手术技术无关的骨缺损(图 14.4)。初次双束重建后,三维 CT 检查尤为重要,由于存在多个隧道,一期或二期的翻修方案必须仔细规划。

适应证和禁忌证

总之,ACL 双束重建后翻修的适应证和禁忌证应与初次手术一致。ACL 双束重建后复发性不稳定,可采用重建翻修治疗。参与跑停、跳跃、旋转运动的患者也适合手术治疗。

相反,无症状、要求不高或老年患者应

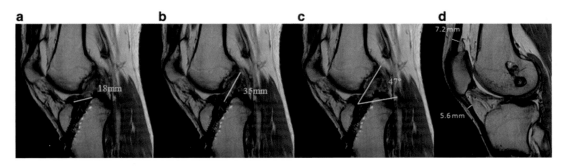

图 14.3　MRI 术前测量。

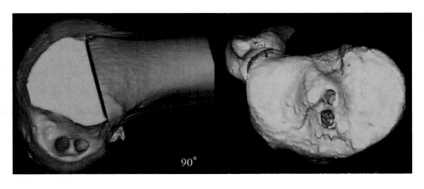

图 14.4　ACL 解剖双束重建的三维 CT 扫描。

采取非手术治疗。同样,多次 ACL 重建失败的患者再次手术之前必须仔细规划。个体解剖、生物力学和行为因素可导致手术失败,必须予以干预。

术前计划

ACL 重建翻修前,需要了解手术失败的主要原因,并进行病史问询、体格检查和影像学检查。首先要明确采用一期还是二期翻修手术。

当原隧道为解剖隧道且没有扩大的证据时,首选一期翻修手术。对于这类患者,可利用原隧道进行双束翻修(图 14.5)。或者将两个隧道合并为一个隧道后,创建一个新的隧道来进行 ACL 单束重建。如果其中一个隧道扩大,而另一个保持原样,这种方法是最佳的选择(图 14.6)。

对于非解剖双束重建,可通过以下几种方法来进行一期手术干预。

1. 胫骨隧道和股骨隧道都是非解剖放置:完全非解剖双束重建比较罕见,我们推荐解剖单束重建翻修技术。虽然可以把 AM 束放在过顶位置进行安全的双束重建,但多个隧道会增加髌骨折的风险(图 14.7)。在胫骨侧,PL 束和 AM 束通常在解剖位置或非常接近解剖位置,可以重复利用。如果计划单束重建手术,可使用离胫骨解剖位置最近的隧道。

2. 如果一个隧道被解剖放置,另外一个完全非解剖放置:①解剖隧道置于止点的中央部:可以处理该隧道后再进行单束重建翻修(图 14.8)。隧道边缘需要新鲜化或扩大以便移植物通过。这种方法保护了髁的骨量,简化了翻修步骤。②解剖隧道置于 PL 束或 AM 束位置(图 14.9):这类患者可采用双束

或单束翻修。如果选择双束技术,则应保留解剖隧道,同时对错误隧道进行新的钻孔和制备。如果选择单束技术,解剖隧道应向止点中心位置偏心性扩大,并转为标准解剖单束隧道。

3. 当隧道部分占据解剖止点,但该位置并不合适进行一期翻修重建时,应分二期翻修。在这种情况下,尝试在解剖位置创建新的隧道,会导致隧道汇聚或者骨缺损及髌骨折的风险。

最后,如果股骨髁间窝的外侧壁严重破坏,无法使用原隧道或创建一个新的隧道,建议使用"过顶"技术。类似的技术也可用于双束翻修,即 AM 移植物放置在过顶位置,而 PL 移植物通过一种标准的股骨隧道方法放置(图 14.7)。

移植物选择

依据患者的需求选择移植物类型,理想的移植物可以修复 ACL 自然止点范围的 80%~90%。根据可选的移植物、术前 MR 及翻修所需的移植物数量来做出选择。现有三种类型的移植物,包括人工韧带、自体移植物和同种异体移植物[16]。作者首选自体移植物,其次是同种异体移植物。

初次手术和翻修手术常用的自体移植物包括腘绳肌肌腱、股四头肌-髌腱、髂胫束和 BTB 移植物。初次手术时使用一种自体移植物,会影响其在翻修手术中的再次使用。大多数初次 ACL 重建通常选择一种自体腘绳肌肌腱移植物、BTB 移植物或同种异体移植物。ACL 翻修则常选择股四头肌肌腱[17],该腱足以提供粗大的移植物,且附带的髌骨块可以达到有效的隧道填塞。也可以选择初次

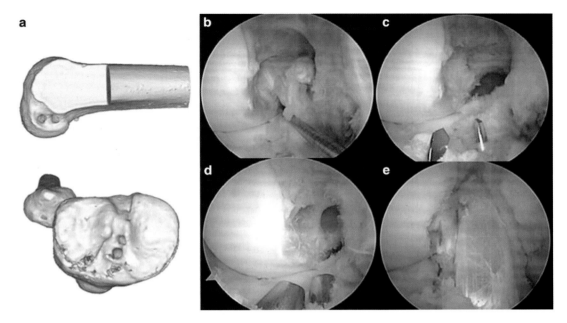

图 14.5　初次 ACL 解剖双束重建后的解剖双束翻修手术。(a)3D–CT 显示双束解剖位置。(b)中央入路关节镜下可见损伤的移植物。(c)AM 束和 PL 束胫骨隧道钻孔。(d)所有隧道(两个股骨端、两个胫骨端)准备移植物穿过。(e)终貌。

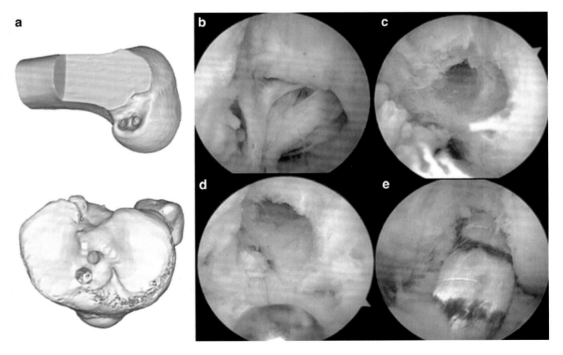

图 14.6　初次 ACL 解剖双束重建后的解剖单束翻修手术。每个止点的两个隧道变成一个。(a)3D–CT 显示双束的解剖点。(b)中央入路关节镜下可见损伤的移植物。(c)AM 束和 PL 束股骨隧道各自分开。(d)AM 束和 PL 束股骨隧道合并为一个隧道。(e)终貌。

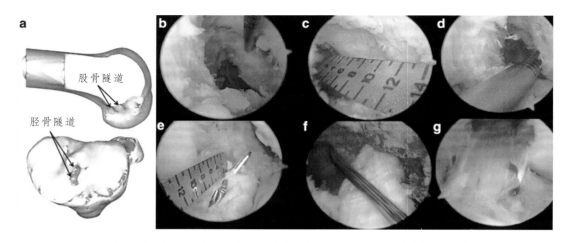

图 14.7 初次 ACL 非解剖双束重建后的双束翻修手术。(a)3D–CT 显示股骨非解剖隧道和胫骨解剖隧道。(b)探测原股骨隧道。(c)股骨止点测量。(d)新的 PL 束股骨隧道钻孔。(e)胫骨隧道钻孔,测量证实它们之间所需的空间。(f)股骨 PL 束和过顶位 AM 束通道准备。(g)AM 束和 PL 束移植终貌。

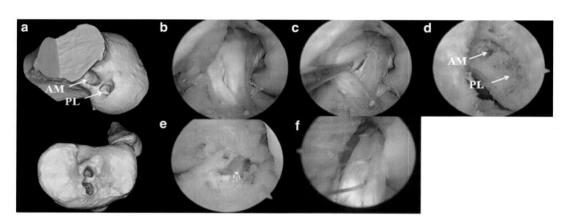

图 14.8 初次 ACL 非解剖双束重建后的单束翻修手术。(a)3D–CT 显示股骨侧 ACL 止点的 PL 束隧道和过高的 AM 束隧道。胫骨隧道定位恰当。(b,c)中央入路关节镜下可见拉长的移植物。(d)AM 束和 PL 束隧道位于髁间侧壁的内口。(e)胫骨隧道扩大。(f)终貌。

重建中没有切取的其他自体移植物,例如,如果初次重建时使用了 BTB,翻修时则可以使用腘绳肌肌腱,反之亦然。对侧膝关节也可以作为翻修时自体移植物的来源。

同种异体组织也可用于翻修手术。跟骨–跟腱、BTB、同种异体软组织(髂胫束、胫前或胫后肌腱、腘绳肌肌腱或腓骨长肌腱)可用于 ACL 重建翻修,有助于缩短手术时间、降低致残率低。同种异体移植物的优点是有更大的骨块用于填充大的隧道,缺点是存在免疫反应、疾病传播的风险,且融合延迟[17–19]。

总则和入路

我们通常采用关节镜下三通道入路技术[20]。一期重建时,诊断性关节镜检查可采用高位前外侧入路。前内侧入路(中央入路)通常用于观察股骨止点的前内侧束和后外侧束(图 14.10)，而辅助内侧入路主要作为工作入路。标准的高位前外侧入路用于观察胫骨止点。首先，明确破损移植物的损伤类型。清理胫骨的解剖止点，并以骨性标志物标识，因为双束韧带的残端会因以前的重建而变得不清晰。股骨止点也应辨别和标记。膝关节屈曲 90°时，股骨止点的 AM 束和 PL 束水平排列。外侧髁间嵴位于 ACL 股骨止点的

上缘[21]，嵴的分叉分开 ACL 前内侧和后外侧止点[21]。测量标记的止点的长度和宽度。如果 AM 束和 PL 束在止点的联合长度为 14~18mm，可选择单束或双束重建翻修。如果 >8mm，我们优先选择解剖双束重建翻修。如果<14mm，建议采用解剖单束重建。

在翻修病例中，骨性标志通常无法目测(图 14.11)，这时可将髁间窝外侧壁下 1/3 作为股骨隧道的解剖止点[1]。在缺乏骨性标志的情况下，可采用 Bernard 和 Hertel 描述的

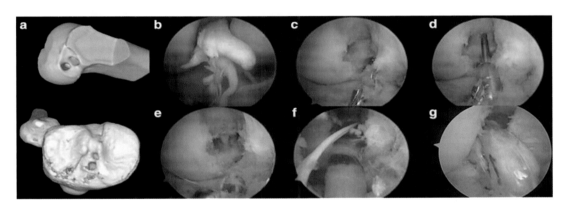

图 14.9　初次 ACL 非解剖双束重建后的双束翻修手术。(a)3D–CT 显示解剖股骨侧 PL 束位置和非解剖的 AM 束隧道。(b)中央入路关节镜下可见损伤的移植物。(c)胫骨隧道钻孔。(d)通过胫骨 PL 束隧道，准备对股骨侧解剖 AM 束隧道钻孔。(e)所有隧道准备移植物穿过。(f)PL 束隧道移植物和通过 AM 束隧道用于移植物通道的缝线。(g)终貌。

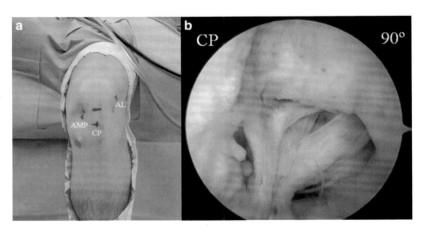

图 14.10　(a)三通道入路技术。(b)中央入路关节镜下可评估外侧壁和移植物残端。

X 线辅助透视象限法[22]。

手术技术

ACL 双束重建可采用几种不同的技术：两个隧道在股骨侧，两个隧道在胫骨侧，这是最常见的方法；两个隧道在胫骨侧，一个隧道在股骨侧，反之亦然，如使用股四头肌肌腱带骨块进行双束重建时。因此，以下技术适用于初次双束重建。

初次解剖双束重建

必须对股骨侧和胫骨侧 AM 束隧道和 PL 束隧道先前放置螺钉的位置进行评估。如果存在内固定，应予以移除。将导针放在前内侧隧道中，并扩大隧道至合适大小(图 14.12)。

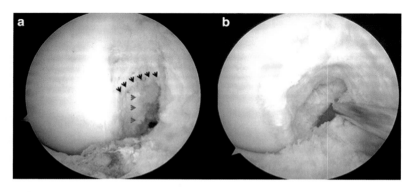

图 14.11　中央入路关节镜下初次损伤的膝关节外侧壁(a)和 ACL 双束重建后再次损伤的膝关节(b)。(a)髁间嵴以黑色标记，分叉嵴以红色标记。(b)未见初次双束重建后的髁间嵴。

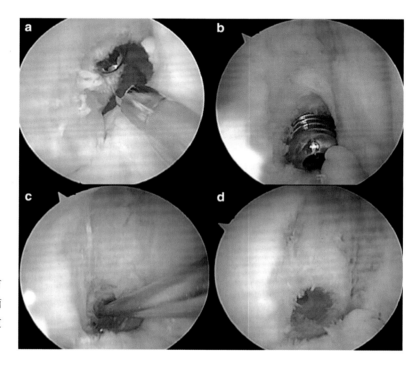

图 14.12　再次损伤的膝关节的手术评估。(a,b)移除界面螺钉。(c,d)翻修手术的隧道制备。

经内侧辅助入路在后外侧隧道放置导针,并扩大到合适大小。在胫骨侧,将尖对尖钻孔导向器重新钻入 AM 束和 PL 束隧道。一旦位置确定,放置传递缝线,移植物可依次穿入各自的隧道。先传递 PL 束移植物,然后是 AM 束移植物(见图 14.5)。

初次非解剖双束重建

在股骨侧或胫骨侧移植 AM 束或 PL 束时,通常使用原隧道。需要测量胫骨和股骨足印的大小,以确保足印>14mm,并能完成双

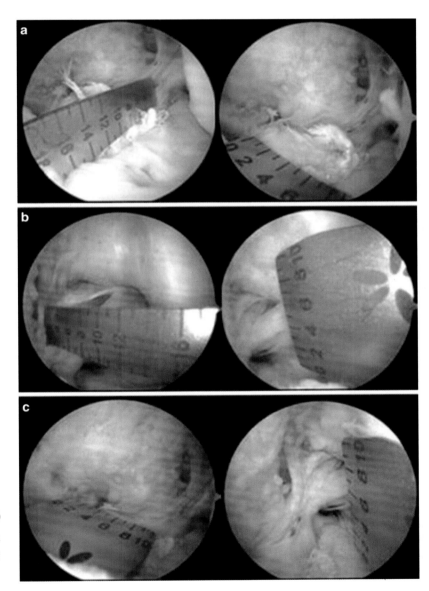

图 14.13 术中测量。(a)胫骨止点测量。(b)股骨止点测量。(c)髁间窝的宽度和高度测量。

束重建翻修。若足印过小,则应进行单束重建
(图14.13)。

如果胫骨侧先前的隧道为解剖位置的
PL束隧道,而非解剖位置的AM束隧道,则
应创建一个新的前内侧隧道。如果没有足够
的空间来创建新的AM束隧道,可将这两个
隧道合并为直径10~11mm的隧道,以容纳
AM束和PL束移植物。这种方法同样适用于
非解剖位置的PL束隧道和解剖位置的AM
束隧道。如果有足够的空间,则应创建一个新
的PL束隧道。否则,应合并为直径10~11mm
的隧道,以容纳AM束和PL束移植物。如果
存在严重的骨溶解,应考虑骨移植物,并依据
上文描述的解剖标记钻两个新的隧道。

在股骨侧,通常可以再利用一个隧道。如
果PL束隧道是非解剖隧道,而AM束隧道为
解剖隧道,通常会有充足的空间来钻一个新
的PL束隧道。如果AM束隧道是非解剖隧
道,而PL束隧道是解剖隧道,可在其解剖位
置钻一个新的AM束隧道。如果存在内固定
物阻挡或薄骨桥,可采用过顶技术(见图
14.7)。我们的经验是:两个隧道为非解剖且
接近自然止点的病例较少见,可进行二期手
术(植骨和创建两个新的隧道)。如果两个隧
道远离自然止点,可选择一期单束技术翻修
重建,以减少髌骨折的风险。

(郑青全 译　李云飞 校)

参考文献

1. Eck CF, Schreiber VM, Liu TT, Fu FH. The anatomic approach to primary, revision and augmentation anterior cruciate ligament reconstruction. Knee Surg Sports Traumatol Arthrosc. 2010;18(9):1154–63.
2. Musahl V, Bedi A, Citak M, et al. Effect of single-bundle and double-bundle anterior cruciate ligament reconstructions on pivot-shift kinematics in anterior cruciate ligament- and meniscus-deficient knees. Am J Sports Med. 2011;39(2):289–95.
3. Bedi A, Musahl V, O'Loughlin P, et al. A comparison of the effect of central anatomical single-bundle anterior cruciate ligament reconstruction and double-bundle anterior cruciate ligament reconstruction on pivot-shift kinematics. Am J Sports Med. 2010;38(9):1788–94.
4. Fu FH, Shen W, Starman JS, Okeke N, Irrgang JJ. Primary anatomic double-bundle anterior cruciate ligament reconstruction: a preliminary 2-year prospective study. Am J Sports Med. 2008;36(7):1263–74.
5. Toritsuka Y, Amano H, Kuwano M, et al. Outcome of double-bundle ACL reconstruction using hamstring tendons. Knee Surg Sports Traumatol Arthrosc. 2009;17(5):456–63.
6. Hussein M, van Eck CF, Cretnik A, Dinevski D, Fu FH. Prospective randomized clinical evaluation of conventional single-bundle, anatomic single-bundle, and anatomic double-bundle anterior cruciate ligament reconstruction: 281 cases with 3- to 5-year follow-up. Am J Sports Med. 2012;40(3):512–20.
7. Kocher MS. Relationships between objective assessment of ligament stability and subjective assessment of symptoms and function after anterior cruciate ligament reconstruction. Am J Sports Med. 2004;32(3):629–34.
8. Harner CD, Giffin JR, Dunteman RC, Annunziata CC, Friedman MJ. Evaluation and treatment of recurrent instability after anterior cruciate ligament reconstruction. Instr Course Lect. 2001;50:463–74.
9. van Eck C, Schkrohowsky JG, Working ZM, Irrgang JJ, Fu FH. Prospective analysis of failure after anatomic ACL reconstruction with allograft. Am J Sports Med. 2012;40(4):800–807.
10. Suomalainen P, Moisala A, Paakkala A, Kannus P, Järvelä T. Double-bundle versus single-bundle anterior cruciate ligament reconstruction: randomized clinical and magnetic resonance imaging study with 2-year follow-up. Am J Sports Med. 2011;39(8):1615–22.
11. van Eck CF, Kropf EJ, Romanowski JR, et al. ACL graft re-rupture after double-bundle reconstruction: factors that influence the intra-articular pattern of injury. Knee Surg Sports Traumatol Arthrosc. 2011;19(3):340–6.
12. Muneta T, Koga H, Ju Y, Yagishita K, Sekiya I. Effects of different initial bundle tensioning strategies on the outcome of double-bundle ACL reconstruction: a cohort study. Sports Med Arthrosc Rehabil Ther Technol. 2011;3:15.
13. Murray PJ, Alexander JW, Gold JE, et al. Anatomic double-bundle anterior cruciate ligament reconstruction: kinematics and knee flexion angle-graft tension relation. Arthroscopy. 2010;26(2):202–13.
14. Illingworth KD, Hensler D, Working ZM, et al. A simple evaluation of anterior cruciate ligament femoral tunnel position: the inclination angle and femoral tunnel angle. Am J Sports Med. 2011;39(12):2611–8.
15. Casagranda BU, Casagranda BC, Maxwell NJ, et al. Normal appearance and complications of double-

bundle and selective-bundle anterior cruciate ligament reconstructions using optimal MRI techniques. AJR Am J Roentgenol. 2009;192(5):1407–15.

16. Getelman MH, Friedman MJ. Revision anterior cruciate ligament reconstruction surgery. J Am Acad Orthop Surg. 1999;7(3):189–98.

17. Lee S, Seong SC, Jo CH, et al. Anterior cruciate ligament reconstruction with use of autologous quadriceps tendon graft. J Bone Joint Surg. 2007;89 Suppl 3:116–26.

18. Greenberg DD, Robertson M, Vallurupalli S, White RA, Allen WC. Allograft compared with autograft infection rates in primary anterior cruciate ligament reconstruction. J Bone Joint Surg. 2010;92(14):2402–8.

19. Shah AA, McCulloch PC, Lowe WR. Failure rate of Achilles tendon allograft in primary anterior cruciate ligament reconstruction. Arthroscopy. 2010;26(5):667–74.

20. Araujo PH, van Eck CF, Macalena JA, Fu FH. Advances in the three-portal technique for anatomical single- or double-bundle ACL reconstruction. Knee Surg Sports Traumatol Arthrosc. 2011;19(8):1239–42.

21. Ferretti M, Ekdahl M, Shen W, Fu FH. Osseous landmarks of the femoral attachment of the anterior cruciate ligament: an anatomic study. Arthroscopy. 2007;23(11):1218–25.

22. Bernard M, Hertel P, Hornung H, Cierpinski T. Femoral insertion of the ACL. Radiographic quadrant method. Am J Knee Surg. 1997;10(1):14–21; discussion 21–2.

第 15 章

ACL重建翻修中外侧关节外增强技术的作用

Robert A. Magnussen, Sebastien Lustig, Matthias Jacobi, Ahmed Elguindy, Philippe Neyret

引言

ACL 是膝关节中最经常重建的韧带。尽管目前的重建和康复技术可以成功恢复大多数患者膝关节的稳定性和运动水平,但仍存在治疗失败的问题。最常见的原因是持续或复发性膝关节不稳定[1-3]。明确并解决初次 ACL 重建失败的原因是成功进行 ACL 翻修的关键[1,4,5]。虽然技术错误在初次 ACL 重建失败中占较大比例[2-4],但在没有明显技术错误的情况下,也会出现重建失败[6]。这类失败常与再损伤有关,对患者和外科医生来说都相当令人沮丧。此类患者可采用 ACL 翻修联合外侧关节外增强技术进行治疗。

本章目的是探讨外侧关节外增强技术在提高 ACL 翻修效果中的作用。以下将讨论这一技术的基本原理、适应证、技术要点和结果。

基本原理

ACL 不仅是控制胫骨前移的主要因素,也是控制胫骨相对于股骨内旋的关键因素。ACL 断裂导致在跑停过程中胫骨前移增加和前外侧旋转不稳定[7]。近年来,人们不仅越来越重视控制胫骨前移,而且通过植入更趋于解剖的 ACL 移植物并采用双束技术来控制胫骨旋转[8-12]。

对于此类患者,ACL 关节内重建联合外侧关节外增强技术可恢复旋转稳定性[13-15]。这种方法有如下优点:首先,关节外移植物提供了比关节内移植物更长的力臂,从而提高了旋转控制能力。其次,额外的外侧关节外移植物已被证明可以减少关节内重建结构的应力[15,16]。

外侧关节外增强技术具有加强旋转控制和保护关节内移植物的特点,这对于 ACL 翻修患者尤其重要。长期以来,人们发现,翻修病例的膝关节松弛客观控制要比初次 ACL 重建更差[1,17,18]，特别是在伴有半月板缺失的病例中。翻修病例因原隧道位置和骨丢失需要调整隧道的位置，因而影响对松弛度的控制。在这种情况下，可采用外侧结构增强来提高旋转控制。一项大型多中心研究表明，采用外侧关节外增强技术后，翻修病例的旋转控制得到改善[19]。如果初次重建失败与创伤性损伤有关，关节外结构增强可以减轻关节内翻修移植物所承受的负荷，并降低移植物创伤性断裂的风险。

适应证

在一些情况下，外侧关节外增强技术是 ACL 关节内重建的一种重要的辅助手段。当外侧间室胫骨前移明显增加导致患者暴发样轴移时，仅靠关节内移植物可能控制不佳[14]。根据我们的经验，外侧结构增强会导致术后主观不稳定性下降。此外，对于重返橄榄球或美式足球等冲撞性运动项目的患者，ACL 重建后还需要行外侧关节外结构增强。如上所述，当 ACL 移植物在这些活动中遭受极端负荷时，外侧结构增强所提供的附加约束可以起到保护作用[15,16]。这种情况较常见于 ACL 翻修的患者。

一种特殊的情况是，当翻修手术中撕裂的移植物仅有轻微的位置错位（尤其是在股骨侧）时，可采用外侧结构增强。我们称之为 Ⅱ 型股骨隧道[20]，由于理想的隧道位置与原隧道重叠，因此很难通过翻修重建来处理。在这种情况下，使用现有的隧道重建联合外侧关节外增强可以改善旋转控制，并有助于避免二期手术（为原隧道植骨），即可能需要改变关节内移植物的位置。

另一种常见的情况是 ACL 重建后出现残留松弛，但没有明显的再损伤。事实上，这些患者虽然关节内移植物完整，但无法完全恢复稳定性。我们发现，ACL 重建后残留前向松弛（Lachman 增加，无严重的轴移表现）的患者，其症状比残留前外侧旋转松弛（明显轴移表现）的患者轻得多，而且接受翻修的可能性更小。对于残留旋转松弛的患者，可将垂直植入的完整移植物翻修到一个更加解剖的位置，从而使旋转松弛得到改善；然而，对于有完整解剖放置的移植物却表现出旋转松弛的患者，外侧关节外结构重建会使关节内移植物得到支持。

手术医生必须明确，在一些情况下，外侧关节外增强是手术禁忌，其中最常见的是 ACL 缺失和后外侧角损伤引起的后外侧旋转不稳定。外侧结构增强实际上是把胫骨固定在后外侧半脱位的位置。即使重建了膝关节后外侧结构，因为这一风险我们仍不建议行外侧关节外增强。该手术对于前后方向松弛的患者作用较小，而关节内移植物则能有效控制前后方向的松弛。骨骼不成熟的患者因为存在损伤股骨远端骨骺的风险，因此也不建议行外侧关节外增强[21]。此类患者可以采用避开骨骺的技术[10]。

在本章中，我们主要讨论外侧关节外增强技术，而单独的关节外 ACL 重建不足以控制 ACL 缺失所致的多方向松弛，因此不推荐使用[22]。另一种情况是，尽管存在完整的、位置适当的关节内移植物，患者仍出现持续性膝关节旋转松弛。对于这些病例，单独的外侧关节外增强可以联合关节内移植物为膝关节提供稳定性，降低关节损伤，同时避免额外的关节内手术。

手术技术

所有的 ACL 重建都需要在麻醉下进行，尤其是翻修病例。患者放松后，医生检查旋转不稳定的程度，并确认外侧关节外增强的必要性。

关节内 ACL 重建与外侧关节外增强首选自体 BTB 和股薄肌移植物[23]。如果之前的手术已经获取了移植物，在翻修手术时可能需要进行调整。使用同种异体移植材料或者从对侧膝关节上取材，取决于患者、外科医生的偏好和同种异体组织获取情况。髌腱移植物包括约 9mm 宽、20mm 长的髌骨骨块，10mm 宽的髌腱中间部分，以及便于卡压入股骨的半梯形胫骨骨块。胫骨骨块近端切成 10mm 宽、10~15mm 长后，远端增宽至 12~13mm。骨块的总长度应为 25mm 左右。在确定胫骨骨块的形状后，在骨块中心钻一个 3.2mm 的孔并通过扩孔将其扩大到 4.5mm，然后以外科医生擅长的方式切取移植物。使用标准的技术切取股薄肌移植物（长度至少 18cm）或使用同种异体移植物。

小心地将这两种移植物转移到垫板上。剔除股薄肌所有的肌肉组织，两端用 2 号 FiberWire 线编织缝紧。然后将髌腱移植物仔细成形，使髌骨骨块容易通过一个 9mm 移植物测量器。修剪半梯形的胫骨骨块，使 10~15mm 的骨块容易通过一个 10mm 的移植物测量器，保留远端扩大部分以便压配式固定。将股薄肌移植物穿过胫骨骨块的预制孔，完成移植物制备（图 15.1）。

制备移植物同时进行膝关节准备。关节镜检查之前，在膝关节前外侧做一切口，从稍高于外上髁延伸至 Gerdy 结节（GT）的水平。然后将髂胫束（ITB）沿纤维方向切开，从 Gerdy 结节向近端延伸至皮肤切口水平，注意不要损伤深层的外侧副韧带（LCL）（图 15.2）。LCL 可以通过触诊膝关节来识别（图 15.4）。清除软组织以显露韧带，但关节镜检查前应避免切开韧带下方，以防止关节液外溢。

在切口远端识别 Gerdy 结节，将胫骨前肌部分起点翻起以扩大显露。用尖锥形成一个由上内到下外的骨隧道，充分扩张至双股股薄肌移植物可以通过（图 15.3）。

将关节镜置入膝关节，与单独关节内重建一样进行髁间窝准备。翻修病例的隧道布置可能比较复杂。因此应确定是利用原隧道还是创建新隧道。股骨隧道一般钻 10mm，胫

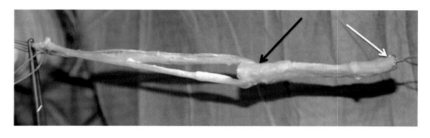

图 15.1　用于关节内 ACL 重建和外侧关节外增强的移植物。自体股薄肌肌腱从自体髌腱移植物半梯形胫骨骨块上钻好的 4.5mm 的孔中穿过（黑色箭头所示）。修剪髌骨骨块，使其可以轻松放入 9mm 的胫骨隧道（白色箭头所示）。

骨隧道钻 9mm。如果之前的股骨隧道有明显的骨丢失，可以在取材时增加填充胫骨骨块的大小，以便能获得良好的压配。

移植物顺行前进（从股骨到胫骨），引导髌骨骨块至胫骨隧道。采用压配技术固定股骨，同时将外侧关节外移植物固定到股骨内（图 15.4）。然后用界面螺钉固定关节内移植物的胫骨。

将股薄肌移植物的两个游离端拉至胫骨，并固定在 Gerdy 结节上。偏后的一股通过 LCL 深层和腘肌腱浅层，并自上内至下外方向穿过 Gerdy 结节的隧道。另一股经 LCL 深层和腘肌腱浅层，在 ITB 后部深层自下外至上内方向穿过 Gerdy 结节的同一个隧道。移植物在屈膝约 30°的旋转中立位收紧。将移植物的两股以边对边的方式缝合，完成重建（图 15.5）。

极少数病例关节内移植物放置良好且完整，但无法充分控制旋转，这时可考虑联合外侧关节外重建。我们推荐使用 ITB 中 1/3 和 Lemaire 描述的方法来进行重建[24,25]。

结果

由于缺乏高水平的证据，外侧关节外增强在关节内 ACL 重建中的作用仍不清楚。目前已发表的比较外侧关节外增强技术的研究结果并不一致。一些作者报道采用外侧结构增强在稳定性方面没有差异[26,27]，而另一些作者证实外侧结构增强增加了稳定性。该技术适用于使用软组织移植重建的女性运动

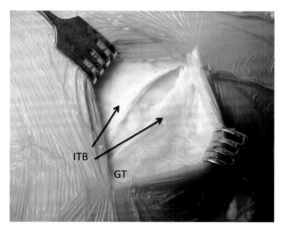

图 15.2　前外侧切口从 Gerdy 结节（GT）向近端延伸，已通过髂胫束（ITB）。

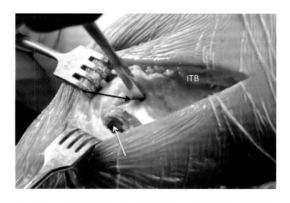

图 15.3　前外侧切口和牵开 ITB。将胫骨前肌部分起点翻起后，穿过 Gerdy 结节下外侧端的骨隧道已用尖锥钻好（白色箭头所示）。骨隧道的上内侧端用尖锥钻取（黑色箭头所示）。

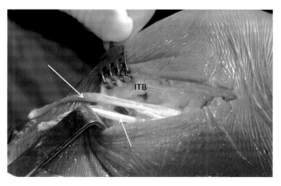

图 15.4　前外侧切口和牵开 ITB。移植物的关节内部分已经顺行进入膝关节。可见股薄肌移植物的两股（箭头所示）绕过骨块，在移植物压配完成前已进入股骨。

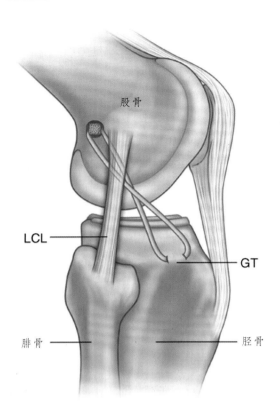

图15.5 移植物最终位置。注意移植物穿过外侧副韧带（LCL）深层，从LCL起点股骨附着点近端向Gerdy结节走行。

员[28]，以及术前有显著外侧间室移位的患者[13-15]。

最近，Trojani等人报道，关节内重建联合外侧关节外增强的患者轴移得到了改善[19]。他们发现，在单纯接受关节内重建治疗的患者中，35%出现了持续性轴移；而在接受关节内重建联合增强术的患者中，19%出现了持续性轴移。他们还指出，两组患者的整体IKDC评分没有差异。

总结

在ACL关节内重建时，外侧关节外增强

技术可以有效地控制轴移现象，从而降低关节内ACL移植物的应力。该技术在精心选择的ACL翻修病例中具有重要作用。

（郑青全 冯建豪 译 李云飞 校）

参考文献

1. Carson EW, Anisko EM, Restrepo C, Panariello RA, O'Brien SJ, Warren RF. Revision anterior cruciate ligament reconstruction: etiology of failures and clinical results. J Knee Surg. 2004;17:127–32.
2. George MS, Dunn WR, Spindler KP. Current concepts review: revision anterior cruciate ligament reconstruction. Am J Sports Med. 2006;34:2026–37.
3. Johnson DL, Fu FH. Anterior cruciate ligament reconstruction: why do failures occur? Instr Course Lect. 1995;44:391–406.
4. Trojani C, Sbihi A, Djian P, Potel JF, Hulet C, Jouve F, et al. Causes for failure of ACL reconstruction and influence of meniscectomies after revision. Knee Surg Sports Traumatol Arthrosc. 2011;19:196–201.
5. Noyes FR, Barber-Westin SD. Revision anterior cruciate surgery with use of bone-patellar tendon-bone autogenous grafts. J Bone Joint Surg Am. 2001;83-A: 1131–43.
6. Frank RM, McGill KC, Cole BJ, Bush-Joseph CA, Bach Jr BR, Verma NN, et al. An institution-specific analysis of ACL reconstruction failure. J Knee Surg. 2012;25:143–9.
7. Waite JC, Beard DJ, Dodd CAF, Murray DW, Gill HS. In vivo kinematics of the ACL-deficient limb during running and cutting. Knee Surg Sports Traumatol Arthrosc. 2005;13:377–84.
8. Colombet P, Robinson J, Christel P, Franceschi JP, Djian P, Bellier G, et al. Morphology of anterior cruciate ligament attachments for anatomic reconstruction: a cadaveric dissection and radiographic study. Arthroscopy. 2006;22:984–92.
9. Ferretti M, Ekdahl M, Shen W, Fu FH. Osseous landmarks of the femoral attachment of the anterior cruciate ligament: an anatomic study. Arthroscopy. 2007;23:1218–25.
10. Muneta T, Sekiya I, Yagishita K, Oguichi T, Yamamoto H, Shinomiya K. Two-bundle reconstruction of the anterior cruciate ligament using semitendinosus tendon with endobuttons: operative technique and preliminary results. Arthroscopy. 1999;15:618–24.
11. Musahl V, Burkart A, Debski RE, Van Scyoc A, Fu FH, Woo SL. Anterior cruciate ligament tunnel placement: comparison of insertion site anatomy with the guidelines of a computer-assisted surgical system. Arthroscopy. 2003;19:154–60.
12. Zantop T, Wellmann M, Fu FH, Petersen W. Tunnel positioning of anteromedial and posterolateral bundles in anatomic anterior cruciate ligament recon-

struction: anatomic and radiographic findings. Am J Sports Med. 2008;36(1):65–72.

13. Goertzen M, Schulitz KP. Plastie isolée intra-articulaire au semi-tendinosus ou plastie combinée intra-et extra-articulaire, dans les laxités antérieures chroniques du genou. Rev Chir Orthop. 1994;80:113–7.

14. Lerat JL, Mandrino A, Besse JL, Moyen B, Brunet-Guedj E. Influence d'une ligamentoplastie extra-articulaire externe sur les résultats de la reconstruction du ligament croisé antérieur avec le tendon rotulien avec 4 ans de recul. Rev Chir Orthop. 1997;83:591–601.

15. Noyes FR, Barber SD. The effect of an extra-articular procedure on allograft reconstructions for chronic ruptures of the anterior cruciate ligament. J Bone Joint Surg Am. 1991;73-A:882–92.

16. Engebretsen L, Lew WD, Lewis JL, Hunter RE. The effect of an iliotibial tenodesis on intra-articular graft forces and knee joint motion. Am J Sports Med. 1990;18(2):169–76.

17. Noyes FR, Barber-Westin SD. Posterior cruciate ligament allograft reconstruction with and without a ligament augmentation device. Arthroscopy. 1994;10:371–82.

18. Uribe JW, Hechtman KS, Zvijac JE, Tjin ATEW. Revision anterior cruciate ligament surgery: experience from Miami. Clin Orthop Relat Res. 1996;91–9.

19. Trojani C, Beaufils P, Burdin G, Bussiere C, Chassaing V, Djian P, et al. Revision ACL reconstruction: influence of a lateral tenodesis. Knee Surg Sports Traumatol Arthrosc. 2012;20:1565–70.

20. Magnussen RA, Debieux P, Benjamin B, Lustig S, Demey G, Servien E, et al. A CT-based classification of prior ACL femoral tunnel location for planning revision ACL surgery. Knee Surg Sports Traumatol Arthrosc. 2012;20:1298–306.

21. Pearl AJ, Bergfeld JA, editors. Extraarticular reconstruction in the anterior cruciate ligament deficient knee. Champaign, IL: Human Kinetics; 1992.

22. Amirault JD, Cameron JC, MacIntosh DL, Marks P. Chronic anterior cruciate ligament deficiency. Long-term results of MacIntosh's lateral substitution reconstruction. J Bone Joint Surg Br. 1988;70:622–4.

23. Magnussen RA, Jacobi M, Demey G, Lustig S, Servien E, Neyret P. Lateral extra-articular augmentation of ACL reconstruction. Tech Knee Surg. 2011;10:224–30.

24. Lemaire M. Rupture ancienne du ligament croise anterieur du genou: frequence, clinique, traitment (46 cas). J Chir. 1967;83:311–20.

25. Lemaire M, Miremad C. [Chronic anterior and internal instabilities of the knee. Treatment]. Rev Chir Orthop Reparatrice Appar Mot. 1983;69:591–601.

26. Strum GM, Fox JM, Ferkel RD, Dorey FH, Del Pizzo W, Friedman MJ, et al. Intraarticular versus intraarticular and extraarticular reconstruction for chronic anterior cruciate ligament instability. Clin Orthop Relat Res. 1989;188–98.

27. Roth JH, Kennedy JC, Lockstadt H, McCallum CL, Cunning LA. Intra-articular reconstruction of the anterior cruciate ligament with and without extra-articular supplementation by transfer of the biceps femoris tendon. J Bone Joint Surg Am. 1987;69:275–8.

28. Vadala AP, Iorio R, De Carli A, Bonifazi A, Iorio C, Gatti A, et al. An extra-articular procedure improves the clinical outcome in anterior cruciate ligament reconstruction with hamstrings in female athletes. Int Orthop. 2013;37:187–92.

第 16 章

ACL重建后感染的处理

Daniel Burke Whelan, Howard E. Rosenberg, Nicholas J. Yardley

引言

前交叉韧带重建(ACLR)术后感染相对罕见,但仍是一种潜在的灾难性并发症。大多数回顾性研究估计,ACLR 术后膝关节深部感染(即化脓性关节炎)的发生率 <1%[1-15]。感染不仅使 ACL 移植物存在危险,还会使膝关节软骨受到重大损害,从而降低其存活能力并造成感染后骨关节炎的风险。本章将介绍诊断和处理 ACLR 术后化脓性关节炎的一些临床相关问题。

文献

尽管有关 ACLR 的发病率和相关研究不断增加,但 ACLR 术后感染的信息却相对较少。已发表的文献主要是小型的、异质的回顾性病例系列研究,而高质量的研究面临着诸多挑战,如难以进行准确的监督和病例检测、缺乏足够多的病例使研究结果更具说服力。迄今为止,文献中报道的病例总数不足200 例。已公布的两个最大宗病例系列研究包括一项历时 11 年、共 4068 例患者的研究,其中仅 21 例患者并发化脓性关节炎[14];以及一项包括 5364 例 26 岁以上患者的研究,其中仅 13 例患者发生感染[1]。在另一项较大的膝关节镜手术病例系列研究中,术后感染的发生率类似,但略低 (0.1~0.5)[16-18]。ACLR 术后感染的最大病例数是 24 例,但其中 19 例初次 ACLR 是在其他医疗机构进行的[10]。同样,在另一项研究中,15 例 ACLR 术后化脓性关节炎患者中有 6 例来自另一家医疗机构[12]。相当多的感染患者没有回到原主治医生处治疗,这一事实表明单中心回顾性病例复查中存在遗漏术后感染的潜在风险(即"失访"),因此导致发病率被低估。术后化脓性关节炎的患病率和严重性可能高于当前的回顾性研究。最后,目前尚缺乏有关关节镜和关节镜辅助 ACLR 术后化脓性关节炎的研究。从现有文献来看,关于诊断、治疗和手术管理的确切方法尚未达成共识。

预防和危险因素

预防和危险因素不在本章的讨论范围之内,以下仅简要介绍有关ACLR 术后化脓性关节炎的预防方法。了解影响术后感染风险的可控危险因素非常重要。尽管年轻和健康的 ACLR 人群很少出现基础疾病问题,但手术干预之前进行药物治疗是避免术后感染的关键。最近的综述概述了骨科手术后感染的可控危险因素[19]。例如,手术当天任何有近期病史和持续感染症状(发热、发冷、咳嗽等)的患者都存在一过性菌血症的风险,应推迟手术干预,直至所有临床症状均得到解决。同样,如果手术部位存在伤口或皮疹,应推迟手术直至康复。此外,在围术期,存在糖尿病或吸烟等可控危险因素的患者应严格控制血糖或戒烟。然而,患者的并发症和 ACLR 术后感染之间并没有联系,很可能是由于临床研究可信效力较低及患者群体相对健康。实际上,由于手术较为复杂或存在重大并发症,任何接受 ACLR 的患者均应在术后 24 小时静脉注射抗生素。有趣的是,最近的一项研究回顾了 1957 例 ACLR 患者,其中 88 例是专业运动员,运动员感染率为 5.7%,而其余患者感染率为 0.37%[11]。虽然很难确定这是否属于异常现象,但可能提示某些特定人群具有较高风险,因此需要进行更密切的监测。

有证据表明,关节镜手术操作步骤多(如半月板切除术或半月板修复术)和(或)持续时间长会增加术后化脓性关节炎的风险[3,15,16,20]。此外,有研究者认为既往手术史会增加 ACLR 术后化脓性关节炎的潜在风险[8]。这些发现均强调了尽可能缩短手术时间和降低手术复杂程度的重要性。

手术时关节内注射类固醇激素与感染率增加相关[16,21]。Armstrong 报道,27.4% 术后发生感染的病例与术中关节内注射类固醇有关。Gosal 等人强烈反对围术期使用类固醇[22]。膝关节注射类固醇后多久可进行ACLR手术存在争议,并且缺乏充分的证据。我们建议注射类固醇后至少 3 个月内应避免 ACLR。此外,术中及术后 3 个月内也应避免使用类固醇。

术前备皮与手术部位感染率较高相关[23-25]。因此,建议术前脱毛以利于手术操作和伤口闭合。

目前尚未明确移植物类型是否会与术后感染有关。在一些系列研究中,同种异体移植物的感染率高于自体移植组织。同种异体移植物术中送检的培养阳性率为 2.6%~13.3%[26-29]。但是,其临床意义尚不清楚。也就是说,即使理论上同种异体移植物会增加术后感染的风险(考虑到相关的培养阳性状态发生率较高),但相关研究并没有显示统计学差异[4]。然而,研究期间所有患者均未发现深部感染。此外,自体和同种异体移植物在浅表伤口感染率方面未显示差异。相反,一项研究报道表明,同种异体移植物的感染率甚至比自体移植物低[30]。因此,还需要进一步的研究加以证实。

在骨科 ACLR 文献中,术前抗生素的使用方法并未发生改变。我们建议使用第一代头孢菌素或具有类似革兰阳性效力的抗生素,术前 1 小时静脉内给药。尽管如此,术后抗生素的使用仍存在争议。目前尚缺乏明确的使用方法。由于重建手术的复杂性,入院患者一般额外予以 24 小时静脉抗生素治疗。

最后,应对 ACLR 术后所有并发症进行监测,尤其是深部感染,因为深部感染可严重影响患者的健康和膝关节软骨。术后感染率增加应引起重视,需要整个医疗团队(包括管理人员)共同查找可能的原因。例如,应仔细研究灭菌技术和潜在污染源,以最大限度地降低患者的风险。在一项有关术后感染率大幅上升的调查中发现,用于膝关节镜手术的长套管在灭菌后细菌培养阳性,其被认为是潜在的感染源[13]。Wang 等人的研究发现,与常规技术相比,使用快速消毒工具会增加感染的风险,但二者无统计学差异[14]。Babcock 等人也发现,快速灭菌的感染率更高[23]。围术期定期消毒流程的监测具有一定价值。

诊断

临床评估

术后化脓性关节炎的诊断具有挑战性。首先,由于其发病率相对较低,难以依据以往的病例模式进行检测。即使是经验丰富的外科医生,每年也很难遇到 1 例感染的病例,甚至在其整个职业生涯中也是如此[7]。此外,化脓性关节炎的典型症状(即肿胀、疼痛、发热、严重的运动受限和伤口渗出)通常较轻,或者没有症状,或者被误认为是术后正常反应[9,16,31,32]。多数在 ACLR 术后化脓性关节炎方面具有丰富经验的医生警告,不要轻视相对较轻的感染症状。此外,诊断难题因其他更常见的并发症(如 DVT、浅表性蜂窝织炎、不良缝合反应)的交叉症状而被掩盖。高度重视疑似感染对于及时诊断和治疗至关重要。

文献表明,术后临床症状出现的时间通常是 1～3 周[3,5,8,9,13,16]症状通常隐匿发生。晚期感染较少见,文献中很少报道[1,10,12,15]。实际上,我们无法确定初次诊断时漏诊了多少感染病例,但这种情况时有发生。Scholling-borg 报道,患者初次就诊时,10 例中有 6 例被漏诊[9]。其中 4 例被误诊为浅表皮肤感染,口服抗生素后离院。目前存在一种激进的理论,

即"浅表感染都当作深部感染,除非证实确实没有深部感染",这也是术后早期处理较慎重的选择。轻度皮温增高和渗出不应被认为是浅表伤口感染,而应视为更严重感染的潜在征象。因此,所有的浅表伤口感染均应作为深部感染的高危风险,并对其进行评估。对未感染部位进行早期膝关节穿刺以排除术后深部化脓性关节炎。

疼痛加剧或体温升高对于预测术后感染的阳性和阴性价值较低。但是,与手术相关的典型急性疼痛仅持续数天。因此,应关注持续存在的疼痛或术后疼痛的急性加重。患者通常不会出现体温升高,或仅有轻微升高[3,8,16]。体温升高可能由多种原因造成,如呼吸道或泌尿生殖道等常见感染,应加以鉴别诊断。

总之,临床上需要高度警惕术后感染。检查方法简单、方便,尤其是在术后早期。应告知患者感染的症状,并鼓励他们一旦发现感染的征象应立即就诊。

实验室检查结果

在临床症状明显的情况下,及时干预至关重要。也就是说,在等待实验室结果之前不应延迟治疗。如怀疑术后感染,应进行常规血液检查,包括白细胞(WBC)计数、红细胞沉降率(ESR)和 C 反应蛋白(CRP)。然而,WBC 是非特异性的,通常在正常范围内,或者在术后化脓性关节炎患者中略有升高[8,9,12,14,15]。在未手术的自发性膝关节化脓性关节炎患者中,WBC 计数>11 000,ESR>20,敏感性为 75%,特异性为 55% 和 11%[33]。但是,很难确定这些文献报道与 ACLR 术后情况的相关性。CRP 和 ESR 在指导评估中可能更有用,尤其是在术后第 1 周。ESR 和 CRP 具有较高

的敏感性和阴性预测值,但正常检验几乎排除了化脓性关节炎的可能性[8,31]。目前还缺乏 ACLR 术后 ESR 和 CRP 正常阈值范围的共识。关于 ACLR 术后感染,文献报道的 ESR 和 CRP 值范围较大。术后第 1 周,CRP>6 且 ESR>50,应高度怀疑化脓性关节炎,特别是存在临床相关性时。由于术后 CRP 上升和下降较快,因此许多人认为 CRP 升高可能是术后化脓性关节炎的有用指标。例如,ACLR 术后 2 周,无并发症的患者 CRP 可恢复正常[14,34]。一项研究比较了感染患者与术后 5 天的对照组,结果发现正常组的最高 ESR 低于感染组的最低 ESR[13]。除了进行血液检查外,还建议患者定期进行血液培养。血液培养通常需要几天才能显示阳性结果,但关节感染患者可能会出现假阴性[16],而阳性结果有助于指导抗生素治疗。如果患者出现咳嗽、排尿困难等感染症状,应谨慎评估尿培养和胸部 X 线片的阈值。首先,其他感染性病因可造成术后膝关节播种的风险。其次,在早期阶段,这些症状可能同时存在。因此,应仔细检查术后咳嗽或常规尿路感染。

膝关节穿刺/微生物学

当临床怀疑和(或)实验室数据表明可能存在感染时,应进行膝关节穿刺。但是,应权衡穿刺的潜在诊断和治疗益处,以及感染播散的可能。当关节周围存在蜂窝织炎或者髌前滑囊炎时,尤其需要考虑这一点。而且,假阳性结果可能会使临床情况变得更加复杂。当临床上存在指征时,应送检穿刺液进行细胞计数、革兰染色、需氧和厌氧培养及敏感性测定。分枝杆菌和真菌也应进行检测[35-37]。尽管结晶性关节病在接受 ACLR 的年轻运动人群中相对少见,但鉴别诊断时也

应加以考虑。即使存在结晶性关节病,也不能排除并发感染的可能[38]。

理想情况下,使用抗生素之前应进行膝关节穿刺,但不应影响抗生素的使用。如果临床上怀疑化脓性关节炎,必要时可使用相对较低的阈值(1000 细胞/μL)以帮助确诊。膝关节穿刺液培养并不总是阳性的。在大型病例系列研究中,阳性率为 60%~100%[2,5,9,14]。多形核(PMN)细胞的差异计数在临界情况下可能特别有用。PMN 高于 85%可提示感染。最后,很多其他生物化学标志物同样具有较高的敏感性和特异性,例如,最近常使用嗜中性分泌酶(一种关节感染的标志物)[39]。

文献中最常报道的致病菌是凝固酶阴性葡萄球菌(常为表皮葡萄球菌)和金黄色葡萄球菌。然而,罕见病例中的罕见病原体(如阴沟肠杆菌、肺炎克雷伯菌和短棒杆菌)也偶见报道[9,16,23]。这些病例因其复杂性需要进行额外的评估并咨询传染病专家的意见。但是,存在潜在的惰性感染时,凝固酶阴性葡萄球菌有时会被视为污染物。由于漏诊可能会造成较大的危害,因此所有临床分离菌均应仔细检查。根据穿刺结果来调整抗生素的使用,但不应延迟抗生素治疗和术后化脓性关节炎的手术治疗。

影像学检查

建议常规行 X 线检查,但在术后早期可能作用不明显。后期症状包括关节周围骨质减少和关节间隙变窄,提示不可逆性软骨损伤的可能性较高。同样,长期感染后,内固定物可能会明显松动,这将有助于指导手术治疗。MRI 或 WBC 骨扫描在急性感染中的作用不明显,但在顽固性病例或延迟诊断病例中具有一定价值,尤其是担心存在潜在的骨

髓炎时。

处理(图 16.1)

一旦明确术后化脓性关节炎,及时进行外科手术处理至关重要,以便最大限度地减少细菌产生的降解酶和毒素对关节蛋白聚糖和胶原蛋白的有害影响[40]。其次,理论上任何延迟治疗都会增加发生更复杂的移植物侵害和潜在生物膜形成的风险。例如,几位作者描述了清除移植物上的"纤维状涂层[3,12]。此外,通过病理切片发现移植物的中间实质

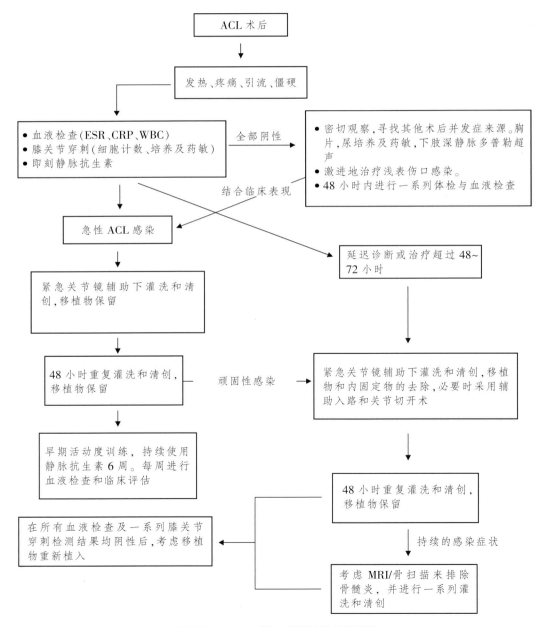

图 16.1 ACL 感染;建议的处理流程图。

中存在细菌[15]。因此,合理使用抗生素并联合外科清创冲洗仍是治疗的金标准。术后所有疑似的关节感染均应视为外科急症,需要尽快处理。

抗生素

一旦获得培养物,应尽快静脉注射抗生素。经验性用药应针对最可能的病原体,然后根据特定的分离株和抗生素敏感性进行调整。由于抗生素耐药的革兰阳性细菌[包括耐甲氧西林金黄色葡萄球菌(MRSA)]的数量不断增加[41,42],在等待培养结果时可以静脉注射广谱抗生素,我们建议使用对 MRSA 有效的药物 (如万古霉素),并对革兰阴性药物(如第三代头孢菌素)进行广谱覆盖。一旦获得确定的培养物,就可以根据情况调整抗生素方案。在培养阴性的病例中,推荐使用覆盖葡萄球菌、链球菌及厌氧菌的抗生素(如头孢曲松和甲硝唑)。早期可由传染病专家进行干预。

在有关非手术治疗化脓性关节炎的文献中,抗生素治疗的时间并未达成共识,且缺乏随机对照试验[43]。因此,抗生素使用的持续时间因人而异。静脉注射抗生素持续 6 周。ACL 重建后发生关节内脓毒症的患者被认为患有持续性骨髓炎,因此需要进行 6 周抗生素治疗。一些作者主张关节腔清创灌洗术后常规使用大剂量关节内抗生素[10]。由于缺乏充分的疗效证据,并且由于对关节内结构可能产生潜在的未经证实的有害影响,因此不建议常规使用,但在最顽固性病例中可以考虑使用。

手术治疗

外科手术在控制和根除术后化脓性关节炎中起着至关重要的作用。一些文献,特别是有关非手术治疗的文献表明,单独使用抗生素或反复关节穿刺足以控制化脓性关节炎[44]。总的来说,我们建议采取更积极的方案(外科手术和药物干预)来提高关节软骨的生存率,而且对于 ACLR 术后怀疑关节感染的年轻、健康的患者来说,这是一种最安全、可靠的治疗方法。

浅表伤口感染

对于孤立性浅表伤口感染且缺乏深部感染证据的患者,我们建议口服抗生素并进行一系列检查。但是,诊断应该明确,并且确实存在潜在的深部感染风险。如果伤口感染恶化或者无法迅速改善,应考虑早期伤口清创术。膝关节清创灌洗术操作简单。目前仅一项研究详细讨论了 ACLR 术后浅表伤口感染[4]。根据作者的经验,口服抗生素和伤口护理在所有病例中均获得成功。但是,在有关 ACLR 术后化脓性关节炎的文献中,很多病例最初诊断为浅表感染[9]。

急性 ACLR 感染

ACLR 感染最好在诊断后数小时内进行手术,可采用开放、关节镜或联合方法进行彻底的滑膜切除和清创灌洗术。手术打开包括移植物供区在内的所有伤口,以确保不会残留顽固性感染的潜在来源。报道显示,高达 86% 的患者存在化脓性关节炎并继发关节外感染[15]。尽管很少需要进行关节切开术,但使用后内侧和(或)后外侧辅助入路有助于进行滑膜切除术和彻底清创。

关于移植物的去留问题,大多数研究者建议尽可能保留移植物[7]。术中应在麻醉下检查膝关节。如果 Lachman 试验和轴移试验提示膝关节严重不稳定,则表明移植物失效,应将其与所有内固定物一并移除。同样,如果化脓性关节炎的临床表现和手术处理之间存在明显的延迟(> 48 小时),则应考虑去除移植物。在膝关节保持稳定并且及时诊断和治疗的情况下,可以在初次外科手术期间保留移植物。对移植物进行仔细检查,然后清除纤维状渗出物,以避免持续和顽固性感染。一些作者建议,根据术中移植物的外观来决定保留或去除移植物[5]。考虑到病例数量较少及目测移植物的主观性,这种方法具有一定的风险。

应使用大量生理盐水(>9L)冲洗膝关节和软组织伤口。尚未明确抗生素浸渍溶液或肥皂、酒精、碘附等浸渍溶液的作用。尽管浸渍后的溶液在体内可能具有更高的细菌杀灭率,但它们会对软组织的活力造成影响。同样,术后是否需要放置引流管或连续冲洗装置目前也缺乏依据。事实上,术后关节内引流可能会导致进一步的导管源性感染。因此,在 ACLR 急性感染病例中,彻底清创并用生理盐水冲洗后,应先闭合伤口而不是引流。已经报道了大剂量抗生素珠在关节内沉积的作用[10]。这种方法具有许多潜在的缺点,应避免产生的无菌渗出液被持续地引流出来,从而使临床情况更加复杂,珠粒溶解产生的物质像砂砾一样,并可导致软骨侵蚀,以及高浓度抗生素对关节软骨的影响,尽管尚不清楚其是否有害。在顽固性感染,尤其是骨髓炎病例的治疗中,抗生素珠的使用可能起重要作用。

术后处理

所有接受初次清创灌洗术并怀疑深部感染的患者均应住院进行抗生素静脉内给药并指导物理治疗。最重要的是,住院治疗

为密切监测临床恢复情况提供了最佳机会。应制订膝关节佩戴固定支具的保护性负重行走方案,直至股四头肌功能和本体感觉恢复。早期由物理治疗师指导进行膝关节运动,以避免术后僵硬。鼓励进行间歇性冰敷或使用冰套,以减少术后肿胀并帮助控制疼痛。由于进行了外科手术,术后第 1 天谨慎采取血栓预防措施和皮下注射肝素,直至患者完全活动,或者应用至少 21 天。已报道关节镜术后可发生 DVT 和 PE[16]。术后初期,应定期监测 WBC、ESR 和 CRP,并重复冲洗和清创。为了确保关节软骨存活并避免顽固性疾病,术后大约 48 小时进行额外的冲洗和清创,以避免持续感染。如果临床情况较好,仅须进行一次手术。但是,这两种方法的选择颇具争议,文献中缺乏相关的证据。

漏诊或延迟

区分感染的漏诊或延迟诊断与急性感染的发生可能具有挑战性。如果明显的深部感染超过数天没有得到治疗,则应采取更积极的手术治疗。紧急外科清创术(包括去除早期移植物和内固定)可能是根治感染的最佳方法。应确保隧道充分清创,以免发生进行性骨髓炎。在这种情况下,可采用后内侧和(或)后外侧入路进行辅助滑膜切除,也可考虑进行关节切开术以充分清创。所有迟发病例均应在大约 48 小时后进行额外的冲洗和清创术,连续清创对于根治感染十分必要。

顽固性感染

尽管已经可以快速诊断和治疗术后化脓性关节炎,但持续性感染的风险仍然存在。因此,在大多数情况下,重复冲洗和清创可能具有显著的效果。反复手术干预时,可存在持续性感染的征象。如果连续两次冲洗

和清创后仍存在感染症状,最谨慎的措施是去除移植物和内固定并进行滑膜切除术。令人担忧的是,移植物、内固定或滑膜仍然是未经治疗的感染源。使用刨刀彻底清理移植物隧道,并清除所有残留的移植物和残端。在一项研究中,大多数送检的移植物实质部发现炎性浸润,因此移植物可能成为细菌生长的温床[15]。治疗的主要目的是根除感染和保护关节软骨,因此一些作者认为应在最初干预期间去除移植物,但大多数研究表明可以在保留移植物的情况下成功清除感染。然而,如果患者连续两次冲洗和清创后仍存在感染,那么为了根除感染而牺牲膝关节的稳定性可能是明智的。

对于顽固性感染病例,还需要考虑不常见的病原体或多重感染的可能性。这种情况可能不适合使用抗生素。Zalavras 对顽固性病例的调查表明,60%(3/5)的病例是多重感染[45],建议采用积极的关节切开术、滑膜切除术并去除移植物。此外,重复关节穿刺和使用更广谱的抗生素可能起重要作用。

罕见情况下,反复冲洗和去除移植物/内固定后仍存在感染,可采用 MRI 扫描以排除骨髓炎和骨脓肿。如果诊断为骨髓炎(包膜或者死骨),建议进行紧急清创术。重度骨髓炎很少需要手术和植骨[2]。

ACL重建翻修

如果移植物失效,并且在初次手术或随后的清创术中被移除,则应进行重建翻修。这种情况下,需要与患者沟通反复感染(和潜在的脓毒症)的可能性,以及重大翻修手术干预的利弊。如果需要进行翻修手术以缓解症状性膝关节不稳定,建议至少停药 6 周,从而使 ESR 和 CRP 等炎症标志物恢复

正常,并且膝关节穿刺液细菌培养至少连续两次为阴性。在大多数情况下,这可能意味着需要 3~6 个月才能对化脓性关节炎进行首次外科手术。鉴于患者可能需要接受多次手术,所以需要制订个体化的手术方案。在一项系列研究中,7 例移植物因感染而被移除,其中 3 例患者随后进行了 ACL 重建[3]。此外,对于发生化脓性膝关节炎的患者,ACL 重建的意义可能较低,具体取决于患者的症状。也就是说,如果患者主要表现为关节炎后疼痛而不是不稳定,则应重点治疗关节炎,而不是进行 ACL 重建。

术中污染

术中移植物污染是一个独特的挑战。当移植物与未灭菌物接触(如移植物掉落)时,应制订预防方案。清洗移植物、获取替代的自体移植物或使用同种异体移植物均有一定的风险和益处。我们的做法是准备备用同种异体移植物。如果同种异体移植物不合适或因意外因素(如未获得术前同意)而无法使用,则建议采取几种灭菌方案。文献中这方面的报道比较有限,包括清洗移植物等[46,47]。

Parkeret 等人[48]报道并检测了一种简单有效的移植物灭菌方法。他们通过"机械搅拌和连续稀释"技术将移植物在 100mL 多黏菌素 B 抗生素溶液(166u/mL)中进行 10 次连续洗涤,每次轻摇 15 秒。这种方法被证明优于单独使用抗生素浸泡和脉冲式灌洗。使用哪种溶液清洗移植物存在争议,但是抗生素浸渍或基于氯己定葡糖酸盐的溶液可能优于聚维酮碘溶液[49]。

使用异体移植物进行 ACL 重建时,通常需要进行细菌培养和药敏分析。尽管培养结果通常为阳性(5.7%~13.25%),但没有证据

表明其对 ACL 重建膝关节有不利影响[26,27,29]。因此，应告知患者相关信息，并进行 2 周预防性抗生素使用。密切随访对于及时诊断和治疗潜在的化脓性关节炎至关重要。

并发症

术后刚度，尤其是在多次外科手术干预后，是一个重要的问题。术后应进行一系列的运动练习。但是，术后感染会增加关节纤维化和（或）僵硬的风险[8]。如果物理治疗后 3~6 个月仍未能达到满意的活动范围，则应考虑麻醉下进行粘连松解术和（或）手法松解。但这方面几乎没有治疗指南，我们建议根据患者的具体情况来评估和制订康复方案。

结果

一些研究显示，术后并发化脓性关节炎后满意度下降。例如，图 16.2 对一名 22 岁的男性进行了 X 线检查，该男性在 3 年前进行了初次 ACLR，术后早期发生感染，随后进行了一系列冲洗、清创和重建翻修。目前，患者伤口引流，活动范围几乎忽略不计，膝关节穿刺结果提示持续性感染。患者的重建选择方案有限，而且可能需要进行膝关节融合。

与无并发症的病例相比，ACLR 术后感染的病例 Lysholm 评分更低[2,8,9]。Schollin-borg 等人的长期随访结果显示，与对照组相比，感染的 ACL Tegner 评分降低了近 2 个水平[9]。满意度下降部分是由永久性软骨损伤造成的。一些研究者报道，随访时发现患者的关节间隙变窄[8,9,12]，尤其是在髌股关节，捻发音增加[9]。然而，其他研究显示，尽管术后发生

了化脓性关节炎，但临床结果良好[3,50]。究竟是什么原因造成 ACLR 术后化脓性关节炎的临床结果差异，目前还很难通过这些小样本量和高异质性的研究阐明。

总结

ACLR 术后化脓性关节炎是一种具有挑战性甚至破坏性的并发症。随着 ACL 重建的增加，早期诊断及潜在并发症的意义将越来越重要。和临床研究的许多方面一样，特别是对于那些研究发生率较低的并发症的领域，可能需要更大规模的前瞻性多中心研究，从而使临床结果更具效力，并且没有偏倚。一种方法是创建一个基于国家或地区的 ACL 注册中心，类似于在斯堪的纳维亚半岛创建的关节矫形注册中心，如今在北美和世

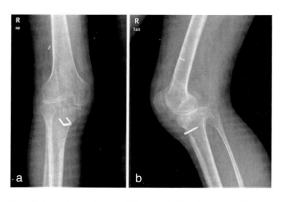

图 16.2　（a，b）ACL 感染；顽固性感染的晚期后遗症。一名 22 岁的男性 2 年前进行初次 ACL 重建（腘绳肌自体移植）的膝关节正位和侧位 X 线片。术后 3 周诊断为 MRSA 感染。静脉注射万古霉素、连续灌洗和清创均无法控制感染。移植物和内固定延迟 6 个月拆除。18 个月时无关节液抽出，随后行同种异体移植物重建翻修。翻修术后 4 个月，患者到另一位外科医生（作者）处就诊，有一个引流窦道（胫骨切口），并且伴严重的僵硬（活动度为 20°）。X 线片可见关节炎的表现和关节半脱位。重建的选择受到限制。

界其他地区注册的患者越来越多。这种数据库理论上意义更大，将有助于我们正确认识 ACL 重建的结果，包括术后感染的下一步工作。

（陈坤航 译　赵晨 校）

参考文献

1. Benner RW, Shelbourne KD, Freeman H. Infections and patellar tendon ruptures after anterior cruciate ligament reconstruction: a comparison of ipsilateral and contralateral patellar tendon autografts. Am J Sports Med. 2011;39(3):519–25.
2. Binnet MS, Başarir K. Risk and outcome of infection after different arthroscopic anterior cruciate ligament reconstruction techniques. Arthroscopy. 2007;23(8):862–8.
3. Burks RT, Friederichs MG, Fink B, Luker MG, West HS, Greis PE. Treatment of postoperative anterior cruciate ligament infections with graft removal and early reimplantation. Am J Sports Med. 2003;31(3):414–8.
4. Greenberg DD, Robertson M, Vallurupalli S, White RA, Allen WC. Allograft compared with autograft infection rates in primary anterior cruciate ligament reconstruction. J Bone Joint Surg Am. 2010;92(14):2402–8.
5. Indelli PF, Dillingham M, Fanton G, Schurman DJ. Septic arthritis in postoperative anterior cruciate ligament reconstruction. Clin Orthop Relat Res. 2002;398:182–8.
6. Judd D, Bottoni C, Kim D, Burke M, Hooker S. Infections following arthroscopic anterior cruciate ligament reconstruction. Arthroscopy. 2006;22(4):375–84.
7. Matava MJ, Evans TA, Wright RW, Shively RA. Septic arthritis of the knee following anterior cruciate ligament reconstruction: results of a survey of sports medicine fellowship directors. Arthroscopy. 1998;14(7):717–25.
8. McAllister DR, Parker RD, Cooper AE, Recht MP, Abate J. Outcomes of postoperative septic arthritis after anterior cruciate ligament reconstruction. Am J Sports Med. 1999;27(5):562–70.
9. Schollin-Borg M, Michaëlsson K, Rahme H. Presentation, outcome, and cause of septic arthritis after anterior cruciate ligament reconstruction: a case control study. Arthroscopy. 2003;19(9):941–7.
10. Schulz AP, Götze S, Schmidt HG, Jürgens C, Faschingbauer M. Septic arthritis of the knee after anterior cruciate ligament surgery: a stage-adapted treatment regimen. Am J Sports Med. 2007;35(7):1064–9.
11. Sonnery-Cottet B, Archbold P, Zayni R, Bortolletto J, Thaunat M, Prost T, et al. Prevalence of septic arthritis after anterior cruciate ligament reconstruction among professional athletes. Am J Sports Med. 2011;39(11):2371–6.
12. Van Tongel A, Stuyck J, Bellemans J, Vandenneucker H. Septic arthritis after arthroscopic anterior cruciate ligament reconstruction: a retrospective analysis of incidence, management and outcome. Am J Sports Med. 2007;35(7):1059–63.
13. Viola R, Marzano N, Vianello R. An unusual epidemic of Staphylococcus-negative infections involving anterior cruciate ligament reconstruction with salvage of the graft and function. Arthroscopy. 2000;16(2):173–7.
14. Wang C, Ao Y, Wang J, Hu Y, Cui G, Yu J. Septic arthritis after arthroscopic anterior cruciate ligament reconstruction: a retrospective analysis of incidence, presentation, treatment, and cause. Arthroscopy. 2009;25(3):243–9.
15. Williams III RJ, Laurencin CT, Warren RF, Speciale AC, Brause BD, O'Brien S. Septic arthritis after arthroscopic anterior cruciate ligament reconstruction. Diagnosis and management. Am J Sports Med. 1997;25(2):261–7.
16. Armstrong RW, Bolding F, Joseph R. Septic arthritis following arthroscopy: clinical syndromes and analysis of risk factors. Arthroscopy. 1992;8(2):213–23.
17. D'Angelo GL, Ogilvie-Harris DJ. Septic arthritis following arthroscopy, with cost/benefit analysis of antibiotic prophylaxis. Arthroscopy. 1988;4(1):10–4.
18. Johnson LL, Shneider DA, Austin MD, Goodman FG, Bullock JM, DeBruin JA. Two per cent glutaraldehyde: a disinfectant in arthroscopy and arthroscopic surgery. J Bone Joint Surg Am. 1982;64(2):237–9.
19. Moucha CS, Clyburn TA, Evans RP, Prokuski L. Modifiable risk factors for surgical site infection. Instr Course Lect. 2011;60:557–64.
20. Austin KS, Sherman OH. Complications of arthroscopic meniscal repair. Am J Sports Med. 1993;21(6):864–8; discussion 868–9.
21. Montgomery SC, Campbell J. Septic arthritis following arthroscopy and intra-articular steroids. J Bone Joint Surg Br. 1989;71(3):540.
22. Gosal HS, Jackson AM, Bickerstaff DR. Intra-articular steroids after arthroscopy for osteoarthritis of the knee. J Bone Joint Surg Br. 1999;81(6):952–4.
23. Babcock HM, Carroll C, Matava M, L'ecuyer P, Fraser V. Surgical site infections after arthroscopy: outbreak investigation and case control study. Arthroscopy. 2003;19(2):172–81.
24. Seropian R, Reynolds BM. Wound infections after preoperative depilatory versus razor preparation. Am J Surg. 1971;121(3):251–4.
25. Alexander JW, Fischer JE, Boyajian M, Palmquist J, Morris MJ. The influence of hair-removal methods on wound infections. Arch Surg. 1983;118(3):347–52.
26. Fowler JR, Truant AL, Sewards JM. The incidence of and clinical approach to positive allograft cultures in anterior cruciate ligament reconstruction. Clin J Sport Med. 2011;21(5):402–4.

27. Díaz-de-Rada P, Barriga A, Barroso JL, García-Barrecheguren E, Alfonso M, Valentí JR. Positive culture in allograft ACL-reconstruction: what to do? Knee Surg Sports Traumatol Arthrosc. 2003;11(4): 219–22.

28. Guelich DR, Lowe WR, Wilson B. The routine culture of allograft tissue in anterior cruciate ligament reconstruction. Am J Sports Med. 2007;35(9): 1495–9.

29. Phornphutkul C, Gruber BF, Wojtys EM. Incidence of positive intraoperative allograft cultures used in knee ligament reconstruction. J Knee Surg. 2009;22(3): 191–5.

30. Barker JU, Drakos MC, Maak TG, Warren RF, Williams RJ, Allen AA. Effect of graft selection on the incidence of postoperative infection in anterior cruciate ligament reconstruction. Am J Sports Med. 2010;38(2):281–6.

31. Blevins FT, Salgado J, Wascher DC, Koster F. Septic arthritis following arthroscopic meniscus repair: a cluster of three cases. Arthroscopy. 1999;15(1): 35–40.

32. Toye B, Thomson J, Karsh J. Staphylococcus epidermidis septic arthritis post arthroscopy. Clin Exp Rheumatol. 1987;5(2):165–6.

33. Li SF, Cassidy C, Chang C, Gharib S, Torres J. Diagnostic utility of laboratory tests in septic arthritis. Emerg Med J. 2007;24(2):75–7.

34. Margheritini F, Camillieri G, Mancini L, Mariani PP. C-reactive protein and erythrocyte sedimentation rate changes following arthroscopically assisted anterior cruciate ligament reconstruction. Knee Surg Sports Traumatol Arthrosc. 2001;9(6):343–5.

35. Antkowiak TT, Polage CR, Wiedeman JA, Meehan JP, Jamali AA. Chondrolysis of the tibial plateau caused by articular aspergillosis after ACL autograft reconstruction: management with a fresh osteochondral allograft: a case report. J Bone Joint Surg Am. 2011;93(21):e1241–6.

36. Burke VW, Zych GA. Fungal infection following replacement of the anterior cruciate ligament: a case report. J Bone Joint Surg Am. 2002;84(3): 449–53.

37. Hetsroni I, Rosenberg H, Grimm P, Marx RG. *Mycobacterium fortuitum* infection following patellar tendon repair: a case report. J Bone Joint Surg Br. 2010;92:1254–6.

38. Baer PA, Tenenbaum J, Fam AG, Little H. Coexistent septic and crystal arthritis. Report of four cases and literature review. J Rheumatol. 1986;13(3):604–7.

39. Parvizi J, Jacovides C, Antoci V, Ghanem E. Diagnosis of periprosthetic joint infection: the utility of a simple yet unappreciated enzyme. J Bone Joint Surg Am. 2011;93(24):2242–8. doi:10.2106/JBJS.J.01413.

40. García-Arias M, Balsa A, Mola EM. Septic arthritis. Best Pract Res Clin Rheumatol. 2011;25(3):407–21.

41. Arnold SR, Elias D, Buckingham SC, Thomas ED, Novais E, Arkader A, et al. Changing patterns of acute hematogenous osteomyelitis and septic arthritis: emergence of community-associated methicillin-resistant Staphylococcus aureus. J Pediatr Orthop. 2006;26(6):703–8.

42. Dubost JJ, Soubrier M, De Champs C, Ristori JM, Bussiére JL, Sauvezie B. No changes in the distribution of organisms responsible for septic arthritis over a 20 year period. Ann Rheum Dis. 2002;61(3): 267–9.

43. Smith JW, Chalupa P, Shabaz HM. Infectious arthritis: clinical features, laboratory findings and treatment. Clin Microbiol Infect. 2006;12(4):309–14.

44. Goldenberg DL, Brandt KD, Cohen AS, Cathcart ES. Treatment of septic arthritis: comparison of needle aspiration and surgery as initial modes of joint drainage. Arthritis Rheum. 1975;18(1):83–90.

45. Zalavras CG, Patzakis MJ, Tibone J, Weisman N, Holtom P. Treatment of persistent infection after anterior cruciate ligament surgery. Clin Orthop Relat Res. 2005;439:52–5.

46. Casalonga D, Ait Si Selmi T, Robinson A, Neyret P. Peroperative accidental contamination of bone-tendon-bone graft for the reconstruction of the anterior cruciate ligament. Report of 4 cases. Rev Chir Orthop Reparatrice Appar Mot. 1999;85(7):740–3.

47. Izquierdo Jr R, Cadet ER, Bauer R, Stanwood W, Levine WN, Ahmad CS. A survey of sports medicine specialists investigating the preferred management of contaminated anterior cruciate ligament grafts. Arthroscopy. 2005;21(11):1348–53.

48. Parker RD, Maschke SD. Mechanical agitation and serial dilution: an option for anterior cruciate ligament graft sterilization. J Knee Surg. 2008;21(3): 186–91.

49. Molina ME, Nonweiller DE, Evans JA, DeLee JC. Contaminated anterior cruciate ligament grafts: the efficacy of 3 sterilization agents. Arthroscopy. 2000; 16(4):373–8.

50. Monaco E, Maestri B, Vadalà A, Iorio R, Ferretti A. Return to sports activity after postoperative septic arthritis in ACL reconstruction. Phys Sportsmed. 2010;38(3):69–76.

第17章

ACL重建翻修中同种异体半月板移植的应用

Travis G. Maak, Venu Nemani, Thomas L. Wickiewicz, Scott A. Rodeo

引言

半月板移植的典型指征是半月板切除术后早期关节病，目的是尝试恢复半月板的"软骨保护"功能。本章将介绍半月板在膝关节稳定中的作用，并讨论半月板移植如何在ACL重建早期起到保护ACL的作用，而不仅仅是长期"软骨保护"效应。

背景

Zukor等人[1]在20世纪70年代早期报道了第1例半月板同种异体移植（MAT）。MAT最初用于膝关节骨关节炎和原半月板全切除术患者。手术的目的是预防并逆转半月板切除术伴随的关节炎退变[2]。MAT的临床适应证一直在不断扩大，随着同种异体移植物取材和保存技术的发展，以及数据显示MAT具有潜在的软骨保护作用，MAT已被广泛应用[3,4]。

内侧和外侧半月板在膝关节中起重要作用，包括稳定、负荷传递、减震吸收、润滑和本体感受[5]。尤其是在ACL缺损的膝关节，半月板是膝关节重要的辅助稳定结构。既往数据表明，半月板切除术增加了关节病变的风险[6]。在ACL缺损的膝关节中，这种风险可能会增加[7,8]。ACL重建手术尝试重建膝关节韧带的稳定性并减少半月板损伤的潜在风险。保留半月板有助于降低风险并延迟膝关节骨关节炎的发生。

通过与ACL共同承担负荷，半月板在膝关节稳定中发挥重要作用。与缺乏内侧半月板的膝关节重建相比，内侧半月板完整的膝关节ACL重建效果更好[9]。然而，ACL断裂后平移和旋转半脱位与同时发生的半月板损伤有关，这种半月板损伤可发生在初次ACL断裂和ACL重建失败时。在膝关节稳定和软骨保护方面，半月板和ACL起互补作用。因此，ACL重建翻修同时进行半月板移植可以提高膝关节的稳定性，避免前后移位。本章将讨论ACL重建翻修与MAT的生物力学、适应证、患者评估、术前注意事项、手术技术及手术结果。

生物力学

ACL、内侧和外侧半月板是膝关节的重要结构,可提供稳定性,并起到保护软骨的作用。半月板通过吸收冲击和减少胫股关节软骨上的接触压力来实现软骨保护作用。

半月板缺损与退行性关节疾病的早期进展有关。1948 年,Fairbank 记录了半月板全切除术和膝关节关节炎改变之间的关系[6]。随后的研究也证实半月板缺损会加速膝关节骨关节炎(OA)的进展[10,11]。这些数据强调了保留半月板对膝关节稳定和软骨保护的重要性。

已证实半月板在正常膝关节运动中的重要性。内侧半月板为 U 形,外侧半月板为 C 形,二者的功能是加深胫股窝。这一功能增加了压力分布的面积,并提高了生物力学稳定性。Lee 等人最近进行了一项生物力学研究,该研究通过剂量-反应的方式记录测算发现,半月板切除术越多,胫骨接触应力就越大[12]。结果证实内侧和外侧半月板的稳定作用,但内侧和外侧半月板促进关节稳定性的机制是不同的。

在 Lachman 试验中,内侧半月板后角在抵抗胫骨前移时起到了辅助稳定作用[13,14]。研究表明,初次 ACL 重建时,内侧半月板后角的缺失与移植物拉长和复发性关节松弛有关[9]。Papageorgiou 等人[15]发现,在内侧半月板缺失的情况下,ACL 重建移植物的受力增加 33%~50%。在接受 ACL 重建翻修的患者中,有关初次 ACL 重建失败病因分析的数据显示,70%的患者接受了半月板切除术[16]。此外,半月板完整的患者 ACL 重建翻修后功能明显改善。最近的生物力学数据表明,Lachman 试验中,内侧半月板在控制胫骨前移中具有

重要作用[17]。Spang 等人[18]还描述了半月板切除术与所有膝关节屈曲时胫骨前移增加之间的关系。此外,膝关节屈曲 60°和 90°时,ACL 的张力显著增加。MAT 可恢复这些关节的完整性。由于内侧半月板后角的稳定作用,内侧 MAT 最常与 ACL 重建同时进行。Garrett[19]报道,与内侧半月板缺损患者单独行 ACL 重建相比,在内侧半月板移植联合 ACL 重建中,KT-1000 关节测量结果显著改善。因此,对于伴有前内侧不稳定的患者,ACL 重建翻修应评估半月板,如有需要可行 MAT。

外侧半月板的生物力学稳定作用也得到了证实。外侧半月板可承担 70%的外侧间室压力,而内侧半月板仅承担 30%的外侧间室压力[20]。外侧半月板缺损将显著降低膝关节的稳定性,尤其是在胫骨内旋(及随后的轴移)时[21]。Musahl 等人[17]在尸体模型中使用计算机辅助导航证明,轴移试验(而不是 Lachman 试验)中,ACL 缺损的膝关节外侧半月板切除术后胫骨前移增加 6mm。这些数据表明外侧半月板在膝关节轴向、旋转负荷时的稳定作用。

MAT 需要韧带稳定(包括完整的 ACL)来控制异常的胫股前移和旋转,以免造成半月板损伤和移植失败。韧带不稳定曾被认为是半月板移植的禁忌证[3]。相反,ACL 重建依赖完整的内侧半月板来分担前后和旋转应力,并限制可能发生的 ACL 移植物断裂[3]。研究证明了 ACL 和半月板在膝关节稳定和软骨保护中的协同作用。

半月板移植的适应证

在 ACL 重建翻修中,MAT 主要适用于

年轻、非肥胖、膝关节稳定、力线良好、损伤小且无关节炎的患者。相关症状包括受累间室超负荷引起的疼痛，以及 ACL 重建失败引起的复发性不稳定。虽然年龄本身并不是半月板移植的禁忌证，但由于年龄超过 50 岁的患者会出现退行性变，因此不推荐进行半月板移植。应确认骨骼成熟，以降低术中生长损伤、不对称的生长停止和进行性角畸形的风险。肥胖是 MAT 的一个相对禁忌证，因为不理想的同种异体移植物的力学环境会增加早期失败的风险。如前所述，膝关节不稳定会对半月板和 ACL 重建造成异常应力。这种松弛可能是 MAT 和 ACL 翻修手术早期失败的原因，因此必须在术前或手术期间加以识别和处理。

关于 MAT 退行性变的可接受程度存在较大争议。MAT 最常见的禁忌证是伴有 Fairbank Ⅲ~Ⅳ 级改变的骨关节炎。然而，许多专家认为 MAT 在 Outerbridge 分级为 Ⅰ 级或 Ⅱ 级时可能是禁忌证。但 Ⅲ 级或 Ⅳ 级退行性变的病灶区域不能排除阳性结果，特别是当这些病灶可以通过软骨修复进行处理时。下肢力线不良导致的膝关节炎也是 MAT 的禁忌证。对于未出现关节炎、成角畸形的年轻患者，医生可在优化的力学环境中进行 MAT，以降低半月板同种异体移植失败的风险。

大多数医生一致认为，对于中度至重度退行性膝关节疾病的患者，半月板移植的作用有限，因为在这种力学环境中症状很难得到改善。目前尚无临床证据支持使用 MAT 治疗晚期膝关节骨关节炎。此外，活动性炎症性关节病可增加早期移植失败的风险，因此也是半月板移植的禁忌证。最后，任何影响膝关节的感染性、免疫性或代谢性疾病史都是 MAT 的相对禁忌证，因为存在潜在并发症和早期移植失败的风险。

患者评估

完整的病史、体格检查和影像学检查对于评估患者是否行半月板移植联合 ACL 重建翻修至关重要。由于相关病理的复杂性，导致患者的选择存在困难，因此需要进行全面评估。应获得患者初次手术前后症状的详细信息。患者通常会主诉受累间室不稳定和关节线压痛增加。随着活动水平的提高，患者也可出现间歇性肿胀。重点关注疼痛增加的特定间室，其可能与间室负荷增加和软骨损伤相关。

需要准备初次 ACL 重建及后续手术过程的相关资料，包括术前报告、临床记录和影像学检查。重点关注关节镜检查发现的半月板损伤和所采取的干预措施，包括半月板切除术或半月板修复术。此外，还应关注初次关节镜检查或后续手术中发现的关节损伤或修复、内翻、外翻或旋转松弛。

患者的病史有助于指导体格检查重点。在半月板移植和 ACL 重建翻修时，可能需要同时进行手术矫正，因此应观察下肢力线和步态。评估活动范围并仔细检查受限的活动，如果活动受限，则不应进行半月板移植。识别韧带不稳定和软骨损伤。无痛性积液可能提示早期软骨损伤。未被发现的韧带松弛会增加 ACL 重建失败的风险，因此在 ACL 重建翻修尤其是半月板移植时，应予以确认和处理。关节线压痛常见，但局限于半月板缺损的间室。触诊股骨内侧或外侧髁时疼痛，也提示间室过载和软骨损伤。

除病史问询和体格检查外，还应进行仔细的影像学评估，包括平片、MRI、三相骨扫描和三维步态分析。X线初步评估应包括双膝负重正位（AP）伸直、负重40°屈曲后前位（PA）、非负重45°屈曲侧位和双髌股关节轴位（Merchant）图像（图17.1）。40°屈曲PA图像有助于评估胫股后软骨损伤[22]（图17.2）。此外，还应获取双下肢站立位全长AP图像以评估下肢力线。

通过MRI来评估半月板、韧带、软骨和软骨下骨的状态。软骨特异性MRI序列（包括三维脂肪抑制、质子密度和二维快速自旋回波）可用于全面评估髌股、胫骨透明软骨和软骨下骨[23]。应注意软骨信号强度和形态。软骨层内的信号增加、软骨骨裂、软骨下硬化或水肿等均提示软骨损伤（图17.3）。先进的定量MRI成像方案，包括T2弛豫时间（胶原组织的测量）和T1 rho（蛋白多糖的测量），对关节软骨的早期退行性变更加敏感。CT可用于评估骨性结构，有助于术前规划（包括ACL移植物隧道的放置）。通过骨栓技术进行半月板移植时，因为需要多个胫骨隧道进行固定，术前规划尤其重要。在ACL翻修中，半月板移植后不常规进行三相骨扫描，核素摄取的增加可能与间室过载和软骨损伤相关，因此需要通过MAT来恢复间室负荷。通常不需要进行步态分析，但步态分析可用来评估半月板损伤和力线不良造成的间室过载[7]。术前计划应考虑力线不良问题，因为无论是否进行半月板移植，均需要通过胫骨高位截骨术（HTO）或股骨远端截骨术（DFO）来纠正力线不良。患者对去除负荷支具的反应有助于评估相对间室过载的情况。

术前注意事项

同种异体移植物的获取和处理

在ACL重建翻修中，半月板同种异体移植需要考虑移植物的获取、处理和储存，以

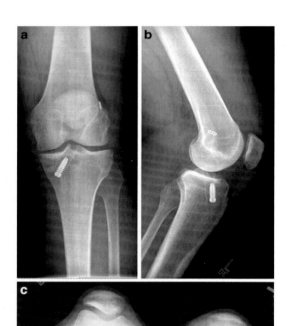

图17.1 （a）正位、（b）侧位和（c）轴位X线片显示髌骨和股骨隧道的位置，硬件固定包括胫骨金属干扰螺钉和外侧皮质衬钢板。应谨慎评估这些图像上隧道扩大的程度。

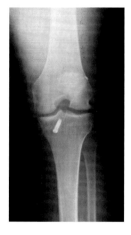

图17.2 负重45°平片显示保留了后关节间隙。

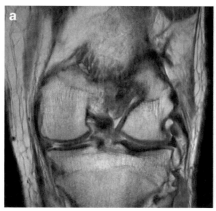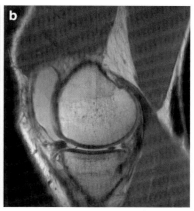

图 17.3　(a)冠状位和(b)矢状位 MRI 显示保留软骨内侧半月板缺失。

及移植物的大小、供体匹配和植入时机。半月板异体移植物的保存方法包括新鲜、新鲜冷冻、低温保存和冻干。新鲜和冷冻保存的移植物细胞存活率较高。然而,新鲜的同种异体移植物需要在获取后几天内保持细胞活性,因此为了保持细胞活性同时延长保存时间,开发了低温保存技术。该技术使用冷冻保护剂(如甘油)来控制冷冻率,以保护细胞活性。但是,仅半月板表面的细胞受到保护,而半月板深部很少有细胞保留。新鲜冷冻的组织不含有任何活细胞,因为冷冻过程会杀死所有细胞。随着滑膜细胞的生长,这些组织需要进行细胞再繁殖。新鲜冷冻的组织无须分离储存即可进行手术。新鲜冷冻组织是最常用的同种异体移植物[2,24]。冻干的移植物无活细胞,因此可以长期保存,但其与移植物收缩相关,因此目前不建议使用[25,26]。

新鲜和新鲜冷冻的同种异体移植物存在疾病传播和免疫原性风险,已有文献证明同种异体移植物存在排斥反应[27]。为了降低疾病传播的风险,曾采用包括伽马照射和环氧乙烷在内的灭菌方法。射线照射会减少或消除同种异体移植物的病毒 DNA;然而,灭菌所需的最低辐射强度为 3.0mrad,而这种强度的辐射会导致半月板组织特性受损[28]。环氧乙烷杀菌可以有效降低冻干移植物的疾病传播风险,但其促炎性氯丙烷产物与滑膜炎相关[29]。

然而,谨慎进行供体筛选而不是移植物处理,可有效降低疾病传播的风险。半月板同种异体移植物的免疫原性主要与附着骨块的细胞成分有关。然而,目前尚无相关动物研究证实这点[30-33]。此外,大量骨软骨同种异体移植的数据表明,免疫原性极低[27]。我们认为,灭菌的风险和对免疫原性的担忧超过了其潜在的益处,因此,新鲜冷冻的、非辐照的半月板移植是首选。

同种异体移植物的大小

半月板同种异体移植物的尺寸匹配是术前计划的重要部分,也是移植物是否适用的重要限制因素。术前移植物尺寸精确匹配有助于优化移植的便捷性和半月板同种异体移植物的力学功能[34]。术中和射线测量可确保供体-受体尺寸匹配。通常进行半月板或胫骨平台的影像学测量。平片、CT 扫描和

MRI 可用于计算供体移植物尺寸[35]。但是，这些方法在测量精度方面存在争议[35-37]。因此，目前仍不清楚半月板同种异体移植物测量最准确的解剖学标志物。有作者建议使用 MRI 测量对侧完整的半月板；然而，研究发现患侧半月板的大小与对侧之间存在显著的差异[35,38]。通常在半月板切除前无法对损伤的同侧半月板进行直接或影像学测量，尤其是在翻修手术中。

由于不同软组织标记的差异性，作者更倾向根据胫骨尺寸匹配大小。骨、放射学标志和半月板大小之间存在一定的联系[39,40]。然而，这项技术也与半月板长度和宽度相对于各自胫骨平台尺寸的显著差异相关[39]，变异性高达 8.4%或 3.8mm[39]。MRI 匹配数据证实相关率提高，但是 65%的图像与实际测量的平台尺寸相差超过 2mm[35]。虽然供体-受体尺寸需要精确匹配，但是关于尺寸不匹配的耐受性或半月板同种异体移植物尺寸不匹配的影响的数据有限[41]。目前，作者使用带尺寸放大标记的平片和 MRI 来进行胫骨平台

骨性标志测量，以便于供体匹配新鲜冷冻的胫骨平台或半平台半月板同种异体移植物。

Pollard 等人[39]描述了目前通过 X 线片来匹配同种异体移植物供体大小。经校正放大后的侧位和正位 X 线片可以确定半月板的长度和宽度。外侧半月板和内侧半月板的长度分别通过将外侧 X 线片上的胫骨平台矢状面长度乘以 0.7 和 0.8 来计算。正确使用这种技术可以使移植物尺寸错配的风险<5%（图 17.4）。

在提交上述测量结果时，外科医生应熟悉相关组织库、获得途径和尺寸限制。在某些情况下，胫骨平台-半月板移植物可能无法使用。相反，半月板同种异体组织可能是唯一的选择。在这种情况下，需要一个专门针对半月板软组织的测量公式来进行尺寸匹配。此外，应在麻醉诱导前检查移植物，以免出现因骨撕裂或骨折而无法移植的情况。

隧道位置

在 ACL 重建翻修 MAT 中，隧道的位置

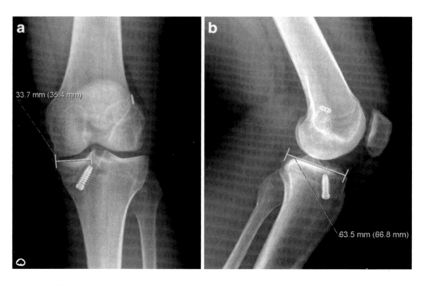

图 17.4　（a）正位和（b）侧位片显示使用内侧胫骨平台骨块的内侧半月板同种异体植骨技术。

尤为重要。此前的胫骨侧 ACL 隧道无论是否扩大均需要重新定位，可能会进一步减少半月板隧道放置的空间。附加隧道进行骨栓半月板移植技术较为困难，特别是内侧半月板移植，因为内侧入路通常用于放置胫骨 ACL 隧道。术前应仔细评估 CT 扫描和 MRI，以规划隧道的位置或改为狭缝或"锁孔"技术（"keyhole" technique）（图 17.5）。隧道和锁孔可位于平台的水平或胫骨干骺端。然而，即使采用锁孔技术，也可能发生隧道损伤。无论采用何种技术，外科医生都必须确保半月板前后角安全固定[42-44]。如果隧道过度扩大，可考虑隧道植骨和隧道愈合后植骨。扩张骨隧道时，也可使用反向切割钻（Retrodrill, Arthrex™）在胫骨钻取盲端隧道（图 17.6）。

手术技术

间室准备

在 ACL 重建翻修中，MAT 术前应进行诊断性关节镜检查。明确影像学和临床表现，并检查软骨表面以排除晚期关节病的可能性。如果初次手术和翻修手术医生不同，则该检查尤其重要。

在诊断性关节镜检查后，清除所需移植间室的半月板残余组织，直至周围 1~2mm 内出现点状出血。半月板血管的保存是半月板修复或移植的重要因素。10%~30%的内侧半月板和 10%~25%的外侧半月板周围的血管穿透伤发生在膝内和外动脉分支[45]。该神经丛的血供和滑液弥散为半月板提供营养。包膜周围的血管为血管长入移植物提供了来源。

前角和后角的移植骨块应确定在解剖隧道位点或骨槽处。然后进行股骨内侧髁窝下后交叉韧带（PCL）成形术或股骨外侧髁窝下 ACL 成形术，以增加后角插入的视野。这种切口成形术还可以改善骨栓或锁孔骨桥的通过。开腹后内侧或后外侧入路也可用于半月板包膜由内向外缝合。

同种异体移植物制备

半月板同种异体移植物的制备取决于术者所希望的固定方法，并应在术前确定。镇静前，检查半平台或全平台半月板同种异体移植物，以确定组织质量。然后去除多余

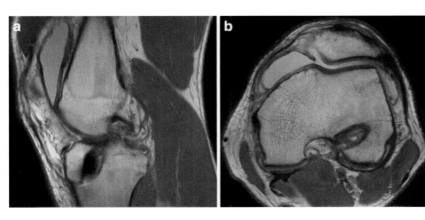

图 17.5 （a）胫骨隧道矢状位和（b）股骨隧道轴位 MRI。在这些图像中，隧道扩大的证据微乎其微。如有必要，可使用 CT 进一步评估骨性结构。

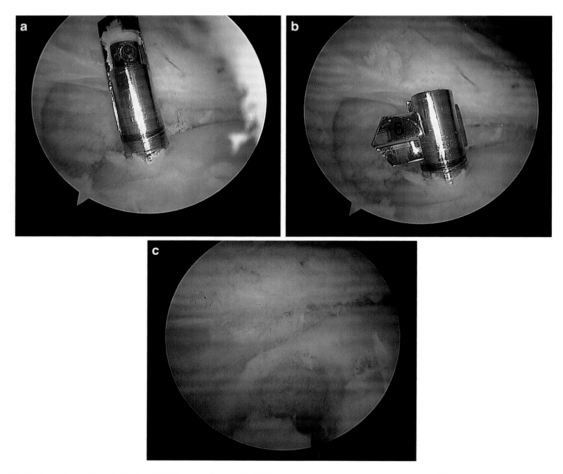

图 17.6 后内侧间室关节镜图像。(a)反向切割钻(Retrodrill, Arthrex™)可以使用轴向点式 ACL 定位器。(b)展开切割片,(c)使用反向切割技术创建盲孔。

的软组织,仅保留半月板组织和骨。识别前后角并用无菌标志物标记,以确保解剖位置并减少混淆。半平台移植物进行修整后可用骨栓或锁孔固定。缝线通过骨栓放置,以便于移植物放置和固定。在半月板的中 1/3 和后 1/3 的交界处也应放置牵引缝线,以利于半月板的定位和复位(图 17.7)。

手术要点

如前所述,ACL 翻修重建中 MAT 可以使用骨栓或锁孔技术。选择哪种技术主要取决于医生的偏好和熟练程度。这两种技术的具

体操作均有报道,如有需要,可进行回顾[3,46]。

同时进行半月板移植和 ACL 重建翻修时,需要注意几个关键问题。在 ACL 重建中,应特别注意隧道和骨槽的放置,并考虑手术操作顺序。关于骨栓,作者倾向于采取以下步骤:①钻取 ACL 隧道;②钻取半月板后角隧道;③用后角缝合线将同种异体半月板复位至膝关节内;④钻取半月板前角隧道并穿过缝合线;⑤将 ACL 移植物拉入关节;⑥收紧股骨侧移植物;⑦在骨桥上固定半月板缝线(在单个隧道中使用骨块时);⑧缝合半月板至关节囊;⑨将 ACL 拉入胫骨隧道并收

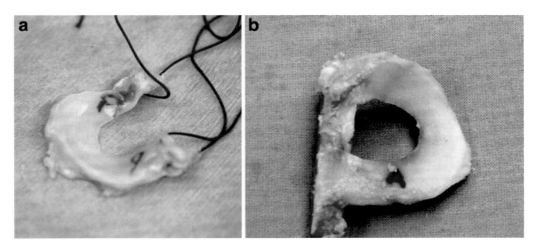

图 17.7　图示制备的半月板异体移植物，包括前后方向标记、牵引缝合线放置、（a）制作好的骨栓及（b）锁孔骨桥。

紧。这种手术顺序增强了可视性，便于半月板同种异体移植物的植入。

　　几种技术可用于简化手术操作和减少并发症。在进行 ACL 隧道扩孔时，应将胫骨内口稍微向内侧移动，以便在半月板后角隧道的远端和中心位置放置第二个隧道，这种调整不会影响 ACL 功能，并且可以降低隧道打通的概率。从胫骨外侧皮质钻取半月板后角隧道，可以避免后角与胫骨 ACL 隧道的连通。虽然这项技术需要显露小腿前间室，但实际仅需要一个 2cm 的切口及周边的剥离，术后可以缝合修复。使用反向切割钻创建盲孔，也有利于预防隧道打通。这项技术可用于前、后孔，但目前作者倾向于只用于后孔。相反，可采用由外向内的技术进行前孔的钻取。若采用锁孔技术，胫骨 ACL 隧道入口应置于内侧和远端，以避免与外侧半月板同种异体移植骨槽相通。如果发生隧道连通，应确认半月板同种异体移植物合适且胫骨 ACL 固定。隧道连通与充分固定不会对 ACL 或异体半月板移植产生不利影响[47]。最后，如果患者胫骨特别细小，可考虑使用直径为 8mm 或

9mm 的较小 ACL 移植物，以减少隧道互相干扰的风险。但是，作者更倾向于在 ACL 重建翻修时使用相对较大的移植物。

　　少数情况下，ACL 重建时需要进行内侧和外侧 MAT，目前作者采用改良的锁孔技术。该技术使用大块胫骨平台同种异体骨移植物，包括内侧和外侧半月板及髁间嵴。然后，采用与上述锁孔技术类似的方法制备大块异体移植物。然而，在髁间隆起处有一个骨桥连接内侧和外侧半月板。在髁间隆起的中心形成一个单孔。将榫孔放置在患者的髁间隆起处，小心去除周围所有多余的骨。通过内侧髌旁入路植入移植物，并按上述方法固定。胫骨 ACL 隧道的翻修可以通过该结构使胫骨隧道位于理想位置。

伴随的操作

　　ACL 重建失败和力线不良可能与半月板缺失和关节软骨保留有关。这种情况下，可通过截骨同时行 ACL 重建来解决力线不良的问题。如果术后患者仍有症状，可分期进行半月板移植。然而，年轻的患者可以考

虑同时进行截骨、ACL 重建和半月板移植，这种治疗方法既可以维持膝关节稳定性，又能保护软骨。

术后康复

半月板移植和 ACL 重建翻修术后康复时，膝关节活动度应限制在屈曲 90°。屈曲 >90° 会增加后半月板后角的负荷，术后前 4 周应避免屈曲。应充分伸展，保持股四头肌功能并进行支具保护下直腿抬高和股四头肌等长收缩。保持足趾接触负重和双直立铰链膝关节支具 4 周，逐步增加至 6 周完全负重。支具保护 4 周后，可增加活动范围。6~8 周开始随着活动范围的逐渐改善加强活动。一般 4~6 周后可去除支具。4 个月时，在恢复适当的力量、耐力、协调性和平衡的基础上，允许进行慢跑。半月板移植后 6~8 个月内一般不建议恢复高强度活动，但这取决于患者的目标和愿望，应与患者讨论半月板移植的相关风险。在联合进行半月板移植和 ACL 重建翻修时，外科医生面临的一个普遍难题是患者希望恢复高强度活动，而这些活动可能会影响移植半月板的耐久性。这些因素应在术前与患者讨论。

同时进行 ACL 和半月板移植手术的结果

一些研究已经证明半月板和 ACL 在维持膝关节稳定性中的协同作用。在 ACL 重建翻修时，应考虑通过 MAT 恢复半月板功能。既往资料显示，同时进行 MAT 和 ACL 或 PCL 重建后，85% 的患者症状完全消失[47]。此外，同时进行 MAT 和 ACL 重建的回顾性数据显示，86% 的患者 IKDC 评分正常或接近正常，90% 的患者 Lachman 试验和轴移试验评分正常或接近正常[48]。移植间室与对侧膝关节间室之间无显著差异。这些数据表明，同时进行 ACL 重建和 MAT 可能在软骨保护和膝关节稳定性方面发挥协同作用[48]。Yoldas 等人[49]比较了 34 例 MAT、11 例单独 MAT，20 例 MAT 联合 ACL 重建。结果发现，在日常生活活动量表、运动活动量表及关节镜检查时病变的程度方面均无显著差异[49]。此外，影像学上也没有发现明显的关节间隙狭窄。内侧 MAT 联合 ACL 重建的长期（至少 8.5 年）随访数据显示，88% 的患者 IKDC 症状评分正常或接近正常，75% 的患者 IKDC 功能评估评分正常或接近正常[50]。这些研究表明，MAT 联合 ACL 重建可以取得良好的结果，并且两种结构的协同作用可能会产生更好的结果。然而，尽管主观结果良好，但移植半月板组织的直接影像学评估显示，移植半月板存在进行性退变，目前很少有数据表明移植半月板能真正发挥正常半月板的功能。需要进一步的研究来确定改良的移植物处理和灭菌方法、手术技术和增强移植物生物学整合的方法，以优化该手术的治疗效果。

总结

ACL 重建联合 MAT 可能会产生软骨保护和膝关节稳定的协同效应。在 ACL 重建翻修中，由于经常出现半月板缺失并导致 ACL 移植物的张力增加，因此这种协同作用尤为重要。ACL 翻修手术的失败率通常高于初次重建，因此应谨慎考虑。术前全面了解病史并进行体格检查和影像学检查，以确定导致 ACL 重建失败的因素。评估下肢等长、软骨和半月板损伤、隧道扩大、隧道位置和 ACL 重建状态。

从软骨保护和稳定性的角度来看,早期和中期的结果支持 MAT 联合 ACL 重建。然而,目前尚缺乏大规模、长期的数据。尽管主观结果良好,但直接影像学评估常显示移植半月板存在进行性退变。在 ACL 重建中,半月板移植对 ACL 移植物早期的保护作用大于长期的"软骨保护"作用。因此,应谨慎选择患者,并就可能的长期预后进行交流,包括增加关节病的风险。在年轻患者 ACL 和半月板损伤合并较轻微的软骨损伤情况下,MAT 和 ACL 重建非常有益。这种情况下,应考虑通过 ACL 重建联合 MAT 来优化膝关节稳定性并改善软骨保护的功能。

(袁晔 译　赵晨 校)

参考文献

1. Zukor DJ, Cameron JC, Brooks PJ, et al. The fate of human meniscal allografts. In: Ewing JW, editor. Articular cartilage and knee joint function: basic science and arthroscopy. New York: Raven; 1990. p. 147.
2. Rodeo SA. Meniscal allografts—where do we stand? Am J Sports Med. 2001;29:246.
3. Alford W, Cole BJ. The indications and technique for meniscal transplant. Orthop Clin North Am. 2005;36:469–84.
4. Cummins JF, Mansour JN, Howe Z, Allan DG. Meniscal transplantation and degenerative articular change: an experimental study in the rabbit. Arthroscopy. 1997;13:485–91.
5. MacConaill MA. The movements of bones and joints; the mechanical structure of articulating cartilage. J Bone Joint Surg Br. 1951;33B:251–7.
6. Fairbank TJ. Knee joint changes after meniscectomy. J Bone Joint Surg Br. 1948;30B:664–70.
7. Noyes FR, Schipplein OD, Andriacchi TP, Saddemi SR, Weise M. The anterior cruciate ligament-deficient knee with varus alignment. An analysis of gait adaptations and dynamic joint loadings. Am J Sports Med. 1992;20:707–16.
8. Veltri DM, Warren RF, Wickiewicz TL, O'Brien SJ. Current status of allograft meniscal transplantation. Clin Orthop Relat Res 1994;(303):44–55.
9. Shelbourne KD, Gray T. Results of anterior cruciate ligament reconstruction based on meniscus and articular cartilage status at the time of surgery. Five- to fifteen-year evaluations. Am J Sports Med. 2000;28:446–52.
10. Johnson RJ, Kettelkamp DB, Clark W, Leaverton P. Factors effecting late results after meniscectomy. J Bone Joint Surg Am. 1974;56:719–29.
11. Jones RE, Smith EC, Reisch JS. Effects of medial meniscectomy in patients older than forty years. J Bone Joint Surg Am. 1978;60:783–6.
12. Lee SJ, Aadalen KJ, Malaviya P, et al. Tibiofemoral contact mechanics after serial medial meniscectomies in the human cadaveric knee. Am J Sports Med. 2006;34:1334–44.
13. Levy IM, Torzilli PA, Warren RF. The effect of medial meniscectomy on anterior-posterior motion of the knee. J Bone Joint Surg Am. 1982;64:883–8.
14. Shoemaker SC, Markolf KL. The role of the meniscus in the anterior-posterior stability of the loaded anterior cruciate-deficient knee. Effects of partial versus total excision. J Bone Joint Surg Am. 1986;68:71–9.
15. Papageorgiou CD, Gil JE, Kanamori A, Fenwick JA, Woo SL, Fu FH. The biomechanical interdependence between the anterior cruciate ligament replacement graft and the medial meniscus. Am J Sports Med. 2001;29:226–31.
16. Trojani C, Sbihi A, Djian P, et al. Causes for failure of ACL reconstruction and influence of meniscectomies after revision. Knee Surg Sports Traumatol Arthrosc. 2011;19:196–201.
17. Musahl V, Citak M, O'Loughlin PF, Choi D, Bedi A, Pearle AD. The effect of medial versus lateral meniscectomy on the stability of the anterior cruciate ligament-deficient knee. Am J Sports Med. 2010;38:1591–7.
18. Spang JT, Dang ABC, Mazzocca A, et al. The effect of medial meniscectomy and meniscal allograft transplantation on knee and anterior cruciate ligament biomechanics. Arthroscopy. 2010;26:192–201.
19. Garrett JC. Meniscal transplantation. In: Aichroth PM, Cannon WD, editors. Knee surgery: current practice. London: Martin Dunitz; 1992. p. 95–103.
20. Ahmed AM. The load bearing of the knee meniscus. In: Mow VC, Arnoczky S, Jackson DW, editors. Knee meniscus: basic and clinical foundations. New York: Raven; 1992. p. 59–73.
21. Amiri S, Cooke D, Kim IY, Wyss U. Mechanics of the passive knee joint. Part 1: the role of the tibial articular surfaces in guiding the passive motion. Proc Inst Mech Eng H. 2006;220:813–22.
22. Rosenberg TD, Paulos LE, Parker RD, Coward DB, Scott SM. The forty-five-degree posteroanterior flexion weight-bearing radiograph of the knee. J Bone Joint Surg Am. 1988;70:1479–83.
23. Potter HG, Linklater JM, Allen AA, Hannafin JA, Haas SB. Magnetic resonance imaging of articular cartilage in the knee. An evaluation with use of fast-spin-echo imaging. J Bone Joint Surg Am. 1998;80:1276–84.
24. Cole BJ, Dennis MG, Lee SJ, et al. Prospective evaluation of allograft meniscus transplantation. Am J Sports Med. 2006;34:919.

25. Milachowski KA, Weismeier K, Wirth CJ. Homologous meniscus transplantation. Experimental and clinical results. Int Orthop. 1989;13:1–11.

26. Yahia LH, Drouin G, Zukor D. The irradiation effect on the initial mechanical properties of meniscal grafts. Biomed Mater Eng. 1993;3:211–21.

27. Friedlaender GE, Strong DM, Sell KW. Studies on the antigenicity of bone. II. Donor-specific anti-HLA antibodies in human recipients of freeze-dried allografts. J Bone Joint Surg Am. 1984;66:107–12.

28. Hsu RWW, Himeno S, Coventry MB. Transactions of the 34th annual meeting of the orthopedic research society, Vol. 13. Park Ridge, IL: Orthopedic Research Society; 1988.

29. Dowdy PA, Miniaci A, Arnoczky SP, Fowler PJ, Boughner DR. The effect of cast immobilization on meniscal healing. An experimental study in the dog. Am J Sports Med. 1995;23:721–8.

30. Friedlaender GE, Strong DM, Sell KW. Studies on the antigenicity of bone. I. Freeze-dried and deep-frozen bone allografts in rabbits. J Bone Joint Surg Am. 1976;58:854–8.

31. Jackson DW, McDevitt CA, Simon TM, Arnoczky SP, Atwell EA, Silvino NJ. Meniscal transplantation using fresh and cryopreserved allografts. An experimental study in goats. Am J Sports Med. 1992;20:644–56.

32. Fabbriciani C, Lucania L, Milano G, Schiavone Panni A, Evangelisti M. Meniscal allografts: cryopreservation vs deep-frozen technique. An experimental study in goats. Knee Surg Sports Traumatol Arthrosc. 1997;5:124–34.

33. Ochi M, Ishida O, Daisaku H, Ikuta Y, Akiyama M. Immune response to fresh meniscal allografts in mice. J Surg Res. 1995;58:478–84.

34. Verdonk R, Kohn D. Harvest and conservation of meniscal allografts. Scand J Med Sci Sports. 1999;9:158–9.

35. Shaffer B, Kennedy S, Klimkiewicz J, Yao L. Preoperative sizing of meniscal allografts in meniscus transplantation. Am J Sports Med. 2000;28:524–33.

36. Jackson DW, Windler GE, Simon TM. Intraarticular reaction associated with the use of freeze-dried, ethylene oxide-sterilized bone-patella tendon-bone allografts in the reconstruction of the anterior cruciate ligament. Am J Sports Med. 1990;18:1–10; discussion 10–11.

37. Kuhn JE, Wojtys EM. Allograft meniscus transplantation. Clin Sports Med. 1996;15:537–56.

38. Johnson DL, Swenson TM, Livesay GA, Aizawa H, Fu FH, Harner CD. Insertion-site anatomy of the human menisci: gross, arthroscopic, and topographical anatomy as a basis for meniscal transplantation. Arthroscopy. 1995;11:386–94.

39. Pollard ME, Kang Q, Berg EE. Radiographic sizing for meniscal transplantation. Arthroscopy. 1995;11:684–7.

40. Urban Jr WP, Nyland J, Caborn DN, Johnson DL. The radiographic position of medial and lateral meniscal horns as a basis for meniscal reconstruction. Arthroscopy. 1999;15:147–54.

41. Dienst M, Greis PE, Ellis BJ, Bachus KN, Burks RT. Effect of lateral meniscal allograft sizing on contact mechanics of the lateral tibial plateau: an experimental study in human cadaveric knee joints. Am J Sports Med. 2007;35:34–42.

42. Paletta Jr GA, Manning T, Snell E, Parker R, Bergfeld J. The effect of allograft meniscal replacement on intraarticular contact area and pressures in the human knee. A biomechanical study. Am J Sports Med. 1997;25:692–8.

43. Alhalki MM, Howell SM, Hull ML. How three methods for fixing a medial meniscal autograft affect tibial contact mechanics. Am J Sports Med. 1999;27:320–8.

44. Chen MI, Branch TP, Hutton WC. Is it important to secure the horns during lateral meniscal transplantation? A cadaveric study. Arthroscopy. 1996;12:174–81.

45. Arnoczky SP, Warren RF. Microvasculature of the human meniscus. Am J Sports Med. 1982;10:90–5.

46. Farr J, Meneghini RM, Cole BJ. Allograft interference screw fixation in meniscus transplantation. Arthroscopy. 2004;20:322–7.

47. Cole BJ, Carter TR, Rodeo SA. Allograft meniscal transplantation: background, techniques, and results. Instr Course Lect. 2003;52:383–96.

48. Sekiya JK, Giffin JR, Irrgang JJ, Fu FH, Harner CD. Clinical outcomes after combined meniscal allograft transplantation and anterior cruciate ligament reconstruction. Am J Sports Med. 2003;31:896.

49. Yoldas EA, Sekiya JK, Irrgang JJ, Fu FH, Harner CD. Arthroscopically assisted meniscal allograft transplantation with and without combined anterior cruciate ligament reconstruction. Knee Surg Sports Traumatol Arthrosc. 2003;11:173–82.

50. Graf KW. Long-term results after combined medial meniscal allograft transplantation and anterior cruciate ligament reconstruction: minimum 8.5-year follow-up study. Arthroscopy. 2004;20:129–40.

第 18 章

ACL重建翻修中软骨手术的应用

Albert O. Gee，Riley J. Williams III

引言

膝关节 ACL 损伤较为常见，据报道每年发病率为(36.9~80)/10 万人[1-3]。对于年轻、活跃的患者，ACL 重建可以恢复膝关节稳定性、降低半月板损伤的概率，并使患者恢复到损伤前的活动水平。据估计，2%~6%的初次 ACL 重建最终会失败[4]，其中许多患者需要接受 ACL 翻修手术。

与 ACL 撕裂相关的软骨损伤很常见。ACL 翻修手术时伴随的软骨异常发生率为 10%~70%[5-18]。与初次 ACL 重建时所见的软骨损伤相比，存在显著差异[19]。尽管大多数软骨病变在整体膝关节稳定性中不发挥重要作用，但在 ACL 缺损的膝关节中，如果软骨病变未予以治疗，可能会导致 ACL 翻修术后临床结果不佳[7,17,20]。

ACL 缺损是软骨修复的禁忌证[21]。由于膝关节软骨上的剪切应力增加，持续的膝关节不稳定会导致修复失败的可能性较高。因此，从韧带稳定性、重返运动及对软骨修复的保护作用来看，ACL 重建翻修非常重要。手术干预的主要目的是通过韧带重建联合软骨修复来建立关节的稳定性和一致性。本章的目的是讨论 ACL 重建翻修中的软骨修复策略。

与 ACL 断裂相关的 "骨挫伤"和关节软骨损伤

与健康个体相比，ACL 缺损患者未来发生软骨病变和创伤性骨关节炎的风险增加。关节软骨退变可能与 ACL 状态无关。最近的一些研究表明，尽管 ACL 重建稳定，但软骨仍存在持续退变[22,23]。

目前，对于与 ACL 损伤相关的骨髓水肿的重要性知之甚少。在 T2 加权 MRI 图像上，可以清晰看到"骨挫伤"区域(图 18.1)的信号增加，其在 ACL 撕裂中的发生率约为 80%[24,25]。这种骨髓水肿模式显示轴移现象发生期间跨软骨损伤的证据：胫骨后外侧因旋转而向前撞击股骨前外侧。骨髓损伤最常见于急性 ACL 断裂后的胫骨后外侧和股骨髁前外侧。研究表明，骨髓水肿的 MRI 表现随时间进展逐渐得到改善。但是，表面软骨损伤是不可逆的[26-28]。

组织学上，损伤区域关节软骨的软骨细

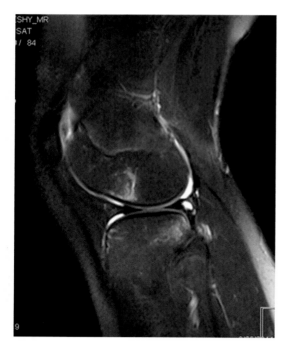

图 18.1 矢状位脂肪抑制 T2 加权 MRI 序列显示急性 ACL 撕裂后典型的骨髓水肿模式（"骨挫伤"）。

胞和基质已经发生退变[29]。Potter 等人通过 MRI 对孤立性 ACL 损伤患者进行了随访研究[22]。他们发现，急性软骨损伤覆盖了损伤时的骨挫伤区域，并且尽管进行了 ACL 重建，但软骨随时间进展仍持续丢失。然而，研究者发现，初次损伤后 5~7 年，软骨丢失逐渐加快，并且不限于最初受累的外侧间室。相反，内侧和髌股间室的软骨丢失率最高。

临床方法

在 ACL 缺损的情况下，治疗局灶性软骨病变的外科手术决策应合乎逻辑，并且不应因 ACL 治疗决策的改变而改变。一旦计划实施 ACL 重建或 ACL 翻修重建，合并软骨病变的治疗方法应与孤立性软骨损伤相同。因此，手术指征保持不变，包括：

1. 股骨髁、滑车或髌骨的孤立性软骨或骨软骨病变。

2. 膝关节功能障碍的症状（疼痛、反复积液、机械症状）。

3. 正常或可矫正的膝关节韧带稳定性。

4. 正常或可矫正的力线。

5. 具有功能的半月板组织（天然半月板体积>50%）。

软骨修复的禁忌证包括：

1. 膝关节退行性骨关节炎。

2. 系统性炎性疾病（如类风湿关节炎）。

3. 胶原蛋白或血管疾病。

4. 肥胖。

5. 长期使用免疫抑制药物（如皮质类固醇）。

外科医生应明确膝关节软骨损伤的治疗方法，并且在决策过程中必须考虑患者和外科医生的因素。首先是明确可能影响患者治疗的因素，并对软骨缺损的可能病因进行分类。软骨损伤通常继发于外伤、慢性退变或下层骨骼异常病变[如缺血性坏死（AVN）或剥脱性骨软骨炎（OCD）]。膝关节 ACL 缺损最常见的原因是外伤，但并非总是如此。因此，在 ACL 重建前或同期进行病因学检查时，必须谨慎。

接下来应考虑软骨损伤的特征，包括：

1. 损伤大小。

2. 损伤位置。

3. 损伤等级。

4. 病变形态。

术前通过使用对软骨敏感的 MRI 成像序列尽可能多地获取有关软骨损伤的信息十分重要，这将会影响手术决策的选择。但是，有时直到术中直视下才能了解软骨病变的真实情况，因此手术医生必须做好准备。

评估膝关节和下肢的整体情况。如果存在可能影响软骨修复的异常情况,则必须予以处理。韧带缺损可通过修复或重建得到矫正。半月板撕裂需要进行清创、修复或者同种异体移植。下肢力线不良需要通过截骨术进行矫正,最重要的是,患者应尽量保留膝关节其余部分的关节软骨面(2 级或更佳)。

尽管多发性局灶性软骨缺损不是多次修复的绝对禁忌证,但可能提示早期广泛的软骨退变,因此外科医生应谨慎处理。需要特别注意双相性（即股骨髁-胫骨平台或髌骨-股骨滑车）病变,研究发现,使用骨软骨移植物时,这类患者的治疗效果不佳[30,31]

术前计划

术前软骨修复计划还需要考虑与患者相关的特征,包括:

1. 年龄。
2. 体重指数(BMI)。
3. 需求水平。
4. 全身疾病。
5. 患者的功能需求。
6. 患者的预期。
7. 康复的依从性。

研究表明,年龄增加和 BMI 升高会对患者造成不良影响,尤其是那些 BMI 较高且接受了特定的软骨修复的患者[32,33]。此外,还应考虑患者的需求水平和功能需求,这些也影响治疗决策。与中年人群相比,精英或专业运动员的膝关节需求明显不同,因此应考虑不同的治疗方案。

医生评估是指外科医生对于各种软骨修复和再生技术的掌握情况及手术技巧。不同的手术方法在技术难易程度上可能有所不同,这与外科医生的经验水平及每种手术的可操作性相关。因此,术前应考虑医生相关因素。

患者评估

首先要进行全面的病史问询和体格检查。了解患者既往的治疗措施,尤其是 ACL 重建方法,包括移植物类型和初次手术时发现的关节内病变。确定再损伤的机制,并查找 ACL 移植失败的原因。获得先前的关节镜手术影像学资料,以了解初次重建时关节软骨的状态,并制订新的术前计划。

初始影像学资料应包括膝关节 X 线片,如负重正位(AP)、屈膝 40° 后前位(PA)、侧位、髌骨轴位(Merchant 视角)。双下肢全长正位片也有助于确定下肢力线情况。使用软骨敏感的 MRI 序列进一步检查十分重要,有助于外科医生评估先前的 ACL 移植物(或移植物缺损) 及半月板和关节软骨是否存在异常。

必须特别注意 ACL 重建时髌股关节软骨病变的患者,因为髌股关节活动引起的疼痛和(或)机械症状被报道为膝关节不稳的主观病史并不少见。临床医生可以通过详细的病史记录、全面的膝关节检查和 MRI 评估来了解先前的 ACL 移植物和软骨表面的状态,以辨别二者的细微差别。

现有的软骨修复策略

关节软骨损伤及其治疗仍然是骨科的难题。外科医生可以使用以下几种治疗方法:

1. 机械清创术。
2. 内在修复增强:骨髓刺激。

3. 全组织移植。

(a) 骨软骨自体移植（马赛克镶嵌成形术）。

(b) 骨软骨同种异体移植。

4. 基于细胞的修复。

5. 基于细胞和支架的修复。

6. 基于支架的修复。

机械清创术

机械清创术包括软骨碎片清创及膝关节常规灌洗，但不进行软骨缺损的填充植入。填充植入可以消除疼痛潜在的机械和生物化学因素，但不能修复病变，因此被认为是一种姑息疗法。在其他治疗方法存在禁忌证时，机械清创术可用于早期的软骨退变患者。

骨髓刺激

骨髓刺激或微骨折的目的是通过在病变底部的软骨下骨板钻孔，将骨髓来源的干细胞募集到软骨缺损部位。这是一种简单且低成本的选择，可用于小型和大型软骨病变。该技术需要形成稳定的血凝块以覆盖并填充缺损部位。血凝块中含有细胞和生长因子，并最终用纤维软骨填充缺损。这项技术的缺点包括术后冗长的康复过程，并且微骨折只能形成纤维软骨，其结构上劣于透明软骨。

微骨折的成功依赖于缺损部位的充分填充，而这取决于良好的手术技术[34-36]。术中微骨折部位的准备十分关键，包括将软骨损伤周围区域清创至正常软骨缘，以"环抱"住血凝块。对病灶底部发现的钙化软骨层进行清创，也有助于血凝块的稳定黏附，这对于该技术的成功至关重要[37]。此外，软骨下骨钻孔必须足够深才能达到骨髓层，微骨折时见到脂肪滴渗出为有效钻孔（图18.2）。

由于早期负重会导致软骨下骨板坍塌或者血凝块扁平化或移位，因此患者术后需保证至少6周的非负重状态。术后立即开始0°~60°的连续被动运动（CPM），并持续6周。每天进行6~8小时CPM，并且每天增加10°屈曲，直至达到完全的关节活动度。术后1周，在物理治疗师的指导下进行等张训练和股四头肌动态训练。此外，如果运动范围允许，可在2周后开始进行水上训练或者固定自行车训练。术后至少4个月，禁止进行旋转和跳跃活动。术后6个月内禁止跑步，根据股四头肌和核心力量的不同，允许在8~12个月内恢复高水平运动。

Steadman及其同事报道采用微骨折成功治疗全层创伤性软骨缺损，平均随访11年[33]。Mithoefer及其同事报道，48例患者中有67%在1~4cm²的病变处进行了微骨折，并表现出良好的效果。他们指出，较低的BMI预示更好的预后，并且47%的精英运动员的临床疗效随时间的推移而恶化[32,38]。其他几项有关微骨折治疗足球和篮球精英职业运动员软骨损伤的研究报道，这些运动员术后恢复比赛的概率超过70%[39,40]。

全组织移植

骨软骨自体移植/马赛克镶嵌成形术

骨软骨自体移植（也称为马赛克镶嵌成形术）常用于治疗创伤性病因导致的局灶性全层软骨缺损，还可用于处理与严重骨丢失相关的病变，如剥脱性骨软骨炎。该技术涉及从膝关节负重较少的部位移植多个小的圆柱形骨软骨栓（形成马赛克样镶嵌体）到较大的软骨缺损中。该方法的优点包括：可靠的透明软骨直接移植到缺损中；移植物压

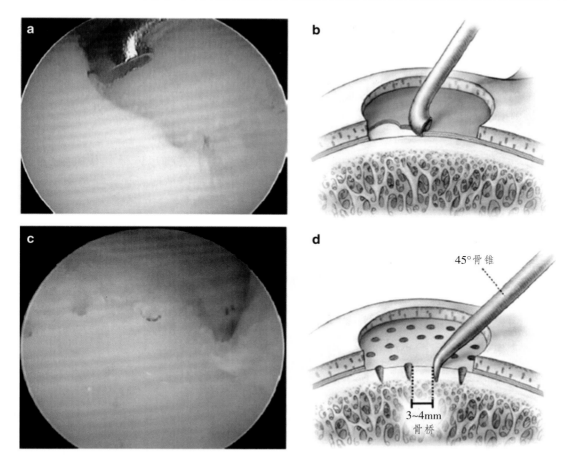

图 18.2　(a,b)制备一个边缘整齐的创面,从而获得稳定的基础,微骨折后形成的血凝块可以附着并填充该缺损部位。病变底部的钙化软骨层必须去除,以利于血凝块黏附。(c,d)孔道必须具有足够的深度,以确保软骨下骨板穿透并与骨髓相通。(Reproduced with permission from Bedi A, Feeley BT, Williams RJ III. Management of articular cartilage defectsof the knee. J Bone Joint Surgery Am. 2010; 92: 994–1009.)

入且不需要额外的固定;康复过程相对较短;手术可在一期关节镜下或关节镜辅助下的小切口完成。

　　该手术的主要缺点是供区部位病变,以及就缺损大小而言,该技术由于供体栓的自体性质而存在一定的缺陷[骨软骨栓取自髌股关节边缘和(或)股骨髁间的边缘](图18.3)。马赛克镶嵌成形术的适应证是局灶性全层软骨病变,范围为 1~5cm²。骨软骨移植比其他技术(如微骨折)对手术技术的要求

更高,并且通常需要开放关节切开术。其他不足包括镶嵌术中间隙的持续存在、负重时移植物下陷,以及在软骨方位、厚度和力学性能方面的供体–受体位点不匹配[41]。

　　多项研究显示,马赛克镶嵌成形术在 Outerbridge Ⅲ~Ⅳ级损伤的治疗中取得了良好的临床疗效[42,43]。Hangody 通过对股骨、胫骨和髌股关节的全层软骨病变的长期随访发现,这项技术获得了较好的临床疗效且供体部位发病率较低[44]。Nho 等人使用该技术

治疗孤立性髌骨软骨损伤的回顾性研究显示，在最后一次随访中，IKDC 评分得到显著改善，MRI 证实移植部位骨软骨栓完全或几乎完全填充[45]。Ozturk 及其同事报道了类似的结果，他们使用马赛克镶嵌成形术治疗 19 例患者，平均随访 3 年，85% 的结果达到优良[46]。

与微骨折相比，骨软骨自体移植术显示

了更好的临床疗效，二次关节镜检查的活检标本也提示骨软骨自体移植术修复效果更佳。因此，作者认为，对于 40 岁以下的患者，自体软骨移植优于骨髓刺激[47]。

骨软骨移植

此过程需要将尸体标本移植到软骨病变中。由于可以根据软骨缺损的大小、位置

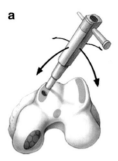
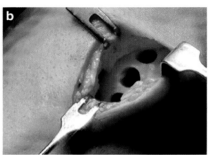
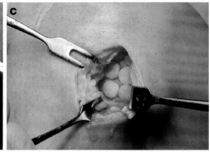

图 18.3 （a）自体骨软骨移植技术。（b）膝关节伸直时，可通过小切口并直视股骨滑车边缘的供体区域。（c）屈膝时，通过相同的切口显露需要接受移植的软骨缺损部位，并将移植物以所需的形态放置以填充缺损。（Reproduced with permission from Bedi A, Feeley BT, Williams RJ III. Management of articular cartilage defects of the knee. J Bone Joint Surgery Am. 2010; 92: 994–1009.）

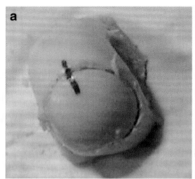
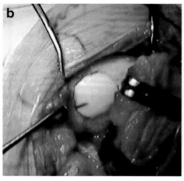
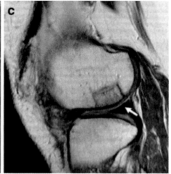

图 18.4 （a）从半股骨髁标本中获取骨软骨异体样本，其大小和曲率半径与受体相匹配。（b）在受区植入与周围齐平的植入物，以治疗股骨髁剥脱性骨软骨炎。为了使供体移植物和受体缺损之间的方向和表面一致性达到最佳匹配，在 12 点、4 点和 8 点钟位置做相应的标记。（c）植入同种异体软骨后 24 个月的矢状快速自旋回波磁共振图像。邻近的天然软骨界面具有良好的病灶填充和一致性。移植物显示与天然透明软骨相比同等强度的关节软骨信号（箭头所示）。（Reproduced with permission from Bedi A, Feeley BT, Williams RJ III. Management of articular cartilage defects of the knee. J Bone Joint Surgery Am. 2010;92: 994–1009.）

和深度来定制供体移植物,因此与马赛克镶嵌术相比，可以改善骨软骨栓的匹配和填充。与马赛克镶嵌术一样,该过程在关节镜辅助下通过小切口关节切开术进行。使用专用的仪器可以从同种异体移植物中获得圆柱形骨软骨栓(图 18.4),最好从相应关节的相同位置获得,以使轮廓和形状与供体部位匹配。受体部位使用直径稍小的圆柱形冲头制备,无须额外固定物即可打压植入。

同种异体移植的优点包括:可使用单个骨软骨栓处理较大的软骨缺损,从而更好地再现周围软骨的轮廓,无供体部位病变风险，并且可以与 ACL 重建同时进行一期手术。该技术关注高成本和供体组织可利用性、罕见的疾病传播可能性和移植排异性[48]。

有关骨软骨同种异体移植的研究表明，治疗创伤后软骨损伤和剥脱性骨软骨炎具有持久且可靠的临床疗效[30,31,49,50]。几项研究表明，使用该技术治疗 8cm² 以上的单发、孤立性全层软骨病变成功率高达 80%,但是治疗多发性病变或膝关节系统性紊乱(包括骨关节炎、炎性关节炎和肢体力线不良)的临床疗效较差[30,31,49,51]。随访 14 年,该技术的总体生存率超过 65%[52]。

自体软骨细胞植入(ACI)

这种基于细胞的技术最初由 Brittberg、Peterson 及其同事于 1994 年报道[53]。ACI 可分为两个阶段:首先在关节镜下获取自体软骨细胞并在实验室中进行处理和扩增,然后通过骨膜补片植入缺损处(图 18.5)。ACI 的主要优点是,如果软骨下骨保存完好,则可用于治疗较大的(2~10cm²)病变。

此外,组织学研究表明,该技术成功后,可使用透明样软骨组织填充缺损,并且其生

物力学性能和耐久性优于纤维软骨[53,54]。ACI 的缺点是分两期进行、技术要求更高、可能需要全关节切开术(取决于病变的位置和用于覆盖缺损的补片类型)及成本极高。

Brittberg 等人[53]对缺损 1.6~6.5cm² 的 16 例股骨髁软骨病变患者进行了 4 年的随访研究,其中 14 例临床预后良好。然而,在 7 例使用 ACI 治疗髌骨病变的患者中,仅 2 例显示良好的疗效。二次关节镜活检显示 15

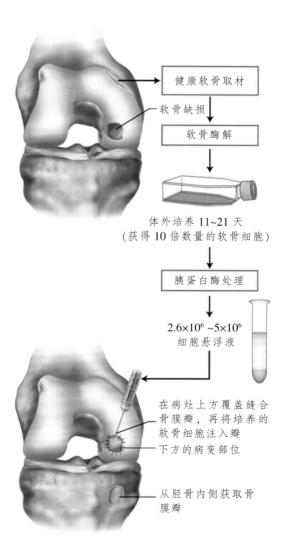

健康软骨取材

软骨缺损

软骨酶解

体外培养 11~21 天
(获得 10 倍数量的软骨细胞)

胰蛋白酶处理

2.6×10⁶ ~5×10⁶
细胞悬浮液

在病灶上方覆盖缝合骨膜瓣,再将培养的软骨细胞注入瓣下方的病变部位

从胫骨内侧获取骨膜瓣

图 18.5　自体软骨细胞植入(ACI)过程。

例股骨病变患者中 11 例使用透明软骨，而 7 例髌骨病变患者中仅 1 例使用透明软骨。同一研究者随着随访时间的增加显示出明显的学习曲线，因为随着研究人员手术技术的提高，移植失败率下降。他们还指出，当更加重视在植入时纠正髌骨轨迹不良后，使用 ACI 治疗髌骨病变的结果得到改善[55]。ACI 已被证明在大多数患者中具有持久的临床有效率（61 例患者中有 51 例获得了良好的疗效），其平均随访时间为 7.4 年[54]。

ACI 还被认为是膝关节软骨损伤治疗失败后的挽救方法。Zaslav 及其同事研究表明，在使用 ACI 进行翻修的 126 例患者中，76% 的患者平均 4 年的临床效果良好[56]。

与其他软骨修复技术相比，多项研究显示，ACI 较微骨折和自体骨软骨移植具有更好的效果。研究人员指出，尽管与自体骨软骨移植相比，ACI 组的恢复过程更长，但在二次关节镜检查中其修复特性优于其他技术[43,57]。

ACI 的主要关注点之一是并发症发生率高。美国食品药品监督管理局于 1996—2003 年公布了 ACI 后的不良事件[58]。在此期间，共报道了 294 例不良事件，其中最常见的并发症是移植物失效（24.8%），其次是脱层（22.1%）和组织肥大（17.7%）。超过 90% 的患者因不良事件而必须接受至少一次手术，因此，外科医生应了解，该手术并非没有显著的学习曲线，而且存在因为并发症而需要进行再次手术的可能性。

其他基于细胞和支架的修复方法

最近，越来越多的基于细胞的技术应运而生，以改善 ACI 的结果。这些第二代技术通过将获取的软骨细胞与可生物吸收且具有生物相容性的支架相结合来改善 ACI，这个支架可成为软骨细胞附着和存活的基质。有两种支架是通过基质相关的软骨细胞植入（MACI，Genzyme Europe，Netherlands），并使用由 I / Ⅲ 型胶原蛋白和 Hyalograft C（Anika Therapeutics，Bedford，MA）组成的猪来源生物膜，从而提供三维基质支架。该支架的理论支持是重建软骨细胞的天然环境，从而抑制软骨细胞在细胞扩增阶段的去分化，并且可以在整个缺陷中更均匀地分布细胞。

该技术消除了对骨膜瓣覆盖的需求和胫骨近端骨膜瓣获取的相关并发症。由于这些细胞接种的支架通常可以固定在病变上而无须缝合，因此也简化了手术过程；如果病变可触及，可以通过关节镜植入。尽管 MACI 和 Hyalograft C 均有良好的动物和小型人体试验数据[59-71]，但该技术目前在美国仍处于试验阶段，且缺乏长期的临床结果数据来证明其有效性和持久性。

基于合成支架的修复

尝试重建软骨缺损的单独软骨和骨成分的全合成双相支架在动物研究和小型临床试验中也显示出令人鼓舞的结果[72,73]。TruFit™（Smith and Nephew, Memphis, TN）植入物已被批准用于人类，并且可以通过商业途径获得，但仍处于研究阶段。植入物由聚丙交酯-共-乙交酯（PLG）、聚乙二醇化物（PGA）、硫酸钙和表面活性剂组成，是一种多孔的、可生物降解的植入物。其具有双层设计，可提供骨相和上覆的软骨相，其机械特性为每个阶段都类似于相邻的天然骨和软骨组织，旨在刺激细胞和基质向内生长，因为合成成分会随着时间的推移而降解（图 18.6）。

这种植入物的优点是可以无限供应、可应对各种大小的病变，而且没有供体部位病变或疾病传播的可能性。然而，由于植入物的成本较高及临床研究缺乏足够的随访时间，因此外科医生应谨慎选择。

同时进行 ACL 翻修和关节软骨修复的结果

据我们所知，目前还没有研究报道ACL翻修联合软骨手术的结果。仅有的文献均为同时进行软骨修复和初次 ACL 重建的结果研究。最近在一项系统回顾研究中，Brophy等人发现 6 项随访时间有限的小样本病例系列研究，其中一项是回顾性研究。他们使用多种患者报道的结果及几种不同的软骨修复技术（包括 ACI，镶嵌成形术和骨膜移植）证明这种方法具有良好的临床结果。但是，仍缺乏使用微骨折技术的相关数据[74]。

ACL 和软骨手术的时间

伴随的关节软骨缺损和 ACL 缺损会增加手术时间，这一点不可忽视[75]。首先，外科

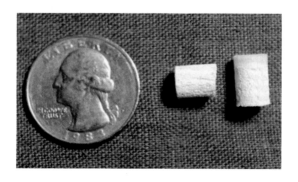

图 18.6　通过生物学和机械方式匹配相邻关节软骨和软骨下骨的全合成生物可降解多相植入物。（TrueFit CB, Smith and Nephew, Memphis, TN.）

医生必须认识到，尽管 MRI 的质量和分辨率有所提高，但直到进行 ACL 翻修手术之前，仍有可能无法发现局灶性软骨病变。鉴于ACL 翻修手术已报道了高达 70% 的软骨相关问题，外科医生术前应检测症状性病变，以便于术前计划的制订和患者教育。由于可能出现上述情况，因此术前应与患者进行讨论，并考虑患者的需求水平和功能期望，以便在意外发现软骨损伤时做出合理的术中决策。

了解症状性关节软骨缺损的相关知识，做好术前规划。与患者进行讨论，并在手术时提供同种异体移植物和设备。如果出现关节软骨缺损，可考虑所有潜在的修复策略，并根据病变的大小、位置、形态及患者的需求选择治疗方法（见下文）。除 ACI 以外，其他所有软骨手术均可以在 ACL 翻修时根据缺损的位置和大小采用全关节镜或关节镜辅助的开放手术下进行（图 18.7）。ACL 软骨活检可在翻修术前进行，并且在 4~6 周后进行扩增细胞的第二阶段植入和 ACL 翻修；或者在翻修时进行软骨活检，而 ACI 则通过之后的二期手术进行。

如果手术时意外发现局灶性软骨病变，手术过程将变得更加复杂。如果事先没有与患者讨论或进行规划，则同种异体移植等软骨修复策略可能不符合道德标准或不可用。否则，基于缺损的大小和位置，假设每种手术都有专用的手术设备，微骨折、马赛克镶嵌成形术和 ACI 是可行的治疗选择（对于ACI，在初次手术时仅进行软骨活检，后期再进行二期修复）。由于存在供区并发症，一般不推荐马赛克镶嵌成形术用于治疗较大的软骨缺损。另一方面，微骨折不受病变大小的限制，操作简单，较少需要专用设备。此

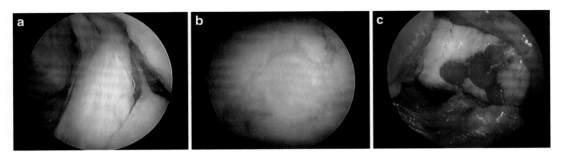

图 18.7 ACL 翻修手术时记录了 ACL 移植失败的术中影像(a)和较大的滑车骨软骨病变(b)。(c)用几种合成的骨软骨栓治疗滑车病变。(TrueFit CB, Smith and Newphew, Memphis, TN.)

外,在 ACL 手术中,微骨折几乎没有增加并发症的发生率,并且如果治疗失败,也可以采取进一步的修复治疗策略。

外科医生应谨记,当 ACL 手术时意外发现明显较大的软骨病变,可将软骨手术推迟到 ACL 翻修手术和术后康复后。然后根据患者的个体因素和软骨损伤程度,使用以下算法将其余病变视为单独的问题。

诊疗流程

在选择软骨修复手术后,还需要一种特定的诊疗流程来帮助外科医生做出正确的临床决策。我们的外科手术流程基于以下三个重要因素:病变大小、患者的需求水平和既往是否已通过外科手术治疗该病变(图18.8)。病变大小和既往治疗方式可通过术前MRI、关节镜图像、手术记录和 ACL 重建(或)翻修获得。诊疗策略参考差异包括软骨

损伤面积 $2cm^2$ 及治疗需求的高低。治疗需求取决于患者是否计划每周参加体育活动或工作超过 2 天,这可以为外科医生提供一个合理且相对简单的方法来评估关节软骨损伤并进行治疗选择。

总结

关节软骨损伤是骨科最常见的难题,而ACL 损伤会使这一问题更加复杂。然而,已有多种关节软骨治疗方法可供选择,并且出现了很多新兴技术。一旦决定进行 ACL 翻修术,软骨病变的评估和治疗在很大程度上与ACL 无关,只需要考虑软骨修复的时机。目前有关 ACL 联合软骨修复的预后研究仍然较少,但是随着软骨成像和软骨修复策略中新兴技术的出现,人们对未来关节软骨损伤疗效的改善充满了期待。

a　　　　　<2cm² 局灶性关节软骨病变的外科治疗选择

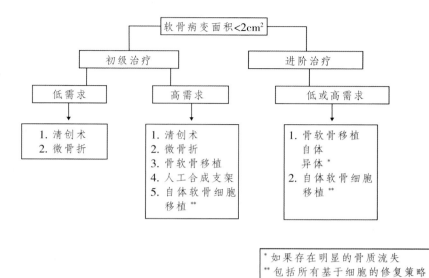

b　　　　≥2cm² 局灶性关节软骨病变的外科治疗选择

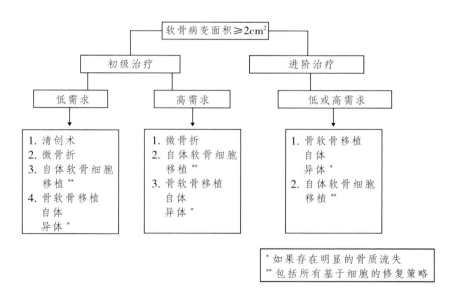

图 18.8　(a,b)关节重建流程。病变的大小、患者需求水平及既往手术干预措施是确定合适治疗方案的主要考虑因素。

（洪哲平　译　赵晨　校）

参考文献

1. Ait Si Selmi T, Fithian D, Neyret P. The evolution of osteoarthritis in 103 patients with ACL reconstruction at 17 years follow-up. Knee. 2006;13(5):353–8.

2. Gianotti SM, Marshall SW, Hume PA, Bunt L. Incidence of anterior cruciate ligament injury and other knee ligament injuries: a national population-based study. J Sci Med Sport. 2009;12(6):622–7.

3. Parkkari J, Pasanen K, Mattila VM, Kannus P, Rimpela A. The risk for a cruciate ligament injury of the knee in adolescents and young adults: a population-based cohort study of 46 500 people with a 9 year follow-up. Br J Sports Med. 2008;42(6):422–6.

4. Spindler KP, Kuhn JE, Freedman KB, Matthews CE, Dittus RS, Harrell Jr FE. Anterior cruciate ligament reconstruction autograft choice: bone-tendon-bone versus hamstring: does it really matter? A systematic review. Am J Sports Med. 2004;32(8):1986–95.

5. Battaglia TC, Miller MD. Management of bony deficiency in revision anterior cruciate ligament reconstruction using allograft bone dowels: surgical technique. Arthroscopy. 2005;21(6):767.

6. Denti M, Lo Vetere D, Bait C, Schonhuber H, Melegati G, Volpi P. Revision anterior cruciate ligament reconstruction: causes of failure, surgical technique, and clinical results. Am J Sports Med. 2008;36(10):1896–902.

7. Diamantopoulos AP, Lorbach O, Paessler HH. Anterior cruciate ligament revision reconstruction: results in 107 patients. Am J Sports Med. 2008;36(5):851–60.

8. Ferretti A, Conteduca F, Monaco E, De Carli A, D'Arrigo C. Revision anterior cruciate ligament reconstruction with doubled semitendinosus and gracilis tendons and lateral extra-articular reconstruction. J Bone Joint Surg Am. 2006;88(11):2373–9.

9. Fox JA, Pierce M, Bojchuk J, Hayden J, Bush-Joseph CA, Bach Jr BR. Revision anterior cruciate ligament reconstruction with nonirradiated fresh-frozen patellar tendon allograft. Arthroscopy. 2004;20(8):787–94.

10. Garofalo R, Djahangiri A, Siegrist O. Revision anterior cruciate ligament reconstruction with quadriceps tendon-patellar bone autograft. Arthroscopy. 2006;22(2):205–14.

11. Grossman MG, ElAttrache NS, Shields CL, Glousman RE. Revision anterior cruciate ligament reconstruction: three- to nine-year follow-up. Arthroscopy. 2005;21(4):418–23.

12. Kamath GV, Redfern JC, Greis PE, Burks RT. Revision anterior cruciate ligament reconstruction. Am J Sports Med. 2011;39(1):199–217.

13. Noyes FR, Barber-Westin SD. Anterior cruciate ligament revision reconstruction: results using a quadriceps tendon-patellar bone autograft. Am J Sports Med. 2006;34(4):553–64.

14. Noyes FR, Barber-Westin SD. Revision anterior cruciate surgery with use of bone-patellar tendon-bone autogenous grafts. J Bone Joint Surg Am. 2001;83-A(8):1131–43.

15. O'Neill DB. Revision arthroscopically assisted anterior cruciate ligament reconstruction with previously unharvested ipsilateral autografts. Am J Sports Med. 2004;32(8):1833–41.

16. Salmon LJ, Pinczewski LA, Russell VJ, Refshauge K. Revision anterior cruciate ligament reconstruction with hamstring tendon autograft: 5- to 9-year follow-up. Am J Sports Med. 2006;34(10):1604–14.

17. Thomas NP, Kankate R, Wandless F, Pandit H. Revision anterior cruciate ligament reconstruction using a 2-stage technique with bone grafting of the tibial tunnel. Am J Sports Med. 2005;33(11):1701–9.

18. Weiler A, Schmeling A, Stohr I, Kaab MJ, Wagner M. Primary versus single-stage revision anterior cruciate ligament reconstruction using autologous hamstring tendon grafts: a prospective matched-group analysis. Am J Sports Med. 2007;35(10):1643–52.

19. Borchers JR, Kaeding CC, Pedroza AD, Huston LJ, Spindler KP, Wright RW. Intra-articular findings in primary and revision anterior cruciate ligament reconstruction surgery: a comparison of the MOON and MARS study groups. Am J Sports Med. 2011;39(9):1889–93.

20. Ahn JH, Lee YS, Ha HC. Comparison of revision surgery with primary anterior cruciate ligament reconstruction and outcome of revision surgery between different graft materials. Am J Sports Med. 2008;36(10):1889–95.

21. Williams RJ, Gamradt SC. Articular cartilage repair using a resorbable matrix scaffold. Instr Course Lect. 2008;57:563–71.

22. Potter HG, Jain SK, Ma Y, Black BR, Fung S, Lyman S. Cartilage injury after acute, isolated anterior cruciate ligament tear: immediate and longitudinal effect with clinical/MRI follow-up. Am J Sports Med. 2012;40(2):276–85.

23. Theologis AA, Kuo D, Cheng J, Bolbos RI, Carballido-Gamio J, Ma CB, et al. Evaluation of bone bruises and associated cartilage in anterior cruciate ligament-injured and -reconstructed knees using quantitative t(1rho) magnetic resonance imaging: 1-year cohort study. Arthroscopy. 2011;27(1):65–76.

24. Costa-Paz M, Muscolo DL, Ayerza M, Makino A, Aponte-Tinao L. Magnetic resonance imaging follow-up study of bone bruises associated with anterior cruciate ligament ruptures. Arthroscopy. 2001;17(5):445–9.

25. Faber KJ, Dill JR, Amendola A, Thain L, Spouge A, Fowler PJ. Occult osteochondral lesions after anterior cruciate ligament rupture. Six-year magnetic resonance imaging follow-up study. Am J Sports Med. 1999;27(4):489–94.

26. Lahm A, Uhl M, Erggelet C, Haberstroh J, Mrosek E. Articular cartilage degeneration after acute subchondral bone damage: an experimental study in dogs with histopathological grading. Acta Orthop Scand. 2004;75(6):762–7.

27. Lewis JL, Deloria LB, Oyen-Tiesma M, Thompson Jr RC, Ericson M, Oegema Jr TR. Cell death after carti-

lage impact occurs around matrix cracks. J Orthop Res. 2003;21(5):881–7.

28. Martin JA, Brown T, Heiner A, Buckwalter JA. Post-traumatic osteoarthritis: the role of accelerated chondrocyte senescence. Biorheology. 2004;41(3–4): 479–91.

29. Johnson DL, Urban Jr WP, Caborn DN, Vanarthos WJ, Carlson CS. Articular cartilage changes seen with magnetic resonance imaging-detected bone bruises associated with acute anterior cruciate ligament rupture. Am J Sports Med. 1998;26(3):409–14.

30. Chu CR, Convery FR, Akeson WH, Meyers M, Amiel D. Articular cartilage transplantation. Clinical results in the knee. Clin Orthop Relat Res. 1999;(360): 159–68.

31. Ghazavi MT, Pritzker KP, Davis AM, Gross AE. Fresh osteochondral allografts for post-traumatic osteochondral defects of the knee. J Bone Joint Surg Br. 1997;79(6):1008–13.

32. Mithoefer K, Williams III RJ, Warren RF, Potter HG, Spock CR, Jones EC, et al. The microfracture technique for the treatment of articular cartilage lesions in the knee. A prospective cohort study. J Bone Joint Surg Am. 2005;87(9):1911–20.

33. Steadman JR, Briggs KK, Rodrigo JJ, Kocher MS, Gill TJ, Rodkey WG. Outcomes of microfracture for traumatic chondral defects of the knee: average 11-year follow-up. Arthroscopy. 2003;19(5):477–84.

34. Asik M, Ciftci F, Sen C, Erdil M, Atalar A. The microfracture technique for the treatment of full-thickness articular cartilage lesions of the knee: mid-term results. Arthroscopy. 2008;24(11):1214–20.

35. Frisbie DD, Oxford JT, Southwood L, Trotter GW, Rodkey WG, Steadman JR, Goodnight JL, McIlwraith CW. Early events in cartilage repair after subchondral bone microfracture. Clin Orthop Relat Res. 2003; (407):215–27.

36. Mithoefer K, Williams III RJ, Warren RF, Potter HG, Spock CR, Jones EC, et al. Chondral resurfacing of articular cartilage defects in the knee with the microfracture technique. Surgical technique. J Bone Joint Surg Am. 2006;88(Suppl 1 Pt 2):294–304.

37. Frisbie DD, Morisset S, Ho CP, Rodkey WG, Steadman JR, McIlwraith CW. Effects of calcified cartilage on healing of chondral defects treated with microfracture in horses. Am J Sports Med. 2006;34(11):1824–31.

38. Mithoefer K, Williams III RJ, Warren RF, Wickiewicz TL, Marx RG. High-impact athletics after knee articular cartilage repair: a prospective evaluation of the microfracture technique. Am J Sports Med. 2006;34(9):1413–8.

39. Namdari S, Baldwin K, Anakwenze O, Park MJ, Huffman GR, Sennett BJ. Results and performance after microfracture in National Basketball Association athletes. Am J Sports Med. 2009;37(5):943–8.

40. Steadman JR, Miller BS, Karas SG, Schlegel TF, Briggs KK, Hawkins RJ. The microfracture technique in the treatment of full-thickness chondral lesions of the knee in National Football League players. J Knee Surg. 2003;16(2):83–6.

41. Bedi A, Feeley BT, Williams III RJ. Management of

articular cartilage defects of the knee. J Bone Joint Surg Am. 2010;92(4):994–1009.

42. Hangody L, Vasarhelyi G, Hangody LR, Sukosd Z, Tibay G, Bartha L, et al. Autologous osteochondral grafting–technique and long-term results. Injury. 2008;39 Suppl 1:S32–9.

43. Horas U, Pelinkovic D, Herr G, Aigner T, Schnettler R. Autologous chondrocyte implantation and osteochondral cylinder transplantation in cartilage repair of the knee joint. A prospective, comparative trial. J Bone Joint Surg Am. 2003;85(A2):185–92.

44. Hangody L, Fules P. Autologous osteochondral mosaicplasty for the treatment of full-thickness defects of weight-bearing joints: ten years of experimental and clinical experience. J Bone Joint Surg Am. 2003;85-A Suppl 2:25–32.

45. Nho SJ, Foo LF, Green DM, Shindle MK, Warren RF, Wickiewicz TL, et al. Magnetic resonance imaging and clinical evaluation of patellar resurfacing with press-fit osteochondral autograft plugs. Am J Sports Med. 2008;36(6):1101–9.

46. Ozturk A, Ozdemir MR, Ozkan Y. Osteochondral autografting (mosaicplasty) in grade IV cartilage defects in the knee joint: 2- to 7-year results. Int Orthop. 2006;30(3):200–4.

47. Gudas R, Kalesinskas RJ, Kimtys V, Stankevicius E, Toliusis V, Bernotavicius G, et al. A prospective randomized clinical study of mosaic osteochondral autologous transplantation versus microfracture for the treatment of osteochondral defects in the knee joint in young athletes. Arthroscopy. 2005;21(9):1066–75.

48. Bugbee WD. Fresh osteochondral allografts. J Knee Surg. 2002;15(3):191–5.

49. Bugbee WD, Convery FR. Osteochondral allograft transplantation. Clin Sports Med. 1999;18(1):67–75.

50. Emmerson BC, Gortz S, Jamali AA, Chung C, Amiel D, Bugbee WD. Fresh osteochondral allografting in the treatment of osteochondritis dissecans of the femoral condyle. Am J Sports Med. 2007;35(6):907–14.

51. Davidson PA, Rivenburgh DW, Dawson PE, Rozin R. Clinical, histologic, and radiographic outcomes of distal femoral resurfacing with hypothermically stored osteoarticular allografts. Am J Sports Med. 2007;35(7):1082–90.

52. Beaver RJ, Mahomed M, Backstein D, Davis A, Zukor DJ, Gross AE. Fresh osteochondral allografts for post-traumatic defects in the knee. A survivorship analysis. J Bone Joint Surg Br. 1992;74(1):105–10.

53. Brittberg M, Lindahl A, Nilsson A, Ohlsson C, Isaksson O, Peterson L. Treatment of deep cartilage defects in the knee with autologous chondrocyte transplantation. N Engl J Med. 1994;331(14): 889–95.

54. Peterson L, Brittberg M, Kiviranta I, Akerlund EL, Lindahl A. Autologous chondrocyte transplantation. Biomechanics and long-term durability. Am J Sports Med. 2002;30(1):2–12.

55. Peterson L, Minas T, Brittberg M, Nilsson A, Sjogren-Jansson E, Lindahl A. Two- to 9-year outcome after autologous chondrocyte transplantation of the knee. Clin Orthop Relat Res. 2000;(374):212–34.

56. Zaslav K, Cole B, Brewster R, DeBerardino T, Farr J,

Fowler P, et al. A prospective study of autologous chondrocyte implantation in patients with failed prior treatment for articular cartilage defect of the knee: results of the Study of the Treatment of Articular Repair (STAR) clinical trial. Am J Sports Med. 2009;37(1):42–55.

57. Bentley G, Biant LC, Carrington RW, Akmal M, Goldberg A, Williams AM, et al. A prospective, randomised comparison of autologous chondrocyte implantation versus mosaicplasty for osteochondral defects in the knee. J Bone Joint Surg Br. 2003;85(2):223–30.

58. Wood JJ, Malek MA, Frassica FJ, Polder JA, Mohan AK, Bloom ET, et al. Autologous cultured chondrocytes: adverse events reported to the United States Food and Drug Administration. J Bone Joint Surg Am. 2006;88(3):503–7.

59. Bartlett W, Gooding CR, Carrington RW, Skinner JA, Briggs TW, Bentley G. Autologous chondrocyte implantation at the knee using a bilayer collagen membrane with bone graft. A preliminary report. J Bone Joint Surg Br. 2005;87(3):330–2.

60. Behrens P, Bitter T, Kurz B, Russlies M. Matrix-associated autologous chondrocyte transplantation/ implantation (MACT/MACI)–5-year follow-up. Knee. 2006;13(3):194–202.

61. Dorotka R, Windberger U, Macfelda K, Bindreiter U, Toma C, Nehrer S. Repair of articular cartilage defects treated by microfracture and a three-dimensional collagen matrix. Biomaterials. 2005;26(17):3617–29.

62. Filova E et al. Novel composite hyaluronan/type I collagen/fibrin scaffold enhances repair of osteochondral defect in rabbit knee. J Biomed Mater Res B Appl Biomater. 2008;87(2):415–24.

63. Frenkel SR, Kubiak EN, Truncale KG. The repair response to osteochondral implant types in a rabbit model. Cell Tissue Bank. 2006;7(1):29–37.

64. Gobbi A, Kon E, Berruto M, Francisco R, Filardo G, Marcacci M. Patellofemoral full-thickness chondral defects treated with Hyalograft-C: a clinical, arthroscopic, and histologic review. Am J Sports Med. 2006;34(11):1763–73.

65. Jones CW, Willers C, Keogh A, Smolinski D, Fick D,

Yates PJ, et al. Matrix-induced autologous chondrocyte implantation in sheep: objective assessments including confocal arthroscopy. J Orthop Res. 2008;26(3):292–303.

66. Kang JY et al. Novel porous matrix of hyaluronic acid for the three-dimensional culture of chondrocytes. Int J Pharm. 2009;369(1–2):114–20.

67. Marcacci M, et al. Articular cartilage engineering with Hyalograft C: 3-year clinical results. Clin Orthop Relat Res. 2005;(435):96–105.

68. Marlovits S, Striessnig G, Kutscha-Lissberg F, Resinger C, Aldrian SM, Vecsei V, et al. Early postoperative adherence of matrix-induced autologous chondrocyte implantation for the treatment of full-thickness cartilage defects of the femoral condyle. Knee Surg Sports Traumatol Arthrosc. 2005;13(6):451–7.

69. Trattnig S, Ba-Ssalamah A, Pinker K, Plank C, Vecsei V, Marlovits S. Matrix-based autologous chondrocyte implantation for cartilage repair: noninvasive monitoring by high-resolution magnetic resonance imaging. Magn Reson Imaging. 2005;23(7):779–87.

70. Trattnig S, Pinker K, Krestan C, Plank C, Millington S, Marlovits S. Matrix-based autologous chondrocyte implantation for cartilage repair with HyalograftC: two-year follow-up by magnetic resonance imaging. Eur J Radiol. 2006;57(1):9–15.

assessment. Tissue Eng. 2007;13(4):737–46.

72. Barber FA, Dockery WD. A computed tomography scan assessment of synthetic multiphase polymer scaffolds used for osteochondral defect repair. Arthroscopy. 2011;27(1):60–4.

73. Niederauer GG, Slivka MA, Leatherbury NC, Korvick DL, Harroff HH, Ehler WC, et al. Evaluation of multiphase implants for repair of focal osteochondral defects in goats. Biomaterials. 2000;21(24):2561–74.

74. Brophy RH, Zeltser D, Wright RW, Flanigan D. Anterior cruciate ligament reconstruction and concomitant articular cartilage injury: incidence and treatment. Arthroscopy. 2010;26(1):112–20.

75. Levy AS, Meier SW. Approach to cartilage injury in the anterior cruciate ligament-deficient knee. Orthop Clin North Am. 2003;34(1):149–67.

第 **19** 章

ACL重建翻修中内侧副韧带松弛的处理

Iftach Hetsroni, Gian Luigi Canata, Robert G. Marx

引言

内侧副韧带(MCL)是膝关节保持外翻稳定的主要限制结构。在屈膝 20°~30°时，MCL 提供将近 80% 的约束力；而在膝关节完全伸直时，MCL 和后内侧关节囊、后斜韧带(POL)一起提供 60% 的膝关节外翻约束力[1]。因此，在 ACL 重建手术过程中，认识和处理 MCL 功能异常非常重要。未处理好 MCL 问题可能会使 ACL 移植物承受过多的外翻应力，从而导致移植失败[2,3]。

本章将回顾 MCL 的解剖，并介绍临床中评估 MCL 松弛的工具、手术方案的选择及术后临床结果。

MCL 的解剖

MCL 由三个主要部分组成：MCL 浅层(也是最大的一层)、MCL 深层和 POL[4]。MCL 浅层起自股骨内上髁近端平均 3.2mm 处，后方平均 4.8mm 处，止于胫骨近端，胫骨后内侧嵴的前方，鹅足腱止点的后方[4]。MCL 深层是内侧关节囊增厚的部分，位于 MCL 浅层的深部，包含半月板胫骨和半月板股骨部分。其股骨止点位于 MCL 浅层股骨止点以远 12.6mm，以及 MCL 浅层深部。其胫骨止点位于内侧胫骨平台软骨缘以远，内侧关节线以远 3.2mm[4]。POL 是膝关节伸直时一个额外的内侧限制结构，是半膜肌远端与内侧关节囊汇合处的纤维延伸。股骨止点的主要和中心部分位于腓肠肌结节以远 7.7mm，前方 2.9mm[4]，以及 MCL 浅层股骨止点的近端和后方。

MCL 功能异常的评估

病史：ACL 和 MCL 都存在缺损的患者可能会主诉膝关节不稳，特别是在旋转和变向活动时。尽管患者的主诉与典型的单纯 ACL 缺失类似，但是合并 MCL 缺损的患者在某种意义上还存在外翻不稳，外翻不稳可能出现在改变方向或者用患肢传球时。少数伴有膝关节外翻的 MCL 退变患者可以发展为膝外翻，并导致患肢在步态循环的起步相出现外八字,类似于慢性外侧限制结构缺损患者的内翻步态。

体格检查:首先评估下肢力线和步态。无论是否存在明显的外翻步态,均应特别注意膝外翻。拍摄双下肢全长 X 线片以确认膝外翻,这也提示 MCL 在膝外翻的状况下仍发挥作用。因此,首先要考虑内翻截骨而不是内侧韧带重建[5]。因为内翻截骨可以减少外翻力矩,从而解决膝关节不稳的问题。在一些病例中,内翻截骨可以避免行韧带重建。评估下肢力线和步态后,应进行膝关节检查,包括膝关节积液;髌股关节疼痛、轨迹和不稳;膝关节屈、伸活动范围;交叉韧带和侧副韧带的松弛情况。以健侧膝为标准进行对比。分别在膝关节 0°、屈曲 20°~30°时进行外翻应力试验。MCL 松弛 0 级,即与健侧相比内侧张口差 0~2mm;松弛 1+级,即与健侧相比内侧张口差 3~5mm;松弛 2+级,即与健侧相比内侧张口差 6~10mm;松弛 3+级,即与健侧相比内侧张口差>10mm[6-8]。

影像学检查:应力位 X 线用于进一步量化内侧副韧带松弛的程度。然而,应力位 X 线内侧张口与 MCL 松弛级别并没有被记录下来。最近,文献报道了应力位 X 线的参考值,但尸体研究使用的均为老年标本,并不适合年轻患者或中年患者[9]。

麻醉下检查:关节镜手术前,将要进行手术的膝关节在麻醉下与健侧膝关节进行对比,包括膝关节活动范围和内侧韧带松弛情况。MCL 的体格检查依据患者的肌肉放松程度和临床医生的经验来判断内侧张口的大小,以及止点的出现或者缺失。麻醉下韧带缺少了肌肉的保护,因此更容易进行评估。

关节镜评估:关节镜检查后,可对膝关节内侧间室间隙大小进行量化评估,在体外测量关节镜探勾尖端的长度,然后将探勾尖端作为标尺。内侧间室张口>5mm,提示 MCL 松弛 2+级[10](图 19.1),慢性病例的内侧张口≥10mm,提示 MCL 松弛 3+级[11](图 19.2)。

MCL 功能异常的手术处理

直接内侧或后内侧皱缩修复术:直接内侧皱缩术是主要的 MCL 重建技术[10,12]。在 ACL 重建翻修中,我们通常使用这种技术来处理轻微增加的 MCL 松弛[10]。

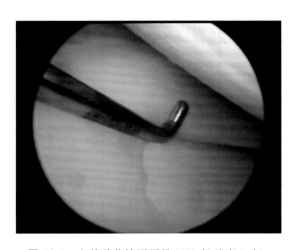

图 19.1　左膝关节镜下可见 MCL 松弛度 2+级。

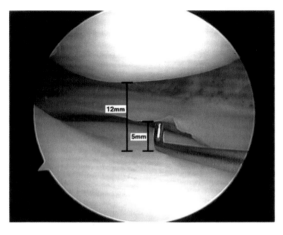

图 19.2　右膝关节镜下可见 MCL 松弛度 3+级。

手术技术[10]：当 ACL 移植物固定后，如使用关节镜探勾发现内侧张口>5mm，可在股骨内上髁做一个短的纵向切口（图 19.3）。切开支持带，显露内侧韧带结构（图 19.4）。然后使用 2 号 Ethibond®（Ethicon）缝线将 MCL 和 POL 缝合到内上髁的近端（图19.5 和图19.6）。采用 3 个"8 字"缝合将 MCL 和 POL 向内上髁近端推进。每一个"8 字"缝线从内上髁区域开始并向远端延伸约 1cm：一个直

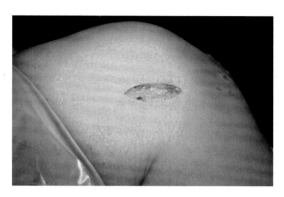

图 19.3　在股骨内上髁上做一个小切口。（Reprinted from Canata GL, Chiey A, Leoni T. Surgical technique: does mini-invasive medial collateral ligament and posterior oblique ligament repair restore knee stability in combined chronic medial and ACL injuries? Clin Orthop Relat Res. 2012; 470: 791−797, with permission from Springer.）

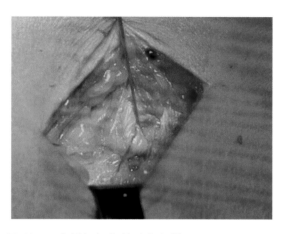

图 19.5　内侧组织收紧至内上髁。（Reprinted from Canata GL, Chiey A, Leoni T. Surgical technique: does mini-invasive medial collateral ligament and posterior oblique ligament repair restore knee stability in combined chronic medial and ACL injuries? Clin Orthop Relat Res. 2012; 470: 791−797, with permission from Springer.）

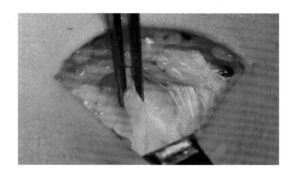

图 19.4　内侧限制结构松弛。（Reprinted from Canata GL, Chiey A, Leoni T. Surgical technique:does mini-invasive medial collateral ligament and posterior oblique ligament repair restore knee stability in combined chronic medial and ACL injuries? Clin Orthop Relat Res. 2012; 470: 791−797, with permission from Springer.）

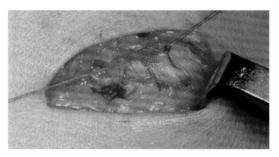

图 19.6　用不可吸收缝线缝合 MCL。（Reprinted from Canata GL, Chiey A, Leoni T. Surgical technique: does mini-invasive medial collateral ligament and posterior oblique ligament repair restore knee stability in combined chronic medial and ACL injuries? Clin Orthop Relat Res. 2012; 470: 791−797, with permission from Springer.）

接朝向远端,一个朝向远端偏前,一个朝向远端偏后(POL 的方向)。将缝线系紧,检查伸膝和屈曲时的张力(图 19.7)。术后康复与单纯 ACL 重建类似,但有两个例外:保持挂拐保护步态 4 周,并在无活动限制的情况下使用膝关节支具 6 周。术后第 1 天,可耐受情况下允许负重。最近的一项研究报道 36 例平均年龄 37 岁(范围:15~70 岁)的患者接受了该技术,并随访 2 年以上 [10]:平均主观 IKDC 评分由术前的 36 分提高到 94 分,平均 KOOS 评分由术前的 45 分提高到 93 分,平均 Lysholm 评分由术前的 40 分提高到 93 分,所有病例的外翻和外旋松弛均恢复正常。

MCL 重建:在 ACL 翻修手术中,2+级或者 3+级内侧松弛应进行 MCL 重建。MCL 重建包括保留胫骨止点的自体半腱肌移植[13-16]、异体组织移植[17,18]和双束重建[8,15,17-19]。该技术的缺点包括膝关节内侧切口过长、20%的患者会丢失 20°的屈伸活动度[16],以及保留半腱肌远端止点并作为 MCL 移植物[13-16]将导致重建的 MCL 胫骨止点过于靠前(例如,MCL 的胫骨止点应在鹅足腱止点的后方[4,20])。采用这种方法重建 MCL,可以使膝关节内侧松弛的患者在膝关节内收时(如半腱肌)获得动态的内侧稳定结构。由于双束重建需要多个股骨止点、胫骨止点及更多的移植物和固定材料(如螺钉、垫圈、订书钉等),因此,比单束重建更加复杂[8,15,17-19]。

最近,我们利用同种异体跟腱来重建 MCL[11]。这项新技术的优点包括避免供区并发症、股骨−骨间愈合缝合安全、皮肤切口小(不超过膝关节)及等长重建。股骨远端开放是该手术的绝对禁忌证。该手术的相对禁忌证包括任何可能增加术后并发症风险的因素,如活动性感染、不能坚持执行术后康复计划、严重的软组织损伤、糖尿病和病态肥胖。

手术技术[11]:通过体格检查和关节镜检

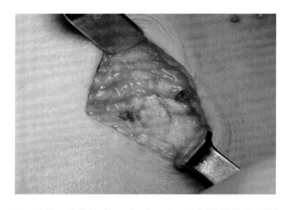

图 19.7 手术结束(MCL 和 POL 已向近端推进到股骨内上髁)。(Reprinted from Canata GL, Chiey A, Leoni T. Surgical technique: does mini-invasive medial collateral ligament and posterior oblique ligament repair restore knee stability in combined chronic medial and ACL injuries? Clin Orthop Relat Res. 2012; 470: 791–797, with permission from Springer.)

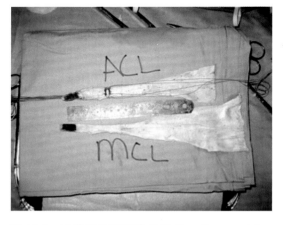

图 19.8 同种异体跟腱移植准备。(Reprinted from Marx RG, Hetsroni I. Surgical technique: medial collateral ligament reconstruction using Achilles allograft for combined knee ligament injury. Clin Orthop Relat Res. 2012; 470: 798–805, with permission from Springer.)

查确认患者 MCL 松弛并需要在重建手术后进行麻醉。手术步骤(交叉韧带重建仅固定股骨止点)包括:①制备跟腱同种异体骨移植物,形成直径 9mm、一端包含 18mm 的骨栓(图 19.8)。②在股骨内上髁做 3cm 的纵向皮肤切口。③在股骨内侧上髁以近 3~5mm 处,平行于关节线向前 15°插入导针,避免导针进入髁间凹,通过 X 线片确认导针的位置(图 19.9)。④从股骨导针到 MCL 胫骨止点皮下潜行剥离,在皮下脂肪下为移植物创建一个隧道(图 19.10)。⑤在导针处放置一个不可吸收的缝合环,通过刚刚创建的隧道将其远端置于皮肤下方。⑥在解剖插入处对着胫骨(鹅足止点的后方)进行远端缝合。通过膝关节 0°~90°屈伸运动来判断等长。如有必要,可修改胫骨插入点,直到线圈成等距。⑦用 Bovey 标记胫骨等长点。⑧清理股骨导

针周围的软组织,以便将跟腱移植物骨栓更容易地植入稍后制作的榫孔中。⑨用 9mm 钻扩孔,深度为 20mm。⑩将跟腱骨栓插入股骨隧道内,并用 20mm 长、7mm 粗的金属界面螺钉固定。⑪跟腱组织穿过皮下和远端。⑫拉紧胫骨侧 ACL 移植物。⑬在内翻应力作用下,膝关节屈曲 20°,使用 4.5mm 的皮质螺钉和 17mm 的垫圈将 MCL 移植物固定在胫骨等长点上(图 19.11)。⑭缝合皮下组织和皮肤。术后通过 X 线片确认隧道和内固定位置(图 19.12)。

我们共随访了 14 例患者,平均年龄为 34 岁(范围:19~60 岁),所有患者均接受了 MCL 重建手术并随访至少 2 年[11]。其中有 12 例患者的膝关节活动范围与未受伤的膝关节保持一致。在接受 MCL 重建和初次 ACL 重建的患者中,无一例膝关节活动度丢失。在 MCL 重建联合 ACL 重建翻修的患者中,1 例膝关节屈曲丧失 15°。1 例联合行 MCL 和

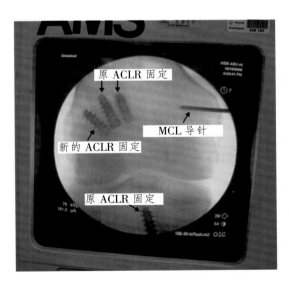

图 19.9　通过 X 线透视确定导针的位置。(Reprinted from Marx RG, HetsroniI. Surgical technique: medial collateral ligament reconstruction using Achilles allograft for combined knee ligament injury. Clin Orthop Relat Res. 2012; 470: 798−805, with permission from Springer.)

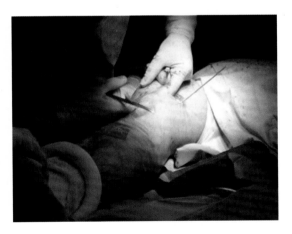

图 19.10　皮肤潜行剥离,以形成一条隧道供移植物穿过膝关节。(Reprinted from Marx RG, HetsroniI. Surgical technique: medial collateral ligament reconstruction using Achilles allograft for combined knee ligament injury. Clin Orthop Relat Res. 2012; 470: 798− 805, with permission from Springer.)

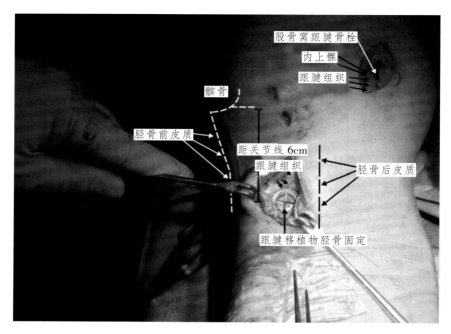

图 19.11   将 MCL 移植物固定在胫骨上的等长点。(Reprinted from Marx RG, HetsroniI. Surgical technique: medial collateral ligament reconstruction using Achilles allograft for combined knee ligament injury. Clin Orthop Relat Res. 2012; 470: 798–805, with permission from Springer.)

ACL/PCL/LCL/PLC 重建的患者膝关节屈曲丧失 15°。双膝关节侧韧带完整性检查显示，所有重建的 MCL 移植物在外翻负荷试验中均有一固定终点，无或仅有微小的差异(11 例患者双侧差异不明显,3 例患者 1+级)。1 例 MCL 重建联合初次 ACL 重建患者，以及 1 例 MCL 重建加 ACL 翻修患者，轴移试验 2+级。2 例患者均主诉在急停活动过程中出现不稳定,但在日常活动中无不稳定感。其余韧带松弛试验显示双侧对称并且正常。在 MCL 重建联合初次 ACL 重建的病例中，IKDC 主观评分、Lysholm 评分和 KOOS 运动评分分别为(91±6)分、(92±6)分和(93±12)分。这些患者均恢复到损伤前的活动水平。在 MCL 重建联合 ACL 重建翻修的病例中，尽管 MCL 移植物恢复了 0~1+级外翻稳定性,但功能评分较低,患者未恢复到损伤前

的活动水平。

MCL 重建术后疗效探讨:除了我们最近描述的使用同种异体跟腱重建 MCL 的技术[11],仅有两项研究报道了在联合重建 MCL 和交叉韧带的所有患者中采用单一移植物重建 MCL 的 ROM 和功能[15,16]。这两项研究使用半腱肌腱,保留胫骨鹅足肌腱止点,制备前束和后束以重建 MCL。然而,在这两项研究中,患者组是异质性的,包括单纯 MCL 重建和合并交叉韧带重建,但没有区分联合重建和单独的 MCL 重建,而是将所有患者的 ROM 一起进行比较。其中一项研究括 6 例单纯 MCL 重建和 18 例 MCL 联合另一个交叉韧带重建,研究发现,5 例患者(占患者总数的 21%)在伸膝或屈曲时存在 5°~10°的活动受限[15]。另一项研究包括 11 例单纯 MCL 重建和 39 例 MCL 联合另一个或两个交叉韧带

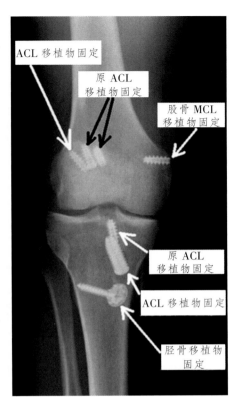

ACL 移植物固定

原 ACL
移植物固定

股骨 MCL
移植物固定

原 ACL
移植物固定

ACL 移植物固定

胫骨移植物
固定

图 19.12　术后膝关节正位和侧位片。（Reprinted from Marx RG, HetsroniI. Surgical technique: medial collateral ligament reconstruction using Achilles allograft for combined knee ligament injury. Clin Orthop Relat Res.2012; 470: 798–805, with permission from Springer.）

重建或后外侧角重建，研究发现，10 例患者（占患者总数的 20%）在伸膝或屈曲时存在 5°~20° 的活动度丢失[16]。这两项研究均未专门报道联合重建后的 ROM，因此与我们描述的使用同种异体跟腱移植的技术相比存在局限性。

所有 MCL 移植物均采用同种异体跟腱移植技术[11]，体格检查显示 0~1+ 级外翻松弛。股骨止点的骨愈合、同种异体跟腱移植组织、等长重建及两个止点的安全固定都可能造成这一问题。这与以前的报道类似，即在联合韧带重建的情况下，MCL 双束重建后

超过 90% 的病例存在 0~1+ 级外翻松弛[21]。

在使用同种异体跟腱移植技术重建 MCL 并联合初次 ACL 重建的患者中，平均 IKDC 主观评分和 Lysholm 膝关节评分显示功能良好（即 90 分以上）[11,22–24]。这与其他人报道通过保留半腱肌胫骨止点行双束 MCL 重建术时的平均 Lysholm 评分相当[15]。在 MCL 重建联合初次 ACL 重建的患者中，同种异体跟腱移植技术的 KOOS 主观评分平均为 77~96 分，与在多韧带重建情况下使用 MCL 双束重建的结果类似，其平均 KOOS 主观评分为 75~89 分，这些韧带重建病例中绝大多数是 MCL 重建联合 ACL 重建[16]。在使用同种异体跟腱重建 MCL 联合 ACL 重建翻修的患者中，IKDC 主观评分、Lysholm 评分和 KOOS 评分结果较差[11]。由于多种原因，与初次 ACL 重建相比，ACL 重建翻修的结果较差[25,26]。同期进行初次 ACL 重建的患者可以恢复到损伤前的活动水平，平均 Tegner 和 Max 活动水平评分分别为 6 分和 7 分，表明使用同种异体跟腱重建 MCL 可以恢复变向和旋转运动。然而，当该技术用于 ACL 重建翻修时，尽管膝关节的松弛度正常，但难以恢复到损伤前的活动水平。

（曹力 译　赵晨 校）

参考文献

1. Grood ES, Noyes FR, Butler DL, Suntay WJ. Ligamentous and capsular restraints preventing straight medial and lateral laxity in intact human cadaver knees. J Bone Joint Surg Am. 1981;63: 1257–69.
2. Larson RL. Combined instabilities of the knee. Clin Orthop Relat Res. 1980;147:68–75.
3. Inoue M, McGurk-Burleson E, Hollis JM, Woo SL. Treatment of the medial collateral ligament injury. I: the importance of anterior cruciate ligament on the varus-valgus knee laxity. Am J Sports Med. 1987;15:

15–21.

4. La Prade RF, Engebretsen AH, Ly TV, Johansen S, Wentorf FA, Engebretsen L. The anatomy of the medial part of the knee. J Bone Joint Surg Am. 2007;89:2000–10.

5. Phisitkul P, Wolf BR, Amendola A. Role of high tibial and distal femoral osteotomies in the treatment of lateral-posterolateral and medial instabilities of the knee. Sports Med Arthrosc. 2006;14:96–104.

6. Fanelli GC, Harris JD. Late medial collateral ligament reconstruction. Tech Knee Surg. 2007;6:99–105.

7. Hughston JC, Eilers AF. The role of the posterior oblique ligament in repairs of acute medial (collateral) ligament tears of the knee. J Bone Joint Surg Am. 1973;55:923–40.

8. Wijdicks CA, Griffith CJ, Johansen S, Engebretsen L, La Prade RF. Injuries to the medial collateral ligament and associated medial structures of the knee. J Bone Joint Surg Am. 2010;92:1266–80.

9. LaPrade RF, Bernhardson AS, Griffith CJ, Macalena JA, Wijdicks CA. Correlation of valgus stress radiographs with medial knee ligament injuries: an in vitro biomechanical study. Am J Sports Med. 2010;38:330–8.

10. Canata GL, Chiey A, Leoni T. Surgical technique: does mini-invasive medial collateral ligament and posterior oblique ligament repair restore knee stability in combined chronic medial and ACL injuries? Clin Orthop Relat Res. 2012;470:791–7.

11. Marx RG, Hetsroni I. Surgical technique: medial collateral ligament reconstruction using Achilles allograft for combined knee ligament injury. Clin Orthop Relat Res. 2012;470:798–805.

12. Robins AJ, Newman AP, Burks RT. Postoperative return of motion in anterior cruciate ligament and medial collateral ligament injuries: the effect of medial collateral ligament rupture locations. Am J Sports Med. 1993;21:20–5.

13. Azar FM. Evaluation and treatment of chronic medial collateral ligament injuries of the knee. Sports Med Arthrosc. 2006;14:84–90.

14. Bosworth DM. Transplantation of the semitendinosus for repair of laceration of medial collateral ligament of the knee. J Bone Joint Surg Am. 1952;34:196–202.

15. Kim SJ, Lee DH, Kim TE, Choi NH. Concomitant reconstruction of the medial collateral and posterior oblique ligaments for medial instability of the knee.

J Bone Joint Surg Br. 2008;90:1323–7.

16. Lind M, Jakobsen BW, Lund B, Hansen MS, Abdallah O, Christiansen SE. Anatomical reconstruction of the medial collateral ligament and posteromedial corner of the knee in patients with chronic medial collateral ligament instability. Am J Sports Med. 2009;37:1116–22.

17. Borden PS, Kantaras AT, Caborn DNM. Medial collateral ligament reconstruction with allograft using a double-bundle technique. Arthroscopy. 2002;18:E19.

18. Fanelli GC, Tomaszewski DJ. Allograft use in the treatment of the multiple ligament injured knee. Sports Med Arthrosc. 2007;15:139–48.

19. Feeley BT, Muller MS, Allen AA, Granchi CC, Pearle AD. Biomechanical comparison of medial collateral ligament reconstructions using computer-assisted navigation. Am J Sports Med. 2009;37:1123–30.

20. Feeley BT, Muller MS, Allen AA, Granchi CC, Pearle AD. Isometry of medial collateral ligament reconstruction. Knee Surg Sports Traumatol Arthrosc. 2009;17:1078–82.

21. Wijdicks CA, Griffith CJ, Johansen S, Engebretsen L, LaPrade RF. Injuries to the medial collateral ligament and associated medial structures of the knee. J Bone Joint Surg Am. 2010;92:1266–80.

22. Mitsou A, Vallianatos P, Piskopakis N, Maheras S. Anterior cruciate ligament reconstruction by over-the-top repair combined with popliteus tendon plasty. J Bone Joint Surg Br. 1990;72:398–404.

23. Moller E, Weidenhielm L, Werner S. Outcome and knee-related quality of life after anterior cruciate ligament reconstruction: a long term follow-up. Knee Surg Sports Traumatol Arthrosc. 2009;17:786–94.

24. Odensten M, Lysholm J, Gillquist J. Long-term follow-up study of a distal iliotibial band transfer (DIT) for anterolateral knee instability. Clin Orthop Relat Res. 1983;176:129–35.

25. Battaglia II MJ, Cordasco FA, Hannafin JA, Rodeo SA, O'Brien SJ, Altchek DW, et al. Results of revision anterior cruciate ligament surgery. Am J Sports Med. 2007;35:2057–66.

26. Wright RW, Dunn WR, Amendola A, Andrish JT, Flanigan DC, Jones M, et al. MOON cohort. Anterior cruciate ligament revision reconstruction: two-year results from the MOON cohort. J Knee Surg. 2007;20:308–11.

第 20 章

ACL重建翻修中后外侧角损伤的处理

Michael K. Shindle , Bruce A. Levy , Mark Clatworthy , Robert G. Marx

引言

后外侧角(PLC)损伤通常与其他韧带断裂相关,目前日益受到人们的关注。忽视 PLC 损伤会增加 ACL 和 PCL 重建的失败率。因此,对于 ACL 重建失败的病例,应将 PLC 视为潜在的病因。现有报道已经描述了多种 PLC 的重建方法,并取得了一定的成功,目前的趋势正转向解剖重建技术。

解剖与生物力学

PLC 由静态和动态稳定结构组成,它们共同为膝关节提供内翻和外旋稳定性。三种主要的静态稳定结构包括腓侧副韧带(FCL)、腘腓韧带(PFL)和后外侧关节囊[1]。腘肌腱是膝关节后外侧旋转的动态和静态稳定结构。PFL 是重要的外旋稳定结构,发自腘肌腱,并沿腓骨茎突走行[2]。

FCL 是膝关节内翻的主要静态约束结构[3]。其股骨止点通常位于股骨外上髁近端偏后部,具体位置在股骨外上髁和股骨髁上突之间的小凹处。FCL 远端止于腓骨,止点距腓骨头最前侧约 8mm 处[4]。

临床评估

PLC 最常见的损伤机制是膝关节同时受到过伸和内翻应力。过伸也是 ACL 损伤的常见损伤机制。对于 ACL 重建失败的患者,应评估是否存在急性 PLC 损伤或 PLC 损伤。未能及时发现 PLC 损伤是导致初次 ACL 重建失败的原因,因此,应详细采集患者病史。

患者可能出现站立位内翻畸形,并且在行走支撑相步态中表现出内翻外冲步态。对于急性损伤患者,膝关节后外侧可出现急性压痛或瘀斑。检查双侧膝关节韧带,以比较患侧与健侧。Noyes 等人将内翻进一步分为原发性内翻、双内翻和三内翻[5]。原发性内翻是由潜在的胫股力线异常导致的内翻畸形,这类内翻畸形不伴有后外侧韧带缺损或外侧间隙增宽异常。双内翻包括 FCL 相关的缺损和因胫股内翻力线不良而导致的外侧关节间隙增宽。三内翻指所有后外侧结构的缺损,包括 FCL 缺失、胫股内翻畸形及膝关节反屈(超伸)畸形。

体格检查应同时检查内翻和旋转畸形。

通常在 0°和屈曲 30°时分别进行内翻试验。0°时，内翻开口提示严重的后外侧损伤和相关的交叉韧带损伤。膝关节屈曲 30°时，单纯的后外侧结构损伤会导致内翻开口最大，而腘肌损伤或 PFL 损伤则会出现内翻畸形较小但旋转不稳定明显的情况。

评估外旋稳定性最常用的方法是拨号试验。患者通常取仰卧位，但也可在俯卧位下完成。检查者将一只手放在胫骨近端后方，以确保胫骨维持原位，另一只手握住患者足部，测试屈膝 30°和 90°时患侧足踝外旋程度。若屈膝 30°时外旋角度比健侧>10°，则表明存在 PLC 损伤。若屈膝 90°时外旋角度较屈膝小 30°，则提示单纯 PLC 损伤。若屈曲 90°时外旋较屈曲 30°时进一步增大，说明存在 PCL 与 PLC 合并损伤。最近，Marx 等人描述了"后外侧旋转试验"。患者取仰卧位，髋关节和膝关节分别屈曲 90°[6]。膝关节屈曲 30°或 90°，检查者通过拇指触诊来判断胫骨外侧平台离开股骨外侧髁的距离，并将之与健侧对比以确定后外侧旋转情况。这一试验主要触诊胫骨外侧平台与股骨外侧髁之间的相对位移。通过检查与足部相对的膝关节后外侧旋转情况，避免在拨号试验中因胫骨、踝关节或足部发生旋转而导致测量误差。与健侧相比，患侧相对位移降低被认为是阳性结果。

医生还可以在患膝完全伸直时，抬起踇趾来完成膝关节外旋反屈试验。如果胫骨因 PLC、ACL 和 PCL 损伤断裂而出现非对称性外旋与反屈，即为阳性结果。最后，在膝关节屈曲 90°、足外旋的情况下进行外旋抽屉试验，其分级方法与标准的后抽屉检查类似。检查者根据胫骨平台前内侧缘突起（内侧下移）来判断关节后移程度。

影像学检查

术前一般常规拍摄站立前后位(AP)、侧位及双侧髋部至踝部的 X 线片，尤其要测量力线，并与对侧肢体比较。力线不良是指与对侧下肢相比内翻畸形>5°，或患侧力线经过膝关节内侧间室。MRI 可用于评估韧带状态、相关的关节内病变(软骨、半月板)及原隧道位置和大小。

双侧对比的应力位 X 线片（或荧光透视）有助于确定内翻松弛程度。La Prade 等人提出，屈膝 20°时，两侧膝关节内翻应力测试开口差>2.5mm 多提示单纯 FCL 损伤[7]；两侧差≥4mm，则提示合并 FCL 和 PLC 损伤[7]。

分类方法

外侧韧带损伤较少孤立发生，通常与交叉韧带损伤有关。PLC 损伤最常使用 Hughston 等人描述的分类方法，该方法主要基于内翻不稳定来进行损伤分级[8]。Ⅰ级损伤是指外侧韧带结构的扭伤，不伴有关节囊-韧带结构张力的破坏，患者没有或几乎没有膝关节内翻不稳定(0~5mm)。Ⅱ级损伤是指外侧结构的局部损伤，并伴有膝关节轻度异常松弛（6~10mm）。Ⅲ级损伤是指膝关节外侧韧带完全断裂，关节松弛严重(>10mm)，多提示相关结构严重受损。

Fanelli 提出了一种关于膝关节后外侧不稳定性的分类系统，该系统将体格检查结果与对应的损伤相关联[9]，并根据损伤的严重程度分为三组。第一组(PLI A)表现为体格检查时外旋增加，认为其与 PFL 和腘肌腱损伤相关。第二组(PLI B)表现为膝关节屈曲

30°时,外旋增加且内翻松弛增加约 5mm,认为其与 PFL、腘肌腱和 FCL 损伤相关。第三组(PLI C)表现为膝关节屈曲 30°时,外旋增加且内翻松弛超过 10mm,认为其与 PFL、腘肌腱、FCL、外侧关节囊和 ACL/PCL 损伤相关。该分类系统未考虑孤立性 FCL 损伤及外侧和后外侧结构的撕脱性骨折[9]。

　　Boyd 提出了一种新的分类系统,该系统同时考虑了损伤的位置及 PLC 结构中可能受损的特定韧带,既涵盖了孤立性损伤也包括了复合损伤,并强调了软组织损伤和撕脱性骨折的重要性(表 20.1)[10]。

表 20.1　后外侧角损伤分型

Ⅰ 型	包括 FCL、腘肌、腘腓韧带在内的后外侧角 (PLC)结构的孤立性韧带损伤
Ⅱa 型	PLC 结构的复合韧带损伤,包括 FCL 远端和股二头肌损伤,伴有腓骨头撕脱或骨折
Ⅱb 型	PLC 结构的复合韧带损伤,包括 FCL 与腘肌股骨近端区域的损伤
Ⅲa 型	膝关节 PLC 损伤合并 FCL(近端、远端、实质部)、腘肌(近端、实质部或肌腱结合部)、股二头肌(远端、肌腱结合部)、后外侧关节囊、髂胫束损伤
Ⅲb 型	膝关节 PLC 损伤。在Ⅲa 型基础上伴有 1 根或 2 根交叉韧带损伤

FCL,腓侧副韧带;IT,髂骨-胫骨。(Reproduced with permission from: Surgical Treatment of Acute and Chronic Anterior and Posterior Cruciate Ligament and Lateral Side Injuries of the Knee. Levy, Bruce; Boyd, Joel; Stuart, Michael. Sports Medicine & Arthroscopy Review. 19 (2): 110–119, June 2011. DOI: 10.1097/JSA.0b013e3182191c75)

治疗

　　如果 ACL 重建失败时发生了急性损伤,可采用多种方法进行治疗。如果患者存在 FCL/股二头肌复合体远端撕脱,尤其是撕脱性骨折或腓骨远端完全撕脱性骨折,则应进行早期修复。Stannard 和 Levy 等人均发现,对于急性 FCL/PLC 损伤的患者,修复手术相较于重建手术具有较高的失败率 [11,12]。对于 ACL 翻修联合 PLC 重建的患者,我们更喜欢采用解剖重建技术。

　　LaPrade 等人描述了一种“真正解剖”的手术技术[13]:通过实验室生物力学测试来评估手术效果。该技术在 FCL、PFL 和腘肌复合体各自的解剖起止点上制备隧道进行重建。作者报道,46 例存在 PLC 与交叉韧带复合损伤的患者术后平均随访 4.3 年。内翻应力试验的 IKDC 评分、屈膝 30°外旋、反向轴移试验及单腿跳跃试验结果均较术前明显改善。但是,这项技术具有一定的难度,需要广泛显露周边结构并制备额外的骨道。

　　我们推荐的解剖重建技术 (图 20.1)较其他解剖重建技术更为方便,不需要额外制备一条胫骨隧道,因此在 ACL 翻修手术中具有明显的优势[14]。但对于存在双膝关节非对称性过伸的患者,可能需要与 LaPrade[13]和 Fanelli[15]等人一样额外增加一条腘肌移植物。

　　我们的标准流程是先将 ACL 翻修移植物在股骨侧予以固定,并且暂时延迟在胫骨侧固定 ACL。经股骨外上髁向腓骨前缘做一弧形切口,向前后游离全层皮瓣,以显露髂胫束与股二头肌复合体。在股二头肌后方分离出腓总神经并向近远端松解,以防止其移行处受卡压,过程中采用皮条保护。平行于

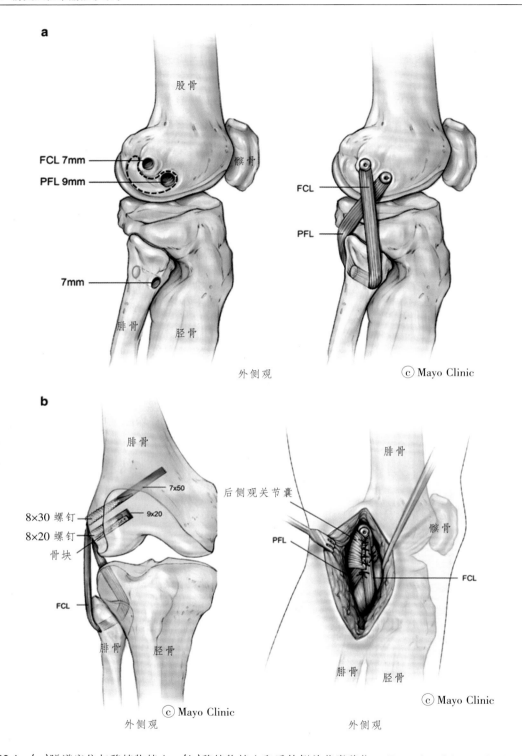

图 20.1 （a）隧道定位与移植物植入。（b）移植物植入和后外侧关节囊移位。（Reproduced from Schechinger SJ, Levy BA, Dajani KA, Shah JP, Herrera DA, Marx RG. Achilles tendon allograft reconstruction of the fibular collateral ligament and posterolateral corner. Arthroscopy 2009; 25: 3; 232−42,with permission from Elsevier. ）

皮肤切口纵行切开髂胫束,分离辨别腓骨前后缘,用电刀和小的 Cobb 椎板拉钩进行骨膜下剥离。在显露出腓骨头后,通过分离股骨外侧面来显露腘肌前沟与 FCL 止点。自腓骨后缘经股二头肌深层朝腘肌沟方向制备隧道,以备后期移植物穿过。在透视导引下于腘肌沟前 1/5 处打入一枚克氏针,并用 9mm 钻头扩深至 20mm(图 20.2)。取未辐照消毒的新鲜冰冻同种异体跟腱作为移植物,移植物一端带有 9mm×20mm 的骨块,肌腱端直径修整至 7mm (图 20.3)。其中一位术者(MC)因无法获得同种异体移植物而采用自体腘绳肌肌腱作为替代。同种异体移植物的骨块被放在腘肌沟处已制备好的隧道中,用

8mm×20mm 的界面螺钉予以固定,以达到骨–骨固定的效果(图 20.4)。在固定好移植物后,开始制备腓骨骨道。在透视引导下,经腓骨前外侧 FCL 止点部朝后内侧腓骨茎突向下后倾区打入一枚克氏针,该茎突区域位置即为 PFL 在腓骨后缘的止点(图 20.4)。确定位置合适后,采用 7mm 钻头扩大骨道,经上文提及的股二头肌深部骨道穿过肌腱,经腓骨上 7mm 的孔由前向后置入过线器。此时移植物由后向前穿过了腓骨,从而重建了腘腓韧带。然后将移植物回环绕过 FCL 股骨外上髁的止点以重建 FCL,具体位置在腘肌腱止点近端约18.5mm 稍偏后部。透视引导下,在FCL 止点位置打入一枚毕氏针,并确认其

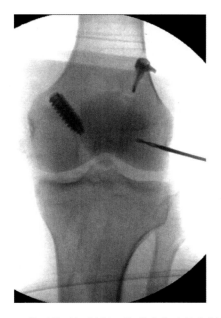

图 20.2 前后位透视判断股骨隧道克氏针在腘肌沟中的位置。(Reproduced from Schechinger SJ,Levy BA, Dajani KA, Shah JP, Herrera DA, Marx RG. Achilles tendon allograft reconstruction of the fibular collateral ligament and posterolateral corner. Arthroscopy 2009; 25: 3; 232–42, with permission from Elsevier.)

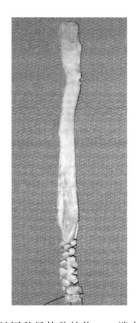

图 20.3 跟腱同种异体移植物,一端有 9mm×20mm 的骨块,移植物直径为 7mm。(Reproduced from Schechinger SJ, Levy BA, Dajani KA, Shah JP, Herrera DA, Marx RG. Achilles tendon allograft reconstruction of the fibular collateral ligament and posterolateral corner. Arthroscopy 2009; 25: 3; 232–42, with permission from Elsevier.)

走行不会影响其他重建韧带的隧道(图 20.5)。保留毕氏针,屈伸膝关节测试移植物等长情况(图 20.6)。

确认等长之后,经毕氏针插入 7mm 钻头至深度约为 40mm(图 20.7)。采用毕氏针技术将移植物从外侧穿至膝关节近端内侧。在膝关节内侧拉出毕氏针和编织线并向移植物施加张力,此时将翻修的 ACL 进行充分固定。移植物在下肢屈曲约 30°、内旋 10°~15°、最大外翻位下维持张力,并用一枚 8mm×30mm 的生物可吸收螺钉予以固定,从而完成 FCL 重建(图 20.8)。FCL 和 PFL 的移植物边缘用爱惜帮 1 号线 (Ethicon, Somerville, NJ)重叠编织缝合。

接下来采用下述方法进行后外侧关节囊的移位。如果存在多余的关节囊,用电刀和 Cobb 椎板拉钩从股骨远端进行骨膜下切除。在股骨远端关节囊起点周围置入多枚带线锚钉,将关节囊缝合回其原解剖位置。然后将其余的关节囊组织用 3~4 根 1 号长线缝合覆盖在移植物上,还可用 8 根缝线中的几根折叠缝合多余的关节囊(图 20.9)。

所有切口用生理盐水冲洗,用 1 号爱惜帮线间断缝合髂胫束筋膜,2-0 微乔线缝合皮下组织,皮肤用 3-0 Monocryl 线缝合,并覆以 Steri-Strips 抗菌敷贴。之后完成术后摄片。

这种重建技术与 Arciero 等人描述的方法类似[16],其独特之处在于后外侧关节囊叠瓦样覆于韧带重建物上,从而进一步增强了

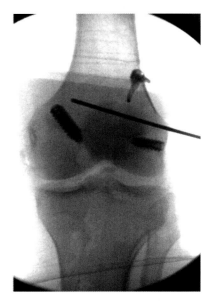

图 20.4　前后位透视下确认骨块已在腘肌沟内被金属界面螺钉固定,以及腓骨骨道内克氏针的位置。(Reproduced from Schechinger SJ, Levy BA, Dajani KA, Shah JP, Herrera DA, Marx RG. Achilles tendon allograft reconstruction of the fibular collateral ligament and posterolateral corner. Arthroscopy 2009; 25: 3; 232-42, withpermission from Elsevier.)

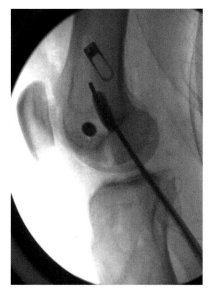

图 20.5　侧位透视下显示股骨隧道等长点下克氏针的位置,此时紧邻外侧髁。(Reproduced from Schechinger SJ, Levy BA,Dajani KA, Shah JP, Herrera DA, Marx RG. Achillestendon allograft reconstruction of the fibular collateralligament and posterolateral corner. Arthroscopy 2009; 25: 3; 232-42, with permission from Elsevier.)

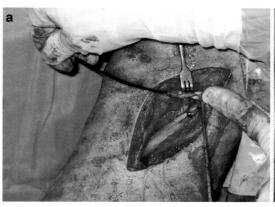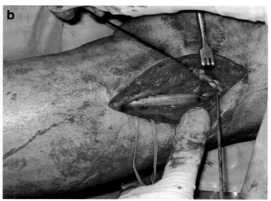

图 20.6 （a）屈膝 90°时的术中照片。（b）完全伸膝时的术中照片。（Reproduced from Schechinger SJ, Levy BA, Dajani KA, Shah JP, Herrera DA, Marx RG. Achilles tendon allograft reconstruction ofthe fibular collateral ligament and posterolateral corner. Arthroscopy 2009; 25: 3; 232–42, with permission from Elsevier. ）

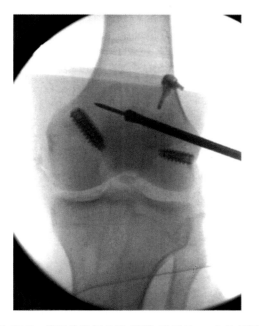

图 20.7 前后位透视 FCL 隧道，采用 7mm 电钻扩深至约 40mm。（Reproduced from Schechinger SJ, Levy BA, Dajani KA, Shah JP, Herrera DA, Marx RG. Achillestendon allograft reconstruction of the fibular collateralligament and posterolateral corner. Arthroscopy 2009; 25: 3; 232–42, with permission from Elsevier. ）

内翻与外旋的稳定性。

在进行 ACL 翻修联合 FCL/PLC 重建

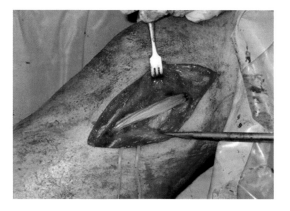

图 20.8 FCL 和 PFL 韧带重建的术中照片。（Reproduced from Schechinger SJ, Levy BA, Dajani KA, Shah JP, Herrera DA, Marx RG. Achilles tendon allograft reconstruction of the fibular collateral ligament and posterolateral corner. Arthroscopy 2009; 25: 3; 232–42, with permission from Elsevier. ）

时，作者通常先进行 ACL 翻修，移植物固定后再进行 FCL/后外侧重建。这样可以通过前后位与侧位透视识别出 FCL 和 PLC 重建时制备的骨道，从而保证这两个隧道不会妨碍 ACL 重建的骨道。

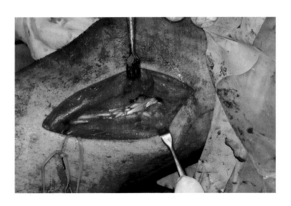

图 20.9 后外侧关节囊移位的术中照片。(Reproduced from Schechinger SJ, LevyBA, Dajani KA, Shah JP, Herrera DA, Marx RG. Achillestendon reconstruction of the fibular collateral ligament and posterolateral corner. Arthroscopy 2009; 25: 3; 232－42, with permission from Elsevier.)

术后康复

我们一般遵循 Fanelli 等人提出的术后康复计划[17-19]。术后最初 3 周,膝关节以支具固定于完全伸直位。术后 4 周,患者可以开始被动俯卧运动,最大活动范围为 90°。除沐浴外,术后应使用具有轻微外翻角度的支具。术后 6 周,患者可以尝试脚趾承重,并在允许范围内逐步开始负重。术后 4 个月,患者可使用自主调节外翻角度的减重支具参与负重活动。术后 12 个月,可重返更高需求的运动。

Laprade 等人[20]最近报道了交叉韧带和 PLC 合并损伤患者的术后康复方案。患者在术后 6 周内不负重,但术后立即开始不佩戴支具状态下的关节活动度训练,目标是在术后第 2 周时屈膝 90°,在 16 周时达到完全屈伸角度。所有的康复方案均强调避免在术后早期(4 个月内)进行开链训练和腘绳肌肌力强化练习。

胫骨高位截骨(HTO)的作用

ACL/PCL/外侧复合体重建失败伴术侧内翻畸形是采取胫骨近端外翻截骨联合韧带翻修术或单纯截骨术的明确指征。根据 ACL 和 PCL 的情况,也可以进行双平面截骨来调整矢状面胫骨后倾角。

对于慢性患者,可通过步态识别内翻外冲步态,并采用髋部至踝部的下肢 X 线测量下肢力线。对于 ACL/PCL/FCL/PLC 损伤同时合并内翻力线不良与外冲步态的患者,我们建议进行一期胫骨近端外翻截骨术,必要时可行二期膝关节多韧带重建手术。

Arthur 等人[21]研究了 21 例慢性膝关节后外侧不稳伴内翻畸形的患者。他们发现,胫骨近端外翻截骨术可以充分恢复膝关节的稳定性和正常力学步态,并且大约 40% 的患者无须进行二期韧带重建。他们还指出,膝关节韧带重建手术前未能纠正下肢力线的患者,其韧带移植物的失败率较高。

总结

ACL 重建失败有多种原因,未能及时发现和处理 PLC 损伤可能是其中一种诱发因素。正确诊断需要获取患者准确的病史和全面的膝关节检查。如果需要进行 ACL 翻修手术,我们更倾向于采用同种异体跟腱移植物的 FCL 和 PLC 解剖重建技术。对于慢性患者,我们会选择性使用 HTO 手术技术。

(柴昉 译 赵晨 校)

参考文献

1. LaPrade RF, Ly TV, Wentorf FA, Engebretsen L. The posterolateral attachments of the knee. Am J Sports Med. 2003;31:854–60.
2. Maynard MJ, Deng XH, Wickiewicz TL, et al. The popliteofibular ligament: rediscovery of a key element in posterolateral stability. Am J Sports Med. 1996;24:311–6.
3. Goollehon DL, Torzilli PA, Warren RF. The role of the posterolateral and cruciate ligaments in the stability of the human knee: a biomechanical study. J Bone Joint Surg Am. 1987;69:233–42.
4. Brinkman JM, Schwering PJ, Blankevoort L, Kooloos JG, Luites J, Wymenga AB. The insertion geometry of the posterolateral corner of the knee. J Bone Joint Surg Br. 2005;87:1364–8.
5. Noyes FR, Barber SD, Simon R. High tibial osteotomy and ligament reconstruction in varus angulated, anterior cruciate ligament-deficient knees. A two-to seven-year follow-up study. Am J Sports Med. 1993;21:2–12.
6. Marx RG, Shindle MK, Warren RF. Management of posterior cruciate ligament injuries. Oper Tech Sports Med. 2009;17:162–6.
7. LaPrade RF, Heikes C, Bakker AJ, et al. The reproducibility and repeatability of varus stress radiographs in the assessment of isolated fibular collateral ligament and grade-III posterolateral knee injuries. An in vitro biomechanical study. J Bone Joint Surg Am. 2008;90:2069–76.
8. Hughston JC, Andrews JR, Cross MJ, Moschi A. Classification of knee ligament stabilities: the medial compartment and cruciate ligaments. J Bone Joint Surg Am. 1976;58:159–72.
9. Fanelli GC, Feldmann DD. Management of combined anterior cruciate ligaement/posterior cruciate ligament/posterolateral complex injuries of the knee. Oper Tech Sports Med. 1999;7:143–9.
10. Levy BA, Boyd JL, Stuart MJ. Surgical treatment of acute and chornic anterior and posterior cruciate ligament and lateral side injuries of the knee. Sports Med Arthrosc Rev. 2011;19:110–9.
11. Stannard JP, Brown SL, Farris RC, et al. The posterolateral corner of the knee: repair versus reconstruction. Am J Sports Med. 2010;38:804–9.
12. Levy BA, Dajani KA, Whelan DB, et al. Decision making in the multiligament-injured knee: an evidence-based systematic review. Arthroscopy. 2009;25:430–8.
13. LaPrade RF, Johansen S, Wentorf FA, et al. An analysis of an anatomical posterolateral knee reconstruction: an in vitro biomechanical study and development of a surgical technique. Am J Sports Med. 2004;32:1405–14.
14. Schechinger SJ, Levy BA, Dajani KA, Shah JP, Herrera DA, Marx RG. Achilles tendon allograft reconstruction of the fibular collateral ligament and posterolateral corner. Arthroscopy. 2009;25(3):232–42.
15. Fanelli GC. Surgical treatment of lateral posterolateral instability of the knee using biceps tendon procedures. Sports Med Arthrosc. 2006;14:37–43.
16. Arciero RA. Anatomic posterolateral corner knee reconstruction. Arthroscopy. 2005;21:1147.e1–5.
17. Fanelli GC. Posterior cruciate ligament rehabilitation: how slow should we go? Arthroscopy. 2008;24:234–5.
18. Fanelli GC, Larson RV. Practical management of posterolateral instability of the knee. Arthroscopy. 2002;18:1–8.
19. Fanelli GC, Stannard JP, Stuart MJ, et al. Management of complex knee ligament injuries. J Bone Joint Surg Am. 2010;92:2235–46.
20. LaPrade RF, Johansen S, Agel J, et al. Outcomes of an anatomic posterolateral knee reconstruction. J Bone Joint Surg Am. 2010;92:16–22.
21. Arthur A, LaPrade RF, Agel J. Proximal tibial opening wedge osteotomy as the initial treatment for chronic posterolateral corner deficiency in the varus knee; a prospective clinical study. Am J Sports Med. 2007;35:1844–50.

第 21 章

截骨矫正胫骨后倾角在ACL重建失败后的应用

Robert A. Magnussen, Diane L. Dahm, Philippe Neyret

引言

目前 ACL 损伤及其重建越来越常见。ACL 重建和康复技术可以缓解症状,并使许多患者恢复积极的生活方式;但是,并不是所有患者都能取得良好的效果。虽然关节粘连、伸膝装置受限、退行性疾病的进展和感染会影响 ACL 重建的效果,但反复性不稳定是 ACL 重建翻修最常见的原因[1-3]。

许多学者认为,正确认识和处理初次重建失败的原因是 ACL 重建翻修成功的关键[1,4,5]。技术错误被认为是重建失败的最常见原因[2,5,6],包括隧道定位错误及未能正确定位相关解剖位置,可增加作用在 ACL 移植物上的应力和手术失败率[7]。其他技术错误包括相关的内外侧副韧带结构损伤(包括后内侧和后外侧不稳)、半月板缺失及病理性胫骨后倾角增加。我们较少关注胫骨后倾角度对稳定性的影响。

本章的目的是探讨胫骨楔形截骨术在改善 ACL 重建翻修中的作用,以及该技术的原则、适应证、方法和效果。

手术原则

虽然 ACL 是限制胫骨前移的主要结构,但其他解剖结构在防止胫骨异常活动中的作用也不容忽视。这些结构包括内侧半月板的后角、内外侧副韧带和骨性结构。近年来,骨性结构,尤其是胫骨平台后倾的角度受到了更多的关注。

理论上,增加胫骨后倾角会导致股骨相对于胫骨向后滑动,从而降低 PCL 的应力并增加 ACL 的应力[7]。H Dejour 和 Bonnin 通过一系列临床研究表明,单腿站立时,无论是未受损的 ACL 还是慢性前向松弛患者,其胫骨前移的程度均与胫骨后倾角增加相关[8]。一些尸体研究证实,胫骨后倾角增加 5°~10°时会出现胫骨的相对前移[9,10]。虽然增加压力载荷时没有观察到 ACL 张力增加的情况[9,10],但最近一项模拟跳跃-停止的尸体研究显示,胫骨前移和 ACL 应力增加均与胫骨后倾角增加有关[11]。Shelburne 等人最近报道一项计算机模拟研究结果,胫骨后倾角更大的患者步行时 ACL 受到的应力更大[12]。

胫骨后倾角增加导致 ACL 的张力增加,从而增加 ACL 断裂的风险,这一结果促使许多学者对 ACL 受损和未受损患者的胫骨后倾角进行了比较研究。虽然结果不完全一致,但大多数作者发现,在某些人群中,ACL 损伤的患者胫骨后倾角比未损伤的患者更大[13~17]。

更多证据表明胫骨后倾角会增加 ACL 损伤的风险。导致胫骨后倾角改变最常见的原因是开放楔形 HTO。H Dejour 等人报道了同时行 ACL 重建和增加外翻的 HTO 结果,他们发现,接受截骨手术的患者后倾角增大,导致胫骨前移增加[18]。已报道 1 例此类患者在轻微创伤后发生 ACL 断裂[19]。一些作者发现,HTO 后胫骨后倾角发生改变,因此提出了避免这种并发症的建议[20,21]。

由于胫骨后倾角增大与胫骨前移位的增加和 ACL 潜在应力的增加有关,因此,不论是初次 ACL 重建还是翻修手术,胫骨后倾角增大都会导致 ACL 移植物的应力增加。

适应证

虽然胫骨后倾角几乎肯定会影响胫骨位移和 ACL 移植物的应力,但它可能是导致 ACL 移植失败的一个相对较小的因素。基于这一事实,以及角度矫正会造成相对较大的创伤且恢复时间较长,因此仅少数患者可采用胫骨楔形截骨术。患者需要进行仔细的临床和放射学检查。与初次 ACL 重建相比,这类患者在 ACL 重建翻修中更为常见。

对于与胫骨垂直轴线角度>13°的胫骨后倾,我们建议采用楔形截骨术进行矫正。侧位 X 线片上可见明显的胫骨慢性前移松弛,与健侧膝关节相比,胫骨前移至少增加了 10mm[7,22]。虽然在 ACL 重建翻修时考虑胫骨楔形截骨术是为了矫正胫骨后倾角,但仅矫正胫骨后倾角是不够的。如前所述,无论胫骨后倾角度大小,如果在单足站姿时没有发现明显的胫骨前移,则不建议行楔形截骨术,因为这些患者的胫骨后倾角度不会影响重建后的 ACL。

我们发现,胫骨后倾角度会对胫骨前移产生影响,对伴有早期退行性病变和(或)半月板病变的患者产生的影响最大,这会导致胫骨过度前移。这两种情况在需要 ACL 翻修的患者中更常见[18,23],且不容易矫正。

手术技术

ACL 重建翻修联合胫骨楔形截骨,需要考虑很多因素,包括移植物的选择。下面我们将讨论 BTB 移植物的选择方法。通常首选同侧 BTB 自体移植物,其次是对侧自体移植物或 BTB 同种异体移植物,具体选择取决于术者和患者及同种异体移植物的适用性。虽然该技术可以根据软组织移植物的选择而进行调整,但 BTB 具有以下优点。首先,由于移植物通常通过截骨部位,相较于隧道内的软组织,填充骨块会提高截骨后的稳定性,并有助于截骨的愈合。其次,与接受自体腘绳肌肌腱重建的患者相比,接受 BTB 自体移植物重建 ACL 的患者有可能丢失一部分伸直功能[24]。由于屈曲截骨术可能导致反屈,所以对于这些患者来说,这种伸直功能的丢失反而是一种优势,而不是一种并发症。

麻醉下进行 Lachman 试验和轴移试验,并与对侧肢体比较。记录双侧肢体过伸的角度（如果有的话）。然后获取移植物，通常是同侧的 BTB。我们偏好从髌骨近端沿髌腱的内侧缘到远端的胫骨结节做一个纵向切口，这种切口既能获取 BTB 移植物，也可以进行截骨。获取移植物后可进行膝关节镜检查，并处理其他关节内病变。术者可以根据自己的喜好选择钻取股骨隧道的方法。然后使用标准的技术建立胫骨隧道。我们偏好钻取一条完整的胫骨隧道而不是盲道，以确保截骨后移植物位置合适（见下文）。与所有 ACL 重建翻修手术一样，还必须考虑原隧道位置并进行适当的处理。

隧道建立后，在膝关节屈曲 90° 的情况下进行截骨术，以最大限度地降低损伤神经血管结构的风险。在髌腱附着点的近端进行前方闭合楔形截骨术。首先，必须充分分开两侧的髌腱，并显露胫骨近端。在胫骨内侧预计截骨部位，用 Hohman 拉钩将 MCL 浅层拉开并予以保护，。在胫骨外侧，将胫骨前肌近端的前方筋膜分开，并拉开近端肌腹，充

分显露预计需要截骨的水平。

第一根导针置于髌腱内侧，距胫骨结节近端几毫米处（关节线下约 3cm）。导针向 PCL 止点的中心近侧倾斜，并向胫骨后方皮质推进。为了防止神经血管损伤，在使用导针或摆锯时，避免穿透后方皮质至关重要。将第二根导针平行置于髌腱的外侧（图 21.1）。在原先两个导针的近端继续置入导针，以引导上端切割。第一个截骨起点取决于所需的闭合程度。一般来说，每闭合 1mm，坡度变化约为 2°。因此，如果需要进行 10° 的矫正，则在最初两根导针上方 5mm 处置入导针。然后，通过透视来确认它们被推入后皮质上的同一点（图 21.2）。针尖进入膝关节囊在胫骨后方附着的近端和在胫骨 PCL 附着点的后皮质至关重要，这是确保截骨闭合时后铰链完整性的关键位置。

为了使牵开器更好地保护 MCL 浅层和

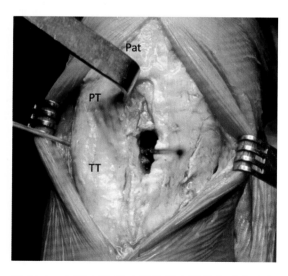

图 21.1 右膝 ACL 重建翻修联合胫骨楔形截骨术的术中照片。导针被放置在髌腱(PT)的内侧和外侧，定位在胫骨结节(TT)的近端。髌骨(Pat)也被标记。

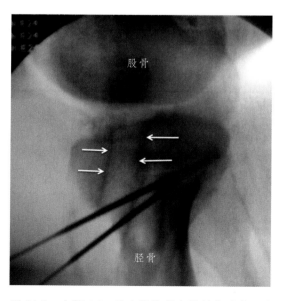

图 21.2 右膝 ACL 重建翻修联合胫骨楔形截骨术的侧位透视图像。在计划的截骨部位上下面用导针进行定位。这些针汇聚在后方皮质处。可见 ACL 移植物的胫骨隧道(箭头所示)。

髌腱，在导针的下方使用摆锯进行远端截骨。在完成内侧皮质和外侧皮质切割的同时，还必须注意保持后侧皮质的完整性。然后以同样的方式完成近端截骨，并移除前部楔形骨块。用合适的牵开器保护浅层 MCL 和髌腱，并用 3.5mm 钻头对后皮质多次打孔，在截骨手术结束前削弱后皮质强度（图 21.3）。当后铰链强度被充分削弱时，可以看到截骨部位轻微闭合。然后，术者可以轻轻地伸直膝关节，闭合截骨部位。在髌腱两侧各用一枚大的门形钉固定（图 21.4）。必须注意，应确保截骨部位的对称闭合，以免将内侧钉穿过胫骨隧道，否则有可能造成胫骨内翻。截骨术对髌骨高度的影响很小，而且没有不良影响的报道。截骨固定后，再次用钻头穿过胫骨隧道以消除截骨术引起的任何力线不

良。然后将移植物引入，用术者偏好的技术固定（图 21.4）。

ACL 重建后，因胫骨后倾的改变常导致膝关节较术前和对侧有更大的反屈。这种反屈可导致移植物牵拉和早期失效，我们通常将后内侧关节囊前移以使移植物正常伸展。手术可通过同一切口进行，方法是在膝关节周围后内侧分离，即在紧邻股骨内侧髁外表面外将后内侧关节囊从其始点分离出来。然后在后内侧关节囊游离处置入两个带线缝合锚钉，在后内侧关节囊远端 5~10mm 穿过缝合线，使关节囊重新紧张，消除反屈状态。

术后康复与标准的 ACL 重建不同。使用膝关节支具固定膝关节，并立即开始 10°~90°的被动屈膝运动。可使用连续被动运动（CPM）机。术后 6 周内避免完全伸直，以保护前移的后内侧关节囊。术后 8 周允许负重，负重前建议进行抗凝治疗。

潜在的并发症包括手术部位感染、深静脉血栓形成（DVT）、神经血管损伤、截骨部位

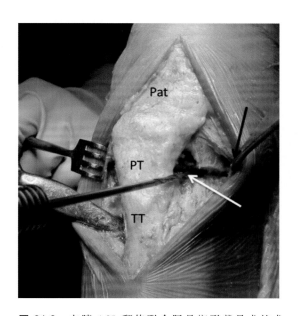

图 21.3　右膝 ACL 翻修联合胫骨楔形截骨术的术中照片。截骨已经完成，楔形骨块被取出。在截骨术结束前，使用 3.5mm 钻头（白色箭头所示）穿孔和削弱后部皮质强度。标记髌骨（Pat）、髌腱（PT）和胫骨结节（TT）。浅层内侧副韧带向内侧缩回（黑色箭头所示）以保护并改善切开时的视野。

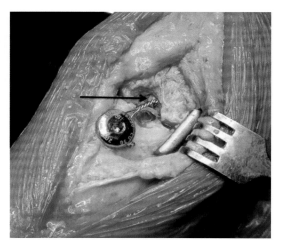

图 21.4　右膝 ACL 翻修联合胫骨楔形截骨术的术中照片。截骨术用两枚金属门形钉固定，可见内侧门形钉。ACL 移植物在胫骨侧使用界面螺钉固定，并加用一根钢丝缠绕桩钉固定（箭头所示）。

不愈合、胫骨斜度矫正过度或不足,以及医源性胫骨内翻畸形。详细的术前计划和术中对细节的关注可以降低上述风险。

结果

关于胫骨楔形截骨术联合 ACL 重建手术的效果,目前还缺乏相关数据。D Dejour 等人报道了 22 个慢性前向松弛和胫骨后倾过大的膝关节(平均为 16.5°)[25]。所有 22 例患者均进行了截骨,其中 18 例患者同时进行了 ACL 重建。采用联合手术的患者术后得到改善,因此推荐联合手术。也有报道表明,对于双侧先天性 ACL 缺失的病例,采用 ACL 重建联合胫骨楔形截骨术治疗可以获得良好的效果[26]。

然而,对于慢性前向不稳定和胫骨后倾角过大的患者,目前还没有公开发表的研究数据对比 ACL 重建联合或不联合胫骨楔形截骨术的效果。我们的经验是,利用这项技术可以重复地矫正和控制胫骨后倾角度(图21.5)。

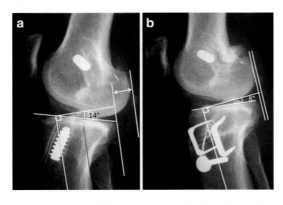

图 21.5 (a)术前和(b)术后外侧位 X 线片,患者接受 ACL 翻修和胫骨楔形截骨术。胫骨后倾角由术前的 14°降至术后的 8°,胫骨前移位从 12mm 减少到2mm。

总结

尽管目前 ACL 重建可以提供膝关节的稳定性,并使大多数运动员重返运动,但仍具有难以接受的高失败率。在极少数情况下,胫骨后倾角过大会导致手术失败。联合 ACL 重建和胫骨楔形截骨术能够改善这些患者的预后,但尚需要进一步的研究来证实这种方法的实用性和适应证。

(邱德伟 译 陶军 校)

参考文献

1. Carson EW, Anisko EM, Restrepo C, Panariello RA, O'Brien SJ, Warren RF. Revision anterior cruciate ligament reconstruction: etiology of failures and clinical results. J Knee Surg. 2004;17:127–32.
2. George MS, Dunn WR, Spindler KP. Current concepts review: revision anterior cruciate ligament reconstruction. Am J Sports Med. 2006;34:2026–37.
3. Johnson DL, Fu FH. Anterior cruciate ligament reconstruction: why do failures occur? Instr Course Lect. 1995;44:391–406.
4. Noyes FR, Barber-Westin SD. Revision anterior cruciate surgery with use of bone-patellar tendon-bone autogenous grafts. J Bone Joint Surg Am. 2001;83-A:1131–43.
5. Trojani C, Sbihi A, Djian P, Potel JF, Hulet C, Jouve F, et al. Causes for failure of ACL reconstruction and influence of meniscectomies after revision. Knee Surg Sports Traumatol Arthrosc. 2011;19:196–201.
6. Johnson DL, Harner CD, Maday MG, Fu FH. Revision anterior cruciate ligament surgery. In: Fu FH, Harner CD, Vince KG, editors. Knee surgery. Baltimore: Williams & Wilkins; 1994.
7. Dejour H, Neyret P, Bonnin M. Instability and osteoarthritis. In: Fu FH, Harner CD, Vince KG, editors. Knee surgery. Baltimore: Williams & Wilkins; 1994.
8. Dejour H, Bonnin M. Tibial translation after anterior cruciate ligament rupture. Two radiological tests compared. J Bone Joint Surg Br. 1994;76:745–9.
9. Fening SD, Kovacic J, Kambic H, McLean S, Scott J, Miniaci A. The effects of modified posterior tibial slope on anterior cruciate ligament strain and knee kinematics: a human cadaveric study. J Knee Surg. 2008;21:205–11.
10. Giffin JR, Vogrin TM, Zantop T, Woo SL, Harner CD. Effects of increasing tibial slope on the biomechanics of the knee. Am J Sports Med. 2004;32:376–82.

11. McLean SG, Oh YK, Palmer ML, Lucey SM, Lucarelli DG, Ashton-Miller JA, et al. The relationship between anterior tibial acceleration, tibial slope, and ACL strain during a simulated jump landing task. J Bone Joint Surg Am. 2011;93:1310–7.

12. Shelburne KB, Kim HJ, Sterett WI, Pandy MG. Effect of posterior tibial slope on knee biomechanics during functional activity. J Orthop Res. 2011;29:223–31.

13. Bisson LJ, Gurske-DePerio J. Axial and sagittal knee geometry as a risk factor for noncontact anterior cruciate ligament tear: a case–control study. Arthroscopy. 2010;26:901–6.

14. Brandon ML, Haynes PT, Bonamo JR, Flynn MI, Barrett GR, Sherman MF. The association between posterior-inferior tibial slope and anterior cruciate ligament insufficiency. Arthroscopy. 2006;22:894–9.

15. Hohmann E, Bryant A, Reaburn P, Tetsworth K. Is there a correlation between posterior tibial slope and non-contact anterior cruciate ligament injuries? Knee Surg Sports Traumatol Arthrosc. 2011;19(Suppl 1): S109–14.

16. Stijak L, Herzog RF, Schai P. Is there an influence of the tibial slope of the lateral condyle on the ACL lesion? A case–control study. Knee Surg Sports Traumatol Arthrosc. 2008;16:112–7.

17. Todd MS, Lalliss S, Garcia E, DeBerardino TM, Cameron KL. The relationship between posterior tibial slope and anterior cruciate ligament injuries. Am J Sports Med. 2010;38:63–7.

18. Dejour H, Neyret P, Boileau P, Donell ST. Anterior cruciate reconstruction combined with valgus tibial osteotomy. Clin Orthop Relat Res. 1994;(299):220–8.

19. Jung KA, Lee SC, Hwang SH, Song MB. ACL injury while jumping rope in a patient with an unintended increase in the tibial slope after an opening wedge high tibial osteotomy. Arch Orthop Trauma Surg. 2009;129:1077–80.

20. El-Azab H, Glabgly P, Paul J, Imhoff AB, Hinterwimmer S. Patellar height and posterior tibial slope after open- and closed-wedge high tibial osteotomy: a radiological study on 100 patients. Am J Sports Med. 2010;38:323–9.

21. Sterett WI, Miller BS, Joseph TA, Rich VJ, Bain EM. Posterior tibial slope after medial opening wedge high tibial osteotomy of the varus degenerative knee. J Knee Surg. 2009;22:13–6.

22. Neyret P, Zuppi G, Ait Si Selmi T. Tibial deflexion osteotomy. Oper Tech Sports Med. 2000;8:61–6.

23. Borchers JR, Kaeding CC, Pedroza AD, Huston LJ, Spindler KP, Wright RW. Intra-articular findings in primary and revision anterior cruciate ligament reconstruction surgery: a comparison of the MOON and MARS study groups. Am J Sports Med. 2011;39: 1889–93.

24. Li S, Su W, Zhao J, Xu Y, Bo Z, Ding X, et al. A meta-analysis of hamstring autografts versus bone-patellar tendon-bone autografts for reconstruction of the anterior cruciate ligament. Knee. 2011;18:287–93.

25. Dejour D, Kuhn A, Dejour H. [Tibial deflexion osteotomy and chronic anterior laxity: a series of 22 cases]. Rev Chir Orthop. 1998;84:28–9.

26. Dejour H, Neyret P, Eberhard P, Walch G. [Bilateral congenital absence of the anterior cruciate ligament and the internal menisci of the knee. A case report]. Rev Chir Orthop Reparatrice Appar Mot. 1990;76: 329–32.

第 **22** 章

截骨矫正力线在ACL重建失败后的应用

Davide Edoardo Bonasia, Massimiliano Dragoni, Annunziato Amendola

引言

前交叉韧带重建(ACLR)失败是骨科运动医学中的一个挑战,外科医生应做好准备处理各种不同的、需要个体化治疗的临床情况。ACLR 失败后翻修的目的是根据患者的年龄和活动水平恢复膝关节的功能和稳定性。对初次 ACLR 所采用的手术技术、隧道位置、患者的病史、失败的机制、相关的不稳定、下肢力线和膝关节活动范围进行仔细检查,是正确处理 ACLR 失败的关键。下肢力线不良可导致 ACLR 失败,因此应在冠状面和矢状面评估肢体力线情况。大多数初次 ACLR 和 ACL 翻修常出现下肢内翻,正确评估内翻类型(原发性内翻、双内翻或三内翻)对于制订手术计划非常重要。还应关注内翻应力情况,以帮助确定手术技术。大多数膝关节内翻和 ACL 缺损的患者可在行走过程中出现较频繁的内收动作[1]。在早期站立阶段,内收力矩可能会导致内翻应力的产生[2]。内翻应力会增加 ACL 移植物的张力,造成移

植失败。一项研究表明,膝关节内翻患者行 HTO 术后,ACL 重建后的平均内收力矩(术前比对照组高 35%)低于正常值[3]。这种情况是否会改变膝关节的长期自然进程目前尚不清楚。

在韧带损伤和 ACL 翻修手术中,矢状面力线不良也会影响膝关节的稳定性。胫骨后倾角度增加导致胫骨前移增加,这是因为股骨倾向于沿胫骨向后倾斜滑动[4]。

过度伸直导致的 ACL 损伤对外科医生来说是一个挑战。尽管增加胫骨后倾角度可以纠正过度伸直,但胫骨前移也会随之增加[5]。如果后倾角度过大,则会增加 ACL 重建失败的风险。

膝关节不稳定曾被认为是截骨术的禁忌证。最近发现,冠状面和矢状面力线在膝关节稳定中起重要作用,不稳定可作为 HTO 单独或联合 ACL 翻修的指征。本章介绍了在 ACLR 失败的情况下,单独进行 HTO 或联合 ACL 翻修的适应证、手术计划、手术时机和手术技术。

病史和体检

全面评估ACLR失败患者的病史和手术史,包括初次损伤的机制、相关的韧带、半月板或软骨损伤史及初次ACLR技术。移植物类型、手术技术(如经胫骨/前内侧钻取股骨隧道、过顶位放置移植物)和固定方式等信息对于制订正确的手术方案是必不可少的。手术记录、临床记录、X线片和术中关节镜影像可以提供有关初次损伤和初次ACLR的重要细节。此外,还应调查初次手术后恢复日常活动和运动的情况。

ACL再次断裂的患者可出现疼痛、肿胀、僵硬、跛行及交锁。疼痛所致的主观不稳定应与ACL缺损相关的不稳定相鉴别。

对整个下肢进行评估,包括下肢力线、步态模式、肌张力、膝关节活动度和先前的手术切口。如前所述,应全面评估冠状面力线不良。内翻畸形是一种常见的情况,需要明确内翻的类型(原发性内翻、双内翻和三内翻)。原发性内翻是指整个胫股关节骨性结构的内翻,包括内侧半月板和内侧胫股关节软骨丢失。双内翻是指内翻的骨性排列,同时由于外侧韧带损伤(外侧髁抬高)而导致外侧胫股间室分离。三内翻是一种特殊的内翻,原因包括:①胫股关节骨性结构内翻;②胫股关节外侧间室间隙增加;③胫骨外旋异常增加和膝关节过度伸直导致伸直位内翻,常可累及整个后外侧韧带复合体[6]。评估患者的步态时,应注意内翻外冲步态。测量股四头肌的周径并与对侧腿进行比较,以评估是否存在肌肉萎缩。评估被动和主动关节活动度,以发现是否存在屈曲挛缩、伸直迟缓、过度伸直或关节活动度明显降低等情况。在计划手术入路时,应考虑原有的手术瘢痕。

检查韧带和软组织,评估与ACL缺损相关的不稳定。进行前抽屉试验、Lachman试验和轴移试验,评估前向和旋转不稳定的程度。后交叉韧带(PCL)的完整性可通过后抽屉试验、股四头肌激活试验和后坠征进行评估。在膝关节完全伸直和屈曲30°时进行内翻/外翻应力试验,以评估内侧副韧带和外侧副韧带。膝关节屈曲30°和90°时进行外旋试验,将有助于评估后外侧角(PLC)的完整性。

放射学评估包括双侧正位、屈曲30°的隧道位或屈曲45°的Rosenberg位[7],以及侧位和切线位片。通过髋关节至踝关节的负重正位X线片来评估内翻或外翻畸形。X线片可显示影响翻修手术的隧道位置、隧道扩大、骨丢失和金属植入物。此外,侧位片可提供有关胫骨后倾角的重要信息。为了更好地评估隧道的位置和宽度,可进行CT扫描。MRI用于评估移植物的完整性及任何骨或软组织病变(半月板或韧带损伤、骨软骨缺损等)。

适应证

继发于力线不良的ACLR失败病例会出现内翻畸形,伴或不伴胫骨后倾角增加。ACLR失败后行HTO或联合ACL重建的适应证包括:①双内翻或三内翻;②胫骨后倾角增加(>10°);③内侧间室骨性关节炎;④内侧间室出现症状性骨软骨缺损(HTO+ACL翻修+软骨修复);⑤膝关节过伸(需要仔细确定对位情况,以避免因矢状面倾斜度增加而加剧ACL的不稳定)。

对于双内翻或三内翻的膝关节[3,8],可通过截骨来矫正内翻畸形,以降低新生韧带的应力。可选择开放楔形截骨术或闭合楔形截骨术,根据钢板的位置,开放楔形截骨术更易在矢状面上进行矫正(减小坡度)。钢板定位越靠后,后倾角就会越小。与闭合楔形HTO相比,作者首选开放楔形HTO的主要原因包括:①可以多平面矫正;②无须破坏近端上胫腓关节或腓骨截骨;③腓总神经损伤的风险较小;④联合ACL翻修时,可以在膝关节内侧做较小的手术切口(有时使用以前的瘢痕)。然而,闭合楔形HTO仍然是一种有效的替代选择。闭合楔形HTO通常比开放楔形HTO更快形成骨痂,而且后倾角减小,有助于降低新生韧带中的应力。闭合楔形HTO的适应证包括有骨愈合问题的患者(如吸烟者,尽管吸烟是HTO的相对禁忌证)。

HTO可在ACLR失败后单独或与韧带重建联合进行[大多数情况下是ACL和(或)PLC或侧副韧带重建],可分一期或两期手术(图22.1)。对于功能要求高的年轻、活跃的患者,我们倾向于同时纠正膝关节的力线和不稳定(HTO+ACL翻修±PLC重建)。对于膝关节炎和活动水平较低的老年患者,通过HTO矫正内翻畸形和减少胫骨斜度,通常可缓解疼痛并提供膝关节的稳定性。如果HTO术后膝关节仍不稳定,可进行韧带重建。

对于ACLR失败后胫骨/股骨隧道扩大(>16mm)和力线不良的年轻、活跃的患者,有时可采用分期手术。首先进行HTO和隧道植骨,同时行或不行PLC重建,6个月后行ACL重建。必要时,外科医生可根据自己的偏好选择PLC重建。

膝关节过伸导致的ACL损伤对骨科医生来说无疑是一个挑战。闭合楔形HTO可以减小胫骨后倾角度,提供膝关节的稳定性,但也可能导致膝关节过伸。目前,我们采用开放楔形HTO来减小后倾角度,如果仍存在不稳定,可行ACL翻修。

单个病例可考虑非解剖韧带重建技术。需要注意以下几点:①Marcacci技术采用近

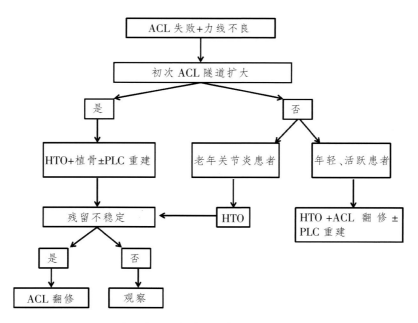

图22.1   处理ACLR失败和力线不良的方法(见正文)。

端上方±植入移植物和关节外侧固定肌腱[9]；②单纯的关节外侧阔筋膜固定术[10]。Marcacci 技术的优点包括：①近端过顶位，无须担心先前的股骨隧道；②增加了膝关节的旋转稳定性；③近端和远端易于固定；④在 PLC 结构过长的情况下，外侧腱固定术可以提供内翻稳定性。这项技术可采用自体肌腱移植、同种异体胫骨前肌腱或跟腱移植。移植物至少长 28cm。

ACLR 失败后，股骨远端内翻截骨术（DFO）的指征包括：

1. 外侧间室骨性关节炎。

2. 有症状的外侧间室骨软骨缺损（DFO+ACL 重建+软骨修复）。

3. 慢性内侧副韧带撕裂和严重的外翻畸形（DFO+ACL 重建+内侧副韧带重建/紧缩）。

在这些情况下，可以采用联合手术进行内侧闭合 DFO。如果与 ACL 翻修、软骨修复或内侧副韧带重建/紧缩手术同期进行，这项技术具有愈合快和膝关节内侧单一手术入路等优势。也可以考虑外侧开放楔形 DFO。

处理

术前计划

Dugdale 等人[11]报道在患有内侧间室骨关节炎且合并轻微过度外翻（3°~5°）的膝关节行 HTO 时，机械轴应通过位于胫骨平台宽度 62.5% 的点，即胫骨外侧棘尖的右侧。对于年轻、活跃的患者，应将力线纠正到完全中心位置（胫骨平台的 50%）[12]。开放楔形 HTO 术前应从该目标点（62.5% 或 50%）到股骨头中心画一条线，从目标点到踝关节中心画另一条线（图 22.2a），两条线交叉获得的角度就

是我们需要矫正的角度（α）。截骨线（ab）从内侧（关节线下约 4cm 处）到外侧（腓骨头的尖端）。用这一方法可获得与顶点成 α 角的两条射线（a'b' 和 a'c）。两个与截骨长度相等的节段形成 α 角，用另一条线（b'c）连接这两个节段。这条线被用作等腰三角形的底部，以对应于截骨部位内侧获得的开放楔形（图 22.2a）。

在侧位 X 线片上评估胫骨倾斜度（图 22.2b），通常为 0°~18°[13]。胫骨后倾的矫正量取决于起始值。当角度<8°时，需要进行微小的矫正；当角度>10°时，需要进行较大的矫正。

闭合楔形 HTO 计划类似于开放楔形 HTO。α 角的计算与之前所述的计算方法相同，但截骨操作不同，需要两次切割。近端截骨通常是水平的，位于关节线以下 2~2.5cm。根据矫正角度（α）来确定近端和远端截骨。胫骨倾斜度通常在闭合楔形 HTO 后减小。然而，用这种方法精确地改善或矫正胫骨倾斜度存在困难。

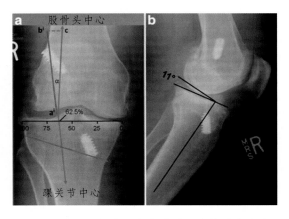

图 22.2　ACLR 失败、内翻畸形和膝关节炎患者。（a）考虑为内侧关节炎，计划在冠状面行开放楔形 HTO（正位），略微过度矫正外翻（见正文）。（b）在侧位片上评估胫骨后倾角。

手术技术

根据外科医生的偏好选择开放或闭合楔形 HTO、ACL 移植物和重建手术。

开放楔形 HTO

手术在可透 X 线的手术台上进行[14,15]。在大腿水平放置一个侧柱，使小腿从手术台上垂下，膝关节屈曲至少 120°。静脉注射抗生素预防感染。大腿近端绑止血带。标记皮肤以识别内侧关节线、胫骨结节、髌腱及胫骨后内侧边缘。抬高患肢后，气囊止血带充气加压。在胫骨结节内侧缘和胫骨后内侧的中间，即内侧关节线下方 1cm 处做一个 5~8cm 的切口[5,14,15]。如果需要同时取自体髌腱行 ACL 翻修，切口应偏向外侧并向近端延伸。如果取自体腘绳肌肌腱移植，则应裁剪移植物，以免在显露胫骨前内侧（AM）时损伤肌腱。锐性分离缝匠肌筋膜，然后用钝的牵开器向远端牵开鹅足肌腱，以显露浅层内侧

副韧带（SMCL）。使用 Cobb 剥离器分离 MCL 的远端附着部。将钝的 Homann 拉钩插入 MCL 的深部，以保护后方神经血管结构。接下来，用另一个钝的 Homann 拉钩识别和保护髌腱的内侧缘。在透视下，从内侧向外侧钻一枚导针并穿过胫骨近端。该针的起点在胫骨结节上缘水平的胫骨前内侧（距关节线远端约 4cm），导针必须对准腓骨头的顶端（外侧关节面下 1cm）插入[5,14,15]。胫骨截骨应在导针远端紧贴着导针进行，以防止截骨时向近端移位甚至进入关节（图 22.3）。矢状面的截骨很关键，应与胫骨近端关节的倾斜度平行。避免垂直于胫骨长轴的方向截骨，因为胫骨的生理性后倾[13,14]会导致在后方形成非常薄的骨块[13,14]。直视下用小摆锯切割前部和内侧皮质，然后用薄而灵活的骨刀在胫骨外侧皮质 1cm 范围内逐渐加深截骨（图 22.3），注意进行间断性透视和渐进式截骨[16]。通过对腿部轻柔地施加外翻应力来检查截骨的活动性，如果有需要，鼓励进行 2~3 次截

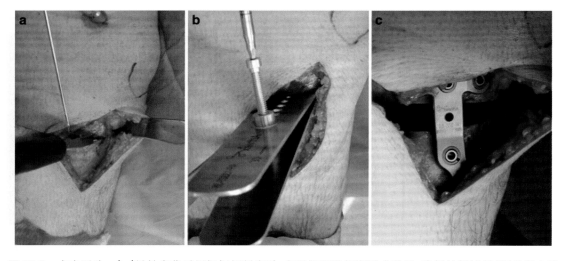

图 22.3 术中照片。（a）导针定位后用摆锯切割皮质，在透视下进行渐进式截骨，确保外侧铰链（距外侧皮质 1cm）完好无损。（b）前方和后方截骨完成，通过一定程度的外翻应力，截骨部位可被分开。（c）接下来放置钢板进行固定。

骨[5,14,15]。然后，将带刻度的楔形截骨板插入截骨处，并缓慢推进，直至达到所需的开口。为了提高截骨后的稳定性，必须有完整的外侧铰链。术中在间断性透视下检查力线，一旦达到所需的矫正效果，则通过位于髋关节和踝关节中心的力线杆进行确认。根据术前计划，力线杆应位于胫骨平台宽度的 62.5% 或 50% 处。矢状面矫正也应通过透视和截骨开口的大小来评估。考虑到胫骨的三角形形状，如果胫骨前内侧水平的开口是胫骨后内侧水平开口的一半，则保持原有的角度。后倾角度可以根据矢状面上的矫正计划进行调整，将楔形块（和钢板）向前或向后移动。一旦达到了所需的矫正角度并确定了钢板的位置，则用钢板固定截骨处并移除楔形模块。多种钢板可用于开放楔形截骨术：常规钢板、锁定钢板、蝶形钢板、长板或短板、带或不带垫块钢板[17]。为了进一步减小胫骨倾斜度，先放置一枚远端螺钉，然后在保持膝关节完全伸直的状态下拧入第一枚近端螺钉。通过这种方式，截骨间隙向前闭合，坡度减小。为了评估螺钉的近端和远端位置，需要进行透视确认。如果使用传统的 Puddu 钢板并同时进行 ACL 翻修，应注意将近端螺钉放置在更靠后的位置，以便为胫骨隧道提供足够的骨量。由于同样的原因，当使用长锁定 T 形板时（图 22.3），最前面的螺钉不应打入近端[17]。或者，如果所有近端螺钉都已放置好，但胫骨隧道被其中一枚螺钉干扰，则应取出并重新定位后置入。可以使用合适的骨移植物（自体骨移植物、同种异体骨移植物或替代物）来填充截骨后的间隙[17-22]。对于 >10mm 的开口，推荐使用自体皮质松质骨移植物或同种异体皮质松质骨移植物。相反，对于较小的矫正，植骨是可选但非必需的方案。

闭合楔形 HTO

文献已经描述了多种外侧闭合楔形截骨方法，但都是基于通过移除横向的楔形骨块并闭合由此产生的缺损来纠正力线[11,23-25]。当同时使用自体髌腱进行 ACL 翻修时，可选择正中纵向切口。如果选择同种异体移植或自体腘绳肌肌腱移植，可使用侧方弧形切口。正中切口具有通用性的优点，可用于膝关节重建或置换，而无须考虑皮肤血管桥。通过膝部侧方进行解剖，并沿胫骨前外侧（AL）嵴显露和切开前室筋膜，保留 5mm 的筋膜以便缝合。使用 Cobb 剥离器剥离胫骨前肌和髂胫束的近端。腓总神经不需要常规显露，而应在整个手术过程中触及和保护。有多种技术用于处理上胫腓联合，包括：①关节联合的切开或分离；②腓骨截骨术（距腓骨头远端 10cm 处）；③腓骨头切除。确定髌腱的外侧缘，并在其下方放置一个牵开器。第二个牵开器放在胫骨后外侧缘，以保护神经血管结构。使用这种方法可显露胫骨近端，并且可以用有角度的截骨定位器切除横向的楔形骨块。楔形骨块的底部应比计划的截骨小 2~3mm。为了降低关节内骨折的风险，可以使用电锯将外侧皮质和大部分楔形骨切除，然后联合刮匙、咬骨钳和骨刀切除内侧皮质 1cm 的部分。透视下评估楔形骨块的完整性。截骨完成后，在透视下检查位置和力线情况。使用两枚门形钉、T 形钢板或锁定钢板固定[5,14,15]，同时或分期手术进行 ACL 翻修。

如前所述，当骨隧道扩张超过 16mm 时，推荐分期手术，并使用原隧道进行植骨。关节镜下观察胫骨隧道。由下向上植入一个小的骨块，以填充扩大的胫骨隧道。根据医生的偏好采用自体髂骨或同种异体骨块。在前内侧入路，关节镜可以较好地显示股骨隧道。创建一个正中辅助入路，并置入关节镜鞘管，以便提供通道并避免骨移植物被冲出。无水关节镜也可用于防止骨块被冲出。在二期 ACL 翻修（通常在 6 个月后进行）前，应通过 X 线片或 CT 扫描来确定隧道融合情况。

ACL 翻修

手术技术和移植物的选择取决于外科医生的偏好和初次 ACLR。一般来说，在翻修手术中使用同种异体移植物的优点包括：手术创伤小；手术时间短；可以根据具体情况选择不同的移植物。作者更倾向于使用软组织移植物（如同种异体胫骨前肌腱移植物），这类移植物可以适应隧道和固定方式的变化，特别是在截骨的胫骨侧。如果隧道轻微扩大，可以使用带大块骨块的 BTB 或跟腱移植物。

通过标准的前外侧（AL）和前内侧（AM）入路进行全面的诊断性关节镜检查，以评估伴随的病变（如半月板撕裂和软骨损伤）。使用刨刀去除韧带残端，以充分显露股骨和胫骨的足印。如有需要，可使用刨刀或打磨头进行有限的髁间窝成形。

如果能在不受先前固定装置干扰的情况下完成隧道的钻取和移植物固定，可以保留先前的固定装置。否则，应清除原有的固定装置和肉芽组织，以促进移植物的愈合。

建立胫骨隧道

可变角度的 ACL 定位器通过 AM 入路进入关节腔（图 22.4）。胫骨隧道的近端应在 ACL 解剖足印区进入关节腔，但隧道的倾斜度可以根据初次 ACLR 隧道/固定装置或 HTO 钢板/螺钉的位置而有所不同。将一枚导针钻入胫骨近端，并向前推进至股骨隧道确定的位置。通过这种方式用另一个相同的钢针测量胫骨隧道和新的韧带在关节内的长度，然后在胫骨关节面上方 0.5mm 处固定导针，并用大小适中的钻头钻取胫骨隧道。如果隧道与钢板上的一个螺钉相互干扰，则取出螺钉，钻通胫骨隧道后，从另一个方向重新置入螺钉（图 22.4）。该操作应该在移植物

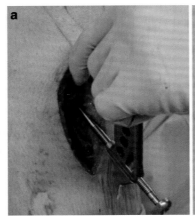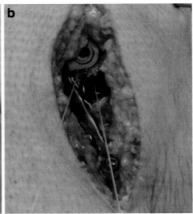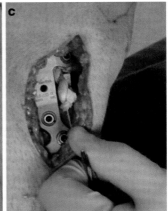

图 22.4　术中照片。（a）胫骨隧道准备。（b）注意有时需要取出钢板近端前方的螺钉并重新定位，才能钻取胫骨隧道。（c）钻取股骨隧道并近端固定后，肌腱移植物已被引入关节并行远端固定。

进入隧道之前在直视下完成。

建立股骨隧道

理论上，为了使移植物位于更接近解剖的位置，经 AM 入路钻取股骨隧道比经胫骨钻取的方式更为可取。或者，也可以通过双切口技术进行由外向内的股骨隧道钻孔。这两种技术均可不依赖胫骨隧道而建立股骨隧道。双切口技术可在股骨远端外侧做一个辅助外侧切口，将髂胫束分开，并允许通过前外侧入路或从过顶位绕股骨插入 ACL 导向器。这样就可以建立更倾斜或水平的股骨隧道，从而避开先前的隧道。将导针直接插入关节，然后以标准方式进行钻孔。内侧辅助入路也可用于独建立股骨隧道。将导针穿过 AM 入路或 AM 辅助入路，直至 ACL 的股骨足迹区，然后穿过股骨外侧皮质。在导针穿透前，膝关节必须过屈至 120° 位，从而形成一个更长、更前向的隧道，以避免隧道后壁爆裂。导针出口应位于髌骨上极上方、股骨中线前方。保持膝关节过屈状态，沿导针扩孔以形成股骨隧道。通过内侧入路置入钻头，注意避免损伤股骨内侧髁的关节软骨。用一条 2 号编织缝线绕圈穿过导针的尾孔，从大腿外侧拉出导针，收紧缝线的两个尾端，并将线环保留在 AM 入路外。将抓线器插入胫骨隧道，然后将线环从胫骨隧道远端中拉出，最后植入移植物并固定。

移植物固定

一旦隧道准备完成，则评估骨质量和移植物的大小，以达到充分固定。对于翻修后的新韧带，可选择以下固定方式。当使用 BTB 植骨时，股骨（首先固定）和胫骨两侧可用界面螺钉固定。当使用自体或同种异体软组织移植时，近端用皮质外纽扣钢板装置固定，远端用界面螺钉固定。如果初次 ACLR 损伤股骨外侧皮质，可使用横穿钉或界面螺钉。

康复

在铰链式膝关节支具保护下，术后可立即开始 0°~90° 的主动活动和足趾着地的部分负重。6 周时，在有放射学证据证明骨愈合的情况下，可停止使用铰链支具，不再限制 ROM，且负重可增加到体重的 50%。12 周时，重新拍摄 X 线片，如果骨融合，可以完全负重。物理治疗持续 3 个月以上，术后 6~12 个月允许恢复运动。

结果

HTO 用于治疗 ACL 缺损的膝关节越来越受到关注。无论是单独还是联合行韧带重建，截骨术的总体结果令人满意。

Fowler 等人报道单独使用 HTO 治疗 7 个 ACL 慢性缺损伴内翻畸形的膝关节，结果均明显改善[26]。Dejour 等人使用 HTO 和 ACL 重建治疗 50 个合并 ACL 损伤的膝关节，满意率达 91%，但休闲活动的恢复率仅为 65%[27]。在 Noyes 等人的研究中，采用 HTO 治疗膝关节 ACL 损伤，71% 的患者疼痛减轻，85% 的患者停止退变，66% 的患者恢复轻微的娱乐活动[3]。Williams 等人比较长期 ACL 缺损、内侧间室骨关节炎和内翻畸形的患者接受单独闭合楔形 HTO 与同时联合 ACL 重建和闭合楔形 HTO 的疗效。他们发现，同期手术具有更好的短期效果和更低的并发症发生率[28]。Bonin 等人发现，同时联合 ACL 重建和闭合或开放楔形 HTO 可以控制前向松弛，许多患者恢复运动，并且不会导致骨关节炎快速进展,其长期效果令人满意[29]。Boss 等人对 27 例患者行 BTB ACL 重建,并加用 Kennedy 韧带装置同时行 HTO(24 例外侧闭合,3 例内侧开放),75%的患者满意,并愿意再次手术[30]。Imhoff 和 Agneskirchner 对 58 例患者同时进行了 ACL 重建和 HTO,所有患者的疼痛、肿胀和不稳定症状均得到改善,并发症发生率较低[31]。Willey 等人回顾分析了 35 例接受 HTO 或 DFO 治疗的患者,这些患者均进行了膝关节重建手术,并发症的发生率与单独进行截骨术类似。因此,他们认为联合截骨和膝关节韧带重建是安全的[32]。

总结

即使没有证据表明 HTO 会导致 ACL 重建失败,但肢体力线对于 ACL 翻修手术的重要性已被广泛认可。即使力线不良的膝关节出现急性 ACL 撕裂时不采用 HTO,但力线不良也可能导致 ACL 损伤。

对于 ACLR 失败后的 HTO,目前还没有通用的解决方法,应根据具体病例情况进行

仔细的研究和计划(图 22.5 至图 22.8 中的病例 1 和病例 2)。综合考虑患者自身及初次

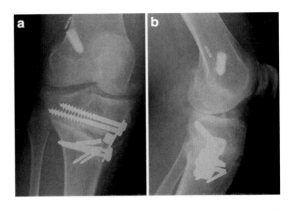

图 22.6 病例 1:HTO 和使用同种异体软组织进行 ACL 翻修的术后 X 线片(近端皮质外固定和胫骨门形钉固定)。(a)正位和(b)侧位片。注意(b)后方钢板定位,目的是减少胫骨倾斜度。

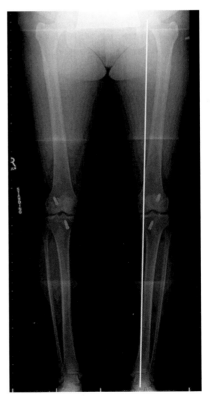

图 22.7 病例 2:37 岁女性患者,双侧 ACL 失败和内翻畸形。

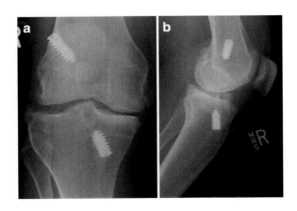

图 22.5 病例 1:41 岁女性患者,ACLR 失败、内翻畸形、膝关节炎。(a)正位和(b)侧位片。考虑患者的年龄和症状(主要是不稳定),尽管存在严重的膝关节骨关节炎,仍保留膝关节进行 ACL 重建和 HTO。

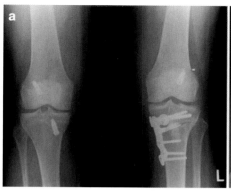
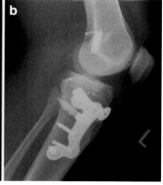

图 22.8　病例 2：胫骨原内固定取出、HTO 和同种异体软组织 ACL 翻修（近端皮质外固定和胫骨界面螺钉固定）的术后 X 线片。（a）正位和（b）侧位片。

ACLR 的各种因素，从而决定是否在 ACLR 失败后进行 HTO。

（谢黎峰　译　陶军　校）

参考文献

1. Noyes FR, Schipplein OD, Andriacchi TP, Saddemi SR, Weise M. The anterior cruciate ligament-deficient knee with varus alignment: an analysis of gait adaptations and dynamic joint loadings. Am J Sports Med. 1992;20:707–16.
2. Bulgheroni P, Bulgheroni MV, Andrini L, Guffanti P, Giughello A. Gait patterns after anterior cruciate ligament reconstruction. Knee Surg Sports Traumatol Arthrosc. 1997;5:14–21.
3. Noyes FR, Barber-Westin SD, Hewett TE. High tibial osteotomy and ligament reconstruction for varus angulated anterior cruciate ligament-deficient knees. Am J Sports Med. 2000;28:282–96.
4. Dejour H, Bonnin M. Tibial translation after anterior cruciate ligament rupture. Two radiological tests compared. J Bone Joint Surg Br. 1994;76(5):745–9.
5. Amendola A. The role of osteotomy in the multiple ligament injured knee. Arthroscopy. 2003;19(1):11–3.
6. Noyes FR, Barber-Westin SD. High tibial osteotomy in knees with associated chronic ligament deficiencies. In: Jackson DW, editor. Master techniques in orthopaedic surgery: reconstructive knee surgery. 3rd ed. Philadelphia, PA: Lippincott Williams & Wilkins; 2008. p. 317–60.
7. Rosenberg TD, Paulos LE, Parker RD, Coward DB, Scott SM. The forty-five-degree posteroanterior flexion weight-bearing radiograph of the knee. J Bone Joint Surg Am. 1988;70(10):1479–83.
8. Badhe NP, Forster IW. High tibial osteotomy in knee instability: the rationale of treatment and early results. Knee Surg Sports Traumatol Arthrosc. 2002;10: 38–43.
9. Marcacci M, Zaffagnini S, Giordano G, Iacono F, Presti ML. Anterior cruciate ligament reconstruction associated with extra-articular tenodesis: a prospective clinical and radiographic evaluation with 10- to 13-year follow-up. Am J Sports Med. 2009;37(4): 707–14.
10. Johnson DP, Mansfield M. Combined tibial osteotomy and extra-articular tenodesis for the treatment of the cruciate deficient degenerative knee. Knee. 1996;3:9–14.
11. Dugdale TW, Noyes FR, Styer D. Preoperative planning for high tibial osteotomy: the effect of lateral tibiofemoral separation and tibiofemoral length. Clin Orthop Relat Res. 1992;274:248–64.
12. Naudie DD, Amendola A, Fowler PJ. Opening wedge high tibial osteotomy for symptomatic hyperextension-varus thrust. Am J Sports Med. 2004;32(1):60–70.
13. Genin P, Weill G, Julliard R. The tibial slope: proposal for a measurement method. J Radiol. 1993;74(1):27–33.
14. Amendola A. Unicompartmental osteoarthritis in the active patient: the role of high tibial osteotomy. Arthroscopy. 2003;19 Suppl 1:109–16.
15. Rossi R, Bonasia DE, Amendola A. The role of high tibial osteotomy in the varus knee. J Am Acad Orthop Surg. 2011;19:590–9.
16. Vasconcellos DA, Griffin JR, Amendola A. Avoiding and managing complications in osteotomies of the knee. In: Meislin RJ, Halbrecht J, editors. Complications in knee and shoulder surgery: management and treatment options for the sports medicine orthopedist. London, Springer-Verlag; 2009. p. 115–32.
17. Amendola A, Bonasia DE. Results of high tibial osteotomy: review of the literature. Int Orthop. 2010;34(2): 155–60.
18. Buser D, Hoffmann B, Bernard JP, Lussi A,

Mettler D, Schenk RK. Evaluation of filling materials in membrane-protected bone defects. A comparative histomorphometric study in the mandible of miniature pigs. Clin Oral Implants Res. 1998;9(3):137–50.

19. Le Geros RZ. Properties of osteoconductive biomaterials: calcium phosphates. Clin Orthop Relat Res. 2002;395:81–98.

20. Stoll T. New aspects in osteoinduction. Materialwiss Werkstofftech. 2004;35(4):198–202.

21. Gaasbeek RD, Toonen HG, van Heerwaarden RJ, Buma P. Mechanism of bone incorporation of beta-TCP bone substitute in open wedge tibial osteotomy in patients. Biomaterials. 2005;26(33):6713–9.

22. Aryee S, Imhoff AB, Rose T, Tischer T. Do we need synthetic osteotomy augmentation materials for opening-wedge high tibial osteotomy. Biomaterials. 2008;29(26):3497–502.

23. Coventry MB. Upper tibial osteotomy. Clin Orthop. 1984;(182):46–52.

24. Insall J, Shoji H, Mayer V. High tibial osteotomy: a five-year evaluation. J Bone Joint Surg Am. 1974;56:1397–405.

25. Billings A, Scott DF, Camargo MP, Hofmann AA. High tibial osteotomy with a calibrated osteotomy guide, rigid internal fixation, and early motion: long-term follow-up. J Bone Joint Surg Am. 2000;82:70–9.

26. Fowler P, Kirkley A, Roe J. Osteotomy of the proximal tibia in the treatment of chronic anterior cruciate ligament insufficiency. J Bone Joint Surg Br. 1994;76B:26.

27. Dejour H, Neyret P, Boileau P, Donell ST. Anterior cruciate reconstruction combined with valgus tibial osteotomy. Clin Orthop Relat Res. 1994;299:220–8.

28. Williams III RJ, Kelly BT, Wickiewicz TL, Altchek DW, Warren RF. The short-term outcome of surgical treatment for painful varus arthritis in association with chronic ACL deficiency. J Knee Surg. 2003;16:9–16.

29. Bonin N, Ait Si Selmi T, Donell ST, Dejour H, Neyret P. Anterior cruciate reconstruction combined with valgus upper tibial osteotomy: 12 years follow-up. Knee. 2004;11:431–7.

30. Boss A, Stutz G, Oursin C, Gächter A. Anterior cruciate ligament reconstruction combined with valgus tibial osteotomy (combined procedure). Knee Surg Sports Traumatol Arthrosc. 1995;3(3):187–91.

31. Imhoff AB, Agneskirchner JD. Simultaneous ACL replacement and high tibial osteotomy: indication, technique, results. Tech Knee Surg. 2002;1(2):146–54.

32. Willey M, Wolf BR, Kocaglu B, Amendola A. Complications associated with realignment osteotomy of the knee performed simultaneously with additional reconstructive procedures. Iowa Orthop J. 2010;30:55–60.

第 **23** 章

导航在ACL重建翻修中的应用

Stefano Zaffagnini, Tommaso Bonanzinga, Bharat Sharma, Nicola Lopomo, Cecilia Signorelli, Giulio Maria Marcheggiani Muccioli, Maurilio Marcacci

引言

随着初次 ACL 重建手术的逐年增加,以及患者对高水平活动的期望,翻修手术正成为骨科手术中的一个难题。据报道,初次手术的失败率为 3%~25%;然而,真正的失败率很难确定,而且可能被低估[1-5]。尽管报道重建手术技术有所改进,但与初次手术相比,翻修手术的效果仍然不佳[4,6-10]。由于关键操作中存在许多不同的技术问题,所以无法使用与初次 ACL 重建相同的方法来处理 ACL 翻修。考虑因素包括但不限于骨隧道缺陷和隧道定位错误。此外,在这种情况下,确定任何可能导致继发性韧带松弛的相关因素至关重要,这可能是初次重建失败的原因,也可能是再损伤时发生的。

在过去的 10 年里,计算机技术被引入到骨科手术实践中,用于术前或术中的规划,以提高手术的准确性和安全性。计算机辅助手术(CAS)使外科医生能够连续监测与患者的解剖结构和手术计划有关的器械位置。最近,人们注意到使用 CAS 作为术中评估系统的重要性,以提供对手术结果的初步估计,使外科医生能够根据每例患者的特点调整手术方案。这一概念适用于膝关节手术[11,12]。CAS 能够在手术中进行全面和准确的运动学评估,以获得尽可能接近正常膝关节的参数。

计算机辅助骨科手术

计算机辅助骨科手术(CAOS)可用于神经外科,以达到所需的精度[13,14]。早期借用神经外科的器械进行骨科手术,包括关节成形术和关节镜检查[13,15]。在过去的 20 年里,CAOS 已经逐渐用于关节置换和韧带重建等骨科亚专业,包括使用专门的工具、方案和手术器械[16]。计算技术和数据采集的持续进步促进了这些技术的产生[15]。根据 CAOS 是否执行或指导手术过程,将其分为主动和被动两种模式[13,16,17]。通过采集解剖图像的功能,CAOS 可以使用术前图像、术中图像或生物力学(无图像)来绘制感兴趣区域[16]。虽然对 CAOS 在初次和 ACL 重建翻修中的临床效果的研究仍在进行中,但有几项研究结论可用于 ACL 翻修手术。

CAOS 使用的一个主要仪器是"跟踪传感器",它可以识别附着在器械或骨上的标志物发出的信号,以帮助确定手术区域和仪器在空间的方向。被称为动态参照系的标志物被植入股骨或胫骨,以跟踪骨骼的运动。膝关节既可以显示为手术区域中的图像,也可以表示为在坐标系上的运动情况,具体取决于该系统是否基于图像[14]。

主动 CAOS 系统尚未用于常规临床实践。被动 CAOS 广泛用于 ACL 重建,特别是翻修手术,包括术前计划、术中指导和术中重建的评估。CAOS 的硬件、软件系统和术中协议已经标准化,并应用于临床[16]。

术前手术计划

基于术前 CT 或 MRI 的图像可使 CAOS 进行手术规划。与 2D CT 或 MRI 不同,CAOS 支持三维环境的规划。可以规划与隧道方向相关的参数,如骨性入口、隧道长度和骨性出口[17,18]。术前评估移植物长度、间距,以及是否与 PCL 或髁间窝有撞击[13,17]。

术中指导

手术中,CAOS 可以使用基于图像或运动学评估的三维手术场或运动学模型来跟踪上述参数[14]。这不仅允许实时输入患者、移植物和器械的空间方位,而且能够在关键步骤之前在系统中进行模拟[13,14,17]。因此,CAOS 有助于外科医生在术前直观地了解手术的效果和准确性。实际上,CAOS 为外科手术提供了迄今尚不具备的可逆性。操作人员可以根据模拟选择重定向或重新完成一个步骤,而不必实际执行该步骤。

术中评估

CAOS 可以通过临床和生物力学测试在术中评估重建的效果[13,14,17]。手术区域或运动在坐标系统中的表现使各种用于测试移植物行为的临床和生物力学行为测试变得可视化,并且可以通过临床检查(如 Lachman 试验、前抽屉试验和轴移试验)在术中进行定量研究(图 23.1)。所得结果可与移植物固定前相比较。这些检查为最终的移植物固定前纠正手术提供了最后的机会[13,14,17]。

手术技术

作者推荐一种非解剖 ACL 双束重建技术,即使用新鲜冷冻的、非辐照的同种异体跟腱移植物和软组织固定[19]。该导航系统(BLU-IGS,Orthokey LLC,Lewis,DE,USA)由商用光电定位器和用于运动学分析的定制采集软件组成,可用于测量术中关节松弛、移植物拉长率、等距映射和原隧道位置[20-23](图 23.2)。

标准的膝关节镜检查包括三个入路:髌骨上内侧入路(用于进水)、关节镜前外侧入路和器械的前内侧入路。评估半月板和关节软骨,必要时进行治疗。先前手术的残余移植物应仔细清除。

在胫骨结节的内侧做一个 1.5~2cm 的皮肤小切口。然后,为了跟踪运动学测试期间的骨骼运动,用 3mm 的手术导丝螺钉将两个参考阵列分别固定在股骨和胫骨上。准备胫骨参考阵列的方法是固定在胫骨隧道中,并且相对于膝关节朝向远侧。股骨阵列插入外侧髁末端上方,相对于膝关节远侧方向(图 23.3)。固定股骨和胫骨跟踪器后,外科医生

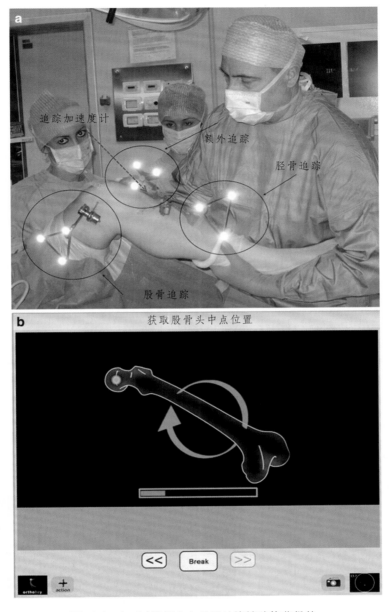

图 23.1 (a,b)髋部中心是通过旋转肢体获得的。

通过体表标志来执行解剖设置,特别是髋关节中心(通过旋转识别)(图 23.1)、股骨髁、胫骨的踝部和胫骨平台。此外,还可以通过关节镜获取其他标志点,以便完整地了解关节特征和手术重建:关节线、胫骨平台中心、原隧道的外部出口孔。目前,该系统已经可以确定原隧道的位置并检查其间距。

ACL 翻修之前,应进行一系列运动学测试,以评估关节运动学和松弛度[20-24]。对于 ACL 重建翻修,需要进行以下测试:

1. 被动活动范围(PROM)。

2. 0°(腿充分伸直)和屈膝 30°时的内外翻应力试验(VV)。

3. 屈曲 30° 和 90°时的内外旋转试验

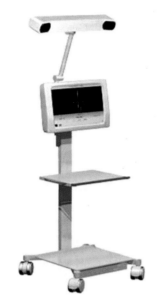

图 23.2 导航系统(BLU-IGS,Orthokey LLC,Lewes,DE,USA)由商用光电定位器和用于运动分析的可定制采集软件组成。

(IE)。

4. 屈曲 30°和 90°时的前后应力试验。

5. 轴移(PS)试验。

膝关节的 6 个自由度(DoF)是通过胫骨框架相对于股骨框架的运动计算而来,以分解瞬时旋转和位移。每次进行测试时,均应检查膝关节的松弛度。

术前评估后,立即准备胫骨和股骨隧道。作者建议只建立一个允许两束移植物通过的胫骨隧道,以免造成骨量损失,同时实现两束加压。在股骨侧,需要一个隧道重建 ACL 的后外侧束,而前内侧束则通过移植物的过顶位通道重建,避免了额外的隧道创建。

根据这项技术[19],膝关节伸展至约 135°,并以 55°的角度在胫骨上置入导向针,将其定位在 ACL 足印的后内侧部分。对于股骨隧道,膝关节被重新放置在略小于前屈 90°的位置,通过前内侧入路将导针置入股骨外侧髁的内侧壁,大约在过顶位的前方 5mm 处。然后膝关节屈曲至约 130°,向前推进导针直至穿过股骨皮质,刚好在股骨外侧髁顶端的上

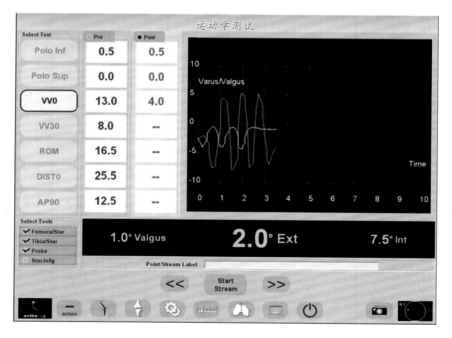

图 23.3 术中设置。

方。该系统采集胫骨和股骨上导针的内外出口位置数据(图 23.4)。医生根据数据选择直径合适的钻头钻取隧道,可以检查新隧道的间距,并寻找任何可能与原隧道重叠的部分。

如果隧道的位置良好,则将两束移植物穿过胫骨隧道,其中前内侧束通过后关节囊进入过顶位,后外侧束通过股骨隧道。

最后,移植物固定后,重复运动学评估以实时检查重建的效果,并寻找任何可能导致继发性松弛的相关因素(图 23.5)。

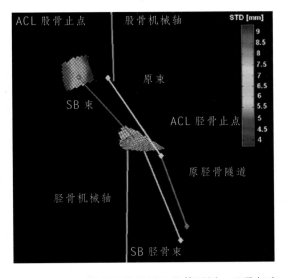

图 23.4　ACL 胫骨和股骨植入的等距图,以及相应的先前移植物位置和新的后外侧束的位置。

术中数据可通过专用软件离线进行运动分析[25,26],该软件是专为研究能动关节设计的。解剖标记的 3D 坐标可用于计算骨骼参照系[27,28]。在运动学测试期间记录的运动数据使用 Euler 分解进行细化[20]。VV 松弛度应沿确定胫骨前后方向的轴线计算。IE 松弛度应沿胫骨机械轴计算。AP 平移计算为以 ACL 胫骨附着点为中心的胫骨参考系的 3D 位移。

讨论

ACL 翻修手术具有挑战性,与初次手术相比,其结果仍然很差。许多比较导航和传统 ACL 重建的研究已经证明,在 ACL 重建病例中,CAOS 的隧道位置、消除碰撞并减少不等长的效果更好。这对于缺乏经验的外科医生尤其重要,因为超过 80% 的 ACL 手术是由缺乏经验的外科医生完成的[17]。

CAOS 的这些优势对于初次 ACL 重建和 ACL 翻修手术同样重要[18]。事实上,在翻修手术中,CAOS 可有效地改善治疗结果,并找出初次重建失败的原因。手术技术、移植物愈合和再损伤是 ACL 重建失败的主要原因[13,14,17]。大多数病例与技术错误有关,胫骨

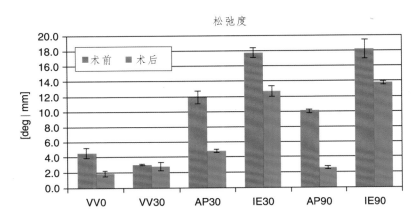

图 23.5　ACL 翻修后松弛缓解的典型结果。

和股骨隧道定位不当是主要原因。几乎所有 ACL 重建的技术错误都可以使用 CAOS 纠正。隧道定位不当(移植失败的主要原因)、移植物撞击和不等长均可以避免[13,14,17]。我们已经提出了几个关节镜参考点,如 PCL 或外侧半月板前角后方创建胫骨隧道的参考点。然而,翻修手术中这些标记往往被错判。此外,由于原隧道的存在,ACL 翻修手术中的隧道创建更为复杂,原隧道定位错误时尤其明显。CAOS 可以通过受损的骨骼进行精确的隧道定位。此外,可多次模拟和修改隧道的位置,而无须实际钻探骨骼。同样,在可视化的 CAOS 中,可在创建隧道前模拟移植物撞击和测量等长。在移植物最终固定前,这些因素可以在预加载循环期间通过从导航系统中获得的反馈重新确认。

目前比较导航和传统 ACL 翻修手术的研究较少。已有的研究均证明通过导航可以提高准确性。Nakagawa 等人报道了一种透视导航辅助翻修技术[18]。他们认为,该系统通过增强术中可视化可以提高胫骨隧道定位的准确性和可重复性,但他们并没有证明计算机辅助翻修手术比传统手术更具优势。有趣的是,他们提出,透视导航可能在将金属部件定位植入过度生长的骨骼方面发挥作用[18]。最近,Colombet 等人使用导航系统优化 ACL 翻修时移植物的位置并测量其松弛度[29]。他们证明,在获取腘绳肌行单纯 ACL 前内侧束解剖重建时,侧方肌腱固定术对胫骨前移位没有显著影响。其控制胫骨旋转的作用仅在屈曲 90°时有效,这是唯一一篇使用导航系统来评估 ACL 翻修手术中松弛值的论文。CAOS 的这一特征在翻修手术中非常重要,可使外科医生实时检查可能受到上述因素影响的重建效果,并发现可能的相关损伤。

此外,CAOS 有助于外科医生研究相关损伤对膝关节稳定性和功能的影响,并为患者制订手术方案[13,14,17]。这种基于图像的导航系统可以记录半月板、PCL 和 PLC 等相关损伤造成的运动变化,以及 ACL 断裂引起的改变,从而指导手术方案的制订[15]。然而,有关初次 ACL 重建的研究并未显示使用 CAOS 重建会明显改善术中评估或术后主观结果。

在 ACL 翻修手术中,CAOS 两个重要的局限是对解剖变异误差和对注册错误的敏感性[13,14,16]。先前存在的解剖变异可能与导航系统中预先加载的解剖或生物力学模型不对应,从而导致错误。解剖学注册也在很大程度上依赖于外科医生。然而,未来利于激光或超声的注册有望克服 CAOS 技术的这些局限性[14]。另一个可能的局限是设置系统所需的时间。根据我们的经验,手术过程中需要额外花费 15 分钟进行设置。然而,翻修手术中因导针的试验性放置次数较少,并且能预先检查新的隧道位置,因此可以节省时间。

最后,一个可能的担忧是资金投入问题。然而,提高准确性可以明显降低手术长期和短期的失败率,这一点在翻修手术中尤为重要。因此,鉴于失败的成本(需要进一步翻修)及患者可能失去工作或运动能力,额外的投资似乎是合理的。

在未来,减少误差的可能来源和恢复正常膝关节运动的需求将促进新系统的开发。在新系统中,术前解剖和功能数据(由动态 RSA 和 MRI 等高精度系统获得)将有望通过非侵入性系统与术中的数据整合。这种方法将有助于制订膝关节的手术程序,以降低患者的发病率和医疗保健系统的成本。

(杨鹏 译　陶军 校)

参考文献

1. Eberhardt C, Kurth AH, Hailer N, Jäger A. Revision ACL reconstruction using autogenous patellar tendon graft. Knee Surg Sports Traumatol Arthrosc. 2000; 8(5):290–5.
2. Grossman MG, ElAttrache NS, Shields CL, Glousman RE. Revision anterior cruciate ligament reconstruction: three- to nine-year follow-up. Arthroscopy. 2005;21(4):418–23.
3. Noyes FR, Barber-Westin SD. Revision anterior cruciate surgery with use of bone-patellar tendon-bone autogenous grafts. J Bone Joint Surg Am. 2001; 83-A(8):1131–43.
4. Uribe JW, Hechtman KS, Zvijac JE, Tjin-A-Tsoi EW. Revision anterior cruciate ligament surgery: experience from Miami. Clin Orthop Relat Res. 1996;325: 91–9.
5. Yagi M, Kuroda R, Nagamune K, Yoshiya S, Kurosaka M. Double-bundle ACL reconstruction can improve rotational stability. Clin Orthop Relat Res. 2007;454: 100–7.
6. Carson EW, Anisko EM, Restrepo C, et al. Revision anterior cruciate ligament reconstruction: etiology of failures and clinical results. J Knee Surg. 2004;17(3): 127–32.
7. Johnson DL, Swenson TM, Irrgang JJ, Fu FH, Harner CD. Revision anterior cruciate ligament surgery: experience from Pittsburgh. Clin Orthop Relat Res. 1996;325:100–9.
8. Noyes FR, Barber-Westin SD. Revision anterior cruciate ligament surgery: experience from Cincinnati. Clin Orthop Relat Res. 1996;325:116–29.
9. Taggart TF, Kumar A, Bickerstaff DR. Revision anterior cruciate ligament reconstruction: a midterm patient assessment. Knee. 2004;11(1):29–36.
10. Texier A, Hulet C, Acquitter Y, et al. [Arthroscopy-assisted revision in failed reconstruction of anterior cruciate ligament: 32 cases]. Rev Chir Orthop Reparatrice Appar Mot. 2001;87(7):653–60.
11. Dennis DA, Mahfouz MR, Komistek RD, Hoff W. In vivo determination of normal and anterior cruciate ligament-deficient knee kinematics. J Biomech. 2005;38(2):241–53.
12. Fu FH, Harner CD, Johnson DL, Miller MD, Woo SL. Biomechanics of knee ligaments: basic concepts and clinical application. Instr Course Lect. 1994;43: 137–48.
13. Jackson DW, Simon TM. History of computer-assisted orthopedic surgery (CAOS) in sports medicine. Sports Med Arthrosc. 2008;16(2):62–6.
14. Schep NWL, Broeders IAMJ, van der Werken C. Computer assisted orthopaedic and trauma surgery. State of the art and future perspectives. Injury. 2003;34(4):299–306.
15. Koh JL. The future of computer-assisted surgery (CAS) in sports medicine. Sports Med Arthrosc. 2008;16(2):108–10.
16. Sikorski JM, Chauhan S. Computer-assisted orthopaedic surgery: do we need CAOS? J Bone Joint Surg Br. 2003;85(3):319–23.
17. Kodali P, Yang S, Koh J. Computer-assisted surgery for anterior cruciate ligament reconstruction. Sports Med Arthrosc. 2008;16(2):67–76.
18. Nakagawa T, Hiraoka H, Fukuda A, et al. Fluoroscopic-based navigation-assisted placement of the tibial tunnel in revision anterior cruciate ligament reconstruction. Arthroscopy. 2007;23(4):443.e1–e4.
19. Marcacci M, Zaffagnini S, Bonanzinga T, et al. Over-the-top double-bundle revision ACL reconstruction. Knee Surg Sports Traumatol Arthrosc. 2012;20: 1404–8. Available at: http://www.ncbi.nlm.nih.gov/pubmed/22057386.
20. Martelli S, Lopomo N, Bignozzi S, Zaffagnini S, Visani A. Validation of a new protocol for navigated intraoperative assessment of knee kinematics. Comput Biol Med. 2007;37(6):872–8.
21. Martelli S, Lopomo N, Greggio S, Ferretti E, Visani A. Development and applications of a software tool for diarthrodial joint analysis. Comput Methods Programs Biomed. 2006;83(1):50–6.
22. Zaffagnini S, Bignozzi S, Martelli S, et al. New intra-operative protocol for kinematic evaluation of ACL reconstruction: preliminary results. Knee Surg Sports Traumatol Arthrosc. 2006;14(9):811–6.
23. Zaffagnini S, Bignozzi S, Martelli S, Lopomo N, Marcacci M. Does ACL reconstruction restore knee stability in combined lesions?: an in vivo study. Clin Orthop Relat Res. 2007;454:95–9.
24. Lopomo N, Zaffagnini S, Bignozzi S, Visani A, Marcacci M. Pivot-shift test: analysis and quantification of knee laxity parameters using a navigation system. J Orthop Res. 2010;28(2):164–9.
25. Martelli S, Zaffagnini S, Falcioni B, Motta M. Determination of an optimal kinematic protocol for computer-assisted evaluation of anterior cruciate ligament deficiency. Ann Biomed Eng. 2001;29(12):1112–21.
26. Zaffagnini S, Martelli S, Falcioni B, Motta M, Marcacci M. Rotational laxity after anterior cruciate ligament injury by kinematic evaluation of clinical tests. J Med Eng Technol. 2000;24(5):230–6.
27. Marcacci M, Zaffagnini S, Iacono F, et al. Arthroscopic intra- and extra-articular anterior cruciate ligament reconstruction with gracilis and semitendinosus tendons. Knee Surg Sports Traumatol Arthrosc. 1998; 6(2):68–75.
28. Daniel DM, Malcom LL, Losse G, et al. Instrumented measurement of anterior laxity of the knee. J Bone Joint Surg Am. 1985;67(5):720–6.
29. Colombet P. Knee laxity control in revision anterior cruciate ligament reconstruction versus anterior cruciate ligament reconstruction and lateral tenodesis: clinical assessment using computer-assisted navigation. Am J Sports Med. 2011;39(6):1248–54.

第 24 章

ACL缺损多次手术失败的处理

Peter B. MacDonald, David A. Rhodes, Randy Mascarenhas, Michael J. Stuart

引言

ACL 损伤的患者通常会到运动矫形外科就诊。仅在美国，每年就有大约 20 万例 ACL 断裂和多达 17.5 万例重建[1]。ACL 移植失败在临床上越来越常见且具有挑战性。为了了解初次重建失败的危险因素并改善翻修手术的效果，2006 年进行了多中心 ACL 翻修研究（MARS）。在为期 3 年的前瞻性研究中，共 460 例 ACL 重建失败的患者进行了重建翻修。在他们的流行病学报告中，超过 11% 的队列成员经历了多次重建失败[2]。本章将重点介绍如何制订临床决策及 ACL 重复翻修手术的技术要点。

文献综述

尽管有关 ACL 翻修手术这一主题的文献越来越多，但重复翻修手术却鲜有报道。在撰写本章时，英文科学文献中只有两篇已知的报道。

1998 年，Wirth 和 Peters 首次报道了他们治疗因膝关节不稳定而多次手术的患者

所处的困境[3]。在 1976—1996 年间的 1752 例 ACL 重建手术中，他们进行了 228 例（13%）手术，包括 ACL 翻修重建、关节外固定、关节松解、截骨、滑膜切除、半月板手术及一些膝关节周围操作。他们报道 17 例接受多次 ACL 翻修手术的患者，包括 15 名女性和 2 名男性，所有患者平均接受了 7 次手术。他们将失败的原因归为技术错误（11 例）、感染（4 例）和创伤（2 例）。据报道，ACL 重建失败的结果是反复出现膝关节退变、活动范围受限、疼痛和积液。他们提出了一种从患者的角度来解决主要问题的方法。然后，"尽可能减少处理的过程"解决已确定的问题。虽然 9 例患者主观上感到满意，但 15 例患者仍存在持续性不稳定、疼痛或肿胀。因此，治疗的最终目的是防止一系列的多次手术，以免延长病程并导致预后不良。

最近，Wegrzyn 及其同事连续报道了 10 例接受 ACL 重建翻修的患者[4]。所有患者的 ACL 均翻修过 2 次，第 2 次翻修后平均随访 38 个月。他们将 ACL 重建失败定义为反复出现不稳定和（或）因日常生活或参与运动而出现疼痛，以及体检时膝关节异常松弛。仅 1 例患者因胫骨隧道扩大需要接受二期

手术治疗。所有重建均采用同侧或对侧髌腱或自体腘绳肌肌腱移植。作者再次使用先前的 8 条股骨隧道和 7 条胫骨隧道。在最后一次随访中，10 例患者中有 7 例的临床结果为优或良（IKDC A 和 B 级）。2 例患者恢复到相同的运动水平，4 例患者的运动水平降低，4 例患者停止体育运动。KT-1000 关节测定仪的总体平均侧偏差为（1.3±1.9）mm，2 例患者体检时 Lachman 评分为 1+。膝关节 X 线片显示，10 例患者中有 6 例发生退行性变，他们均接受了部分半月板切除术。然而，从第 2 次翻修到最终随访的这段时间内，膝关节退变未发生进展。最后，在初次翻修失败中，创伤性因素占 70%，技术性因素占 10%（股骨隧道偏前），生物因素占 20%（无创伤且隧道位置满意）。

多次 ACL 重建失败的原因

多次膝关节 ACL 重建失败与初次重建和初次翻修失败有许多相同的原因。症状评估有帮于发现失败的根本原因。大多数患者会出现反复发作、疼痛、僵硬或其他主诉。虽然已经明确 ACL 重建失败的技术、生物力学和患者相关的危险因素，但我们提出通过一种简单、系统的方法来确定失败的潜在原因，以便在重复翻修手术时加以解决。

全面的临床检查和适当的影像学检查是确定失败原因和制订手术计划的基础。详细的病史包括损伤机制、膝关节移位或感觉"砰"的响声及恢复比赛的能力。此外，了解患者皮肤瘀伤的类型有助于诊断，例如，腓骨近端区域的瘀伤提示后外侧角损伤。患者术后无法恢复到之前的活动水平，可提示技术错误或者康复不当等潜在原因。

仔细检查医疗记录，了解损伤和治疗的

信息。手术报告和临床记录有助于发现技术错误、相关损伤、关节内异常，以及手术前后康复情况。

下肢检查应观察肢体力线、内翻或外翻、手术瘢痕及不对称的肢体周径或肌张力。使用测角器测量双侧膝关节的主动和被动活动范围，并全面检查韧带情况。通过 Lachman 试验和动态下半脱位试验（包括轴移试验、改良轴移试验和屈曲旋转抽屉试验）可以确认 ACL 功能是否存在缺陷。关节测量评估也可用于确定 ACL 移植物是否存在功能。两侧膝关节移位相差 3mm 和（或）伤侧膝关节移位>10mm 符合移植物断裂表现[5]。应排除相关的病理性松弛，因为未被发现的后外侧和后内侧损伤是 ACL 移植失败公认的原因。PCL 缺陷可通过向后松弛和抽屉试验确定。屈曲 0°和 30°时，通过内翻和外翻应力试验评估侧副韧带的完整性。屈曲 30°和 90°时，通过 Dial 试验（胫骨外旋试验）检查后外侧不稳定。当胫骨外旋角度较对侧增加至少 15°时，该试验为阳性。膝关节屈曲 30°时旋转增加，提示后外侧损伤；而膝关节屈曲 30°和 90°时旋转均增加，则提示后外侧和 PCL 联合损伤。

影像学检查对于评估多次 ACL 重建翻修的膝关节是必不可少的。标准的 X 线片包括双侧负重正位（AP）、40°屈曲后位（PA）、完全伸直的侧位和髌骨轴位片。关节炎、隧道位置及是否扩大，以及任何金属装置的位置都会被记录下来。了解放射学退行性变很重要，因为关节炎可能会改变韧带重建翻修手术的决策和术后预期。通常可在平片上观察到隧道定位错误。在侧位 X 线片上，胫骨关节面从前到后被划分为四个相等的象限[6]。胫骨隧道出口在第二象限的后部进入关节。

同样,Blumensaat 线被分成四个象限,股骨隧道位于最后面的象限。在正位片上,胫骨隧道出口位于平台中线,而股骨隧道入路位于髁间窝的外侧壁。此外,应在正位和侧位片上检查隧道是否扩大。CT 扫描结合 3D 重建可以准确测量隧道扩大的情况。隧道的大小、几何形状和硬化骨均可以被识别。我们发现,隧道直径>16mm 需要进行分期手术,首先是隧道植骨,然后 6~9 个月时进行韧带重建翻修(图 24.1)。

术前应确定以前所有固定装置的类型和位置。如果预计重建翻修需要取出金属装置,则必须有合适的植入物取出装置,并且需要处理由此产生的骨缺损。术后通过 CT 扫描和 X 线片检查隧道的程度和周围骨骼的反应性硬化,以评估移植物进入隧道的情况(图 24.2)。如果临床检查提示冠状面不稳定,如步态中发现内翻、外翻或 Dial 试验阳性,则应拍摄站立位全长(髋–膝–踝关节)X线片,以评估肢体力线情况。继发于韧带不稳或关节炎的下肢机械轴异常可影响移植物的完整性。因此,ACL 翻修前或翻修时,可能需要通过截骨和(或)重建手术来解决肢

体力线不良的问题。MRI 是一种非常有用的工具,可以评估移植物状态和相关的韧带、软骨和半月板的病变。然而,装置内固定造成的伪影会降低 MRI 的实用性,因此,应进行全面的临床检查和放射学评估。

适应证和禁忌证

ACL 重建后反复翻修对骨科医生来说是一项挑战。应衡量患者的需求和期望及多次膝关节手术相关的风险、潜在的并发症和预后。必须考虑患者的主诉和外科手术的具体目标。如前所述,大多数患者会出现复发性不稳定、疼痛、僵硬等症状。现有的 ACL 翻修文献表明,复发性不稳定患者进行翻修手术后,大部分能获得满意的效果[7-15]。对于术后康复的患者来说,解剖位置和张力合适的移植物有助于恢复平移和旋转的稳定性。然而,值得注意的是,客观松弛和主观结果不是正相关[7,15],而且,与疼痛和僵硬相关的问题不能通过韧带翻修来解决。当疼痛是患者

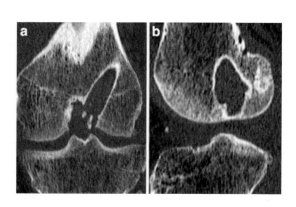

图 24.1 (a)冠状面和(b)矢状面 CT 显示 1 例 ACL 重建多次失败的患者,隧道扩大超过 16mm。建议先植骨,6~9 个月后进行 ACL 重建。

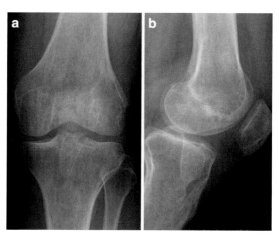

图 24.2 (a)正位和(b)侧位 X 线片:股骨和胫骨隧道扩大,植骨后 6 个月,骨愈合(并且可以通过 CT 确认),现在可以进行 ACL 重建。

主要关心的问题,并且术前评估发现广泛的半月板或软骨病变时,尽管客观上存在松弛,仍不鼓励患者行翻修手术。相反,如果疼痛与反复出现的韧带松弛有关,并且没有发现其他明显的原因,则可以进行重建翻修术。同样,如果移植物放置在解剖位置,运动功能的丧失应通过物理治疗或非重建手术(如关节镜下清理)来解决。

术前计划

在计划 ACL 翻修手术时,需要考虑两个最重要的问题:①是否需要同时进行手术?②这些操作应该分期进行吗?包括以下情况:侧副韧带和(或)PCL 缺损引起的相关不稳定需要在 ACL 翻修时予以处理;同样,也可能需要通过截骨术来矫正力线不良;半月板和关节软骨手术应纳入手术计划。大的隧道扩张和(或)定位错误需要分期手术处理,因为如果翻修手术前没有植骨,将会妨碍隧道的正确建立。最常见的情况是股骨隧道位置偏前、倾斜角度不足或两者兼有。大多数情况下可以通过钻取一条新的股骨隧道或创建一条混合隧道(伴或不伴植骨)来解决这一问题。另一种选择是采用双束重建,利用原有的股骨隧道,同时增加第二条股骨隧道,以提高旋转稳定性。

手术前要考虑的其他重要因素包括先前移植物的来源、内固定的类型和位置。ACL 翻修移植物包括自体移植物(同侧或对侧髌腱、跟腱、腘绳肌和股四头肌肌腱)和同种异体移植物(髌骨、跟腱、胫骨前肌、股四头肌肌腱),具体选择取决于既往手术中使用的移植物类型。如果先前使用的是同种异体移植物,则可以考虑自体组织移植;如果先前使用的是自体移植物,则优先考虑同种异体组织移植。同种异体移植具有无供区并发症、手术时间缩短等优点。此外,含有骨块的同种异体组织还可以填充原有的骨隧道。

手术技术

通常采用股神经阻滞加椎管内麻醉或全身麻醉。常规静脉注射预防性抗生素。患者仰卧在手术台上并最大程度屈曲膝关节,安装侧柱可以减轻外翻压力。

腿部消毒前,在麻醉下对双膝进行全面检查。评估 ACL、侧副韧带、PCL 和后外侧角的完整性,具体方法是在膝关节完全伸展和屈曲 30° 时进行内翻/外翻应力试验、胫骨后移和抽屉试验、后外侧抽屉和 Dial 试验(前屈 30° 和前屈 90° 时外旋)。

无菌准备和铺巾后,进行标准的诊断性膝关节镜检查,以评估先前的 ACL 移植物、半月板、关节软骨和 PCL。清除先前残留的移植物,辨认股骨外侧髁内侧壁的后缘和最下缘,必要时可进行髁间窝成形术以防止移植物撞击。髁间窝成形术有助于在必要时移除现有的内固定,并在需要创建新的隧道时提供帮助。识别先前的胫骨隧道入路,并移除内固定。如果隧道位置可以接受,则通过现有的胫骨隧道置入导针。根据术前影像学评估和术中所见,决定隧道的位置和直径、是否需要植骨及固定方式。

分期 ACL 重建翻修

虽然大多数 ACL 翻修可以在翻修手术时根据需要同时进行植骨,但巨大的隧道扩张(≥16mm)可能需要分期手术。首先,取出内固定和植骨(图 24.1)。如果以前的隧道位置干扰了新隧道的创建,股骨隧道定位错误也可能需要分期进行翻修。其他必要的手术如截骨、关节软骨或半月板手术,可一期完成。植骨手术后 6~9 个月进行 ACL 翻修手术(图 24.2)。

从股骨和胫骨隧道中取出所有内固定和软组织残留物后,在每个隧道中置入一枚导针以便进行加压钻孔。如有必要,可植入自体或同种异体松质骨、骨钉或骨替代物。在胫骨隧道植骨时,应使用器械遮挡隧道的关节内出口,并通过胫骨前部入路植入移植骨,然后使用骨夯将移植物与器械夯实。

初次 ACL 重建翻修

如果原隧道位置不当,位于非解剖位置上,应使用新的孔道和方向来钻取翻修隧道。如果隧道位置可以接受,仅略微加宽,则可以使用相同的隧道孔径和方向。如果隧道中度加宽,则应采用新的方向。如果新隧道的孔径和方向与原隧道相通,则会出现混合型隧道,这时可能需要植入较大的同种异体骨块或选用适合的界面螺钉来填充缺损。导针可以通过原胫骨隧道放置,也可以使用 ACL 导向器放置在新位置上,然后用钻入式钻头沿导针进行钻孔。

接下来对股骨隧道进行类似的处理。如果需要新的隧道,原隧道会使导针放置变得困难。在这种情况下,可使用同种异体骨来填充缺损区。在同种异体骨(如股骨头)上钻一个中心孔并插入一枚导针,形成一个大小适中的圆柱形骨,然后用锤子将带有导针的圆柱形同种异体移植物打入现有的骨隧道中(图 24.3),这样可以更容易地放置新的导针。另一种技术是将同种异体髌骨移植骨栓植入原隧道的缺损处(图24.4),然后使用 7mm 偏置导向器将导针放置在所选位置,并用 10mm 空心钻钻取新的隧道。移植物通过后,用空心界面螺钉固定。

如果不能在关节镜下钻取股骨解剖隧道,可使用双切口技术。通过股骨外侧髁远端上的一个辅助切口,从股骨后外侧髁将导针置入髁间窝。然后,由外向内钻取新的股骨隧道,并在股骨外侧皮质上直接固定移植物。

在获得股骨和胫骨解剖隧道后,插入并牢固固定翻修的 ACL 移植物(图24.5)。在多

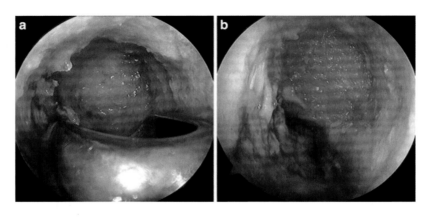

图 24.3 (a)同种异体骨块准备,(b)关节镜下所见,股骨隧道缺损已充分填充。

次翻修的情况下,股骨侧需要通过带袢纽扣钢板和界面螺钉进行双固定。如果同种异体骨栓不能完全填充缺损,可使用大的界面螺钉或多个界面螺钉进行固定。在胫骨侧,我们建议使用界面螺钉固定,如有需要,应准备纽扣钢板或缝合锚钉(图24.6)。胫骨隧道扩大可使用与股骨侧相同的技术来解决。然后,拉紧移植物,膝关节被动反复屈伸活动以消除任何异常移动。

在膝关节完全活动范围内观察移植物,

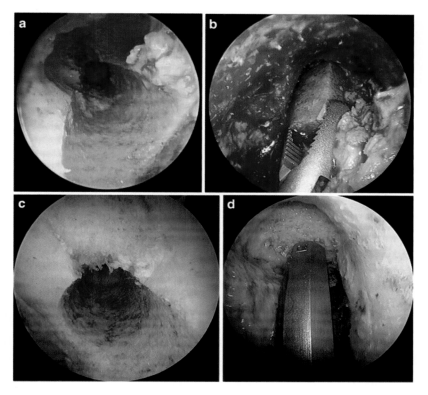

图24.4 (a)关节镜下可见股骨隧道中度扩张。(b)将同种异体髌骨移植骨栓植入骨缺损处,然后(c)打压,(d)充分填充扩张的隧道。

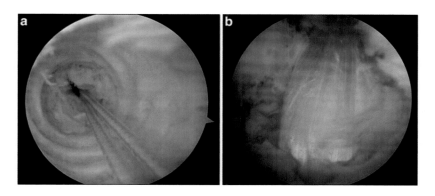

图24.5 (a)股骨翻修隧道钻取后,(b)可见同种异体移植物通过胫骨前。

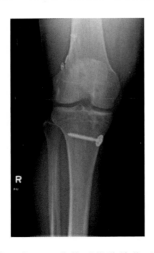

图 24.6　第 3 次 ACL 翻修后的膝关节正位 X 线片。使用自体股四头肌肌腱移植，胫骨侧骨块以界面螺钉固定，股骨侧以带袢纽扣钢板固定。由于建立了一条新的股骨隧道，以前的股骨内固定被留在了原位。

以确保股骨髁处不会撞击移植物。然后重复进行 Lachman 试验和轴移试验，以确保膝关节活动在放置新移植物后恢复正常。闭合伤口，并使用无菌敷料加压包扎。

术后康复

　　如果单独进行了 ACL 重复翻修术，允许患者在可耐受的情况下使用拐杖进行负重。如果同时进行了植骨或其他重建，术后 4~6 周患者可部分负重。如果进行了相关的副韧带手术，则需要使用康复支具。术后立即开始股四头肌、直腿抬高和踝泵运动，膝关节活动范围为 0°~90°。当膝关节活动范围达到 90°后，可以进行固定自行车锻炼，术后 6 周停止使用支具。术后 3~4 个月开始慢跑和运动/特定的活动康复，至少需要 9 个月才能恢复运动或剧烈活动，前提是膝关节稳定，并且与对侧相比，股四头肌肌力至少恢复 80%，腘绳肌肌力至少恢复 90%。X 线片检查评估隧道植骨的愈合情况。如果临床需要，

可进行 CT 扫描或 MRI 检查。

要点

　　1. 回顾所有病历和手术报告，全面了解病史并进行详细的体格检查、X 线片、CT 扫描和 MRI 检查，然后制订术前计划。

　　2. 术前影像学评估隧道扩大情况，以确定一期或二期手术。

　　3. 术前和术中评估原隧道的位置，以确定原隧道是否可以接受，还是需要建立新的/混合型隧道。

　　4. 准备植骨或附加螺钉来填充骨缺损，然后在必要时提供备用固定。

（谢黎峰 译　陶军 校）

参考文献

1. Spindler KP, Wright RW. Clinical practice. Anterior cruciate ligament tear. N Engl J Med. 2008;359: 2135–42.
2. Wright RW, Huston LJ, Spindler KP, et al. Descriptive epidemiology of the multicenter ACL revision study (MARS) cohort. Am J Sports Med. 2010;38: 1979–86.
3. Wirth CJ, Peters G. The dilemma with multiply reoperated knee instabilities. Knee Surg Sports Traumatol Arthrosc. 1998;6:148–59.
4. Wegrzyn J, Choteau J, Philippot R, Fessy MH, Moyen B. Repeat revision of anterior cruciate ligament reconstruction. A retrospective review of management and outcome of 10 patients with an average 3-year follow-up. Am J Sports Med. 2009;37:776–85.
5. Alford JW, Bach BR. Arthrometric aspects of anterior cruciate ligament surgery before and after reconstruction with patellar tendon autograft for ACL reconstruction. Tech Orthop. 2005;20:421–38.
6. Harner CD, Marks PH, Fu FH, Irrgang JJ, Silby MB, Mengato R. Anterior cruciate ligament recnstruction: endoscopic versus two-incision technique. Arthroscopy. 1994;10:502–12.
7. Grossman MG, El Attrache N, Shields C, Glousman R. Revision anterior cruciate ligament reconstruction: three to nine year follow-up. Arthroscopy. 2005;21:418–23.
8. Fox JA, Pierce M, Bojchuk J, et al. Revision anterior cruciate ligament reconstruction with nonirradiated fresh-frozen patellar tendon allograft. Arthroscopy. 2004;20:787–94.
9. Harilainen A, Sandelin J. Revision anterior cruciate ligament surgery. A review of the literature and results

of our own revisions. Scand J Med Sci Sports. 2001;11:163–9.

10. Johnson DL, Swenson TM, Irrang JJ, Fu FH, Harner CD. Revision anterior cruciate ligament surgery: experience from Pittsburgh. Clin Orthop Relat Res. 1996;325:100–9.

11. Noyes FR, Barber-Westin SD. Revision anterior cruciate ligament surgery: experience from Cincinnati. Clin Orthop Relat Res. 1996;325:116–29.

12. Noyes FR, Barber-Westin SD. Revision anterior cruciate ligament reconstruction: report of 11-year experience and results in 114 consecutive patients. Instr Course Lect. 2001;50:451–61.

13. Salmon LJ, Pinczewski LA, Russell VJ, Refshauge K. Revision anterior cruciate ligament reconstruction with hamstring tendon autograft: 5 to 9 year follow-up. Am J Sports Med. 2006;34:1604–14.

14. Shelbourne KD, O'Shea JJ. Revision anterior cruciate ligament reconstruction using the contralateral bone-patellar tendon-bone graft. Instr Course Lect. 2002;51:343–6.

15. Uribe JW, Hechtman KS, Zvijac JE, Tjin-a-tsoi EW. Revision anterior cruciate ligament surgery: experience from Miami. Clin Orthop Relat Res. 1996;325:91–9.

第 25 章

ACL翻修的效果

Bryan A. Warme, Russell F. Warren

引言

前交叉韧带重建翻修术(RACLR)是一种相对少见但日益重要的骨科手术。在过去的几十年里,RACLR 逐渐增加,而且随着我们对运动和健康理念的日益重视，初次 ACL 重建和翻修手术的数量会不断增加(图 25.1)[1,2]。目前,大多数骨科医生可能会在他们的诊所里接诊初次前交叉韧带重建(PACLR)失败的患者。重要的是,医生能够有效处理这些病例或者解释这种情况的相关问题,并将患者转诊至一位有处理能力的外科医生。虽然通常认为 RACLR 的效果不如 PACLR,但很少有相关的文献报道[3-8]。在过去的 20 年里,大多数文献都是由单个机构进行的相对较少的回顾性案例研究。

与其他骨科手术相比,翻修手术在技术上更具挑战性,其操作时间长、治疗效果差且往往有更多的并发症。许多因素被认为是 RACLR 较 PACLR 治疗效果更差的原因,包括:

- 不稳定次数增加。
- 残留的肌挛缩或活动受限。

- 瘢痕组织导致获取手术视野和获取移植物的难度增加。
- 慢性 ACL 缺损增加。
- 伴随的半月板损伤的发生率和严重程度增加。
- 移植物固定装置松弛增加。
- 关节软骨损伤的发生率和严重程度增加。
- 患者年龄和并发症增加。
- 正确建立隧道的技术难度增加。
- 移植物固定的技术难度增加。
- 有限的自体移植物选择。
- 分期的手术步骤。
- 可供移植物固定的骨量减少。

这些潜在的因素，以及 RACLR 远不如 PACLR 常见，导致对 RACLR 的结果进行高质量和精心设计的研究难度增加。这些研究对于确定关键因素和改善未来翻修手术的效果非常重要。目前的文献来自几十种出版物,其在设计、评估方法和手术技术方面差异较大,因此很难进行荟萃分析。目前仍难以准确预测 RACLR 的治疗效果,例如,哪些患者可以恢复到伤前的运动或活动水平,哪些患者可能会发展为关节炎或需要更多手

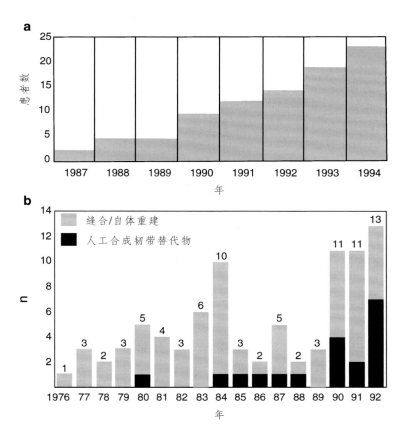

图 25.1 （a）迈阿密和（b）德国单中心 ACL 重建翻修数量增加的趋势。[(a) Reprinted with permission from Uribe JW, Hechtman KS, Zvijac JE, Tjin-ATsoi EW. Revision anterior cruciate ligament surgery:experience from Miami. Clin Orthop Relat Res. 1996;(325):91‑9. (b) Reprinted with permission from Wirth CJ, Kohn D. Revision anterior cruciate ligament surgery: experience from Germany. Clin Orthop Relat Res. 1996;(325):110‑5.]

术。其他可能影响 RACLR 治疗效果的重要因素包括移植物的选择、手术技术及伴随的关节或半月板损伤。

效果评估

目前有几种常用的分析主观和客观数据的方法可用于评估 ACL 手术的效果,虽然这些方法经常被用于翻修效果的评估,但在 RACLR 数据采集过程中缺乏普遍接受的方法用于比较研究甚至荟萃分析。目前广泛用于评估膝关节韧带主观结果的方法包括

Lysholm 膝关节评分、Tegner 活动度评分、国际膝关节文献委员会（IKDC）主观评分和 Marx 活动量表[9-16]。Lysholm 评分发表于 1982 年,由 8 个问题组成,用于评估膝关节不稳定[12]。医生进行评估时,不包括体格检查,重点在于评估患者在日常生活和体育活动中对膝关节功能的感知。Tegner 量表发表于 1985 年,通过 11 项评估来预测患者能否恢复活动或运动[13]。Lysholm 评分和 Tegner 评分相加,可以评估患者膝关节功能及恢复运动水平的情况。Marx 活动量表(图 25.2)发表于 2001 年,与其他活动量表不同,它关注患

过去 1 年中,患者在最健康和最活跃的状态下进行每项活动的频率

	<1 次,1 个月内	=1 次,1 个月内	=1 次,1 周内	=2 或 3 次,1 周内	≥4 次,1 周内
跑步:在进行运动或慢跑时跑步 变向:在跑步时更改方向 急停:在跑步时突然停下来 旋转:在进行一项运动时双脚着地 　转动身体:如滑雪、滑冰、踢球、投球、击球(高尔夫、网球、壁球)等					

图 25.2　Marx 活动量表。[Reprinted from: Marx RG, Stump TJ, Jones EC, Wickiewicz TL, Warren RF. Am J Sports Med. 2001;29(2):213‑8; with permission of Sage.]

者的功能水平,而不是特定的运动[16]。此外,Marx 活动量表还关注了膝关节疾病患者难以进行的活动[16]。IKDC 系统于 1987 年由美国和欧洲的医生最早使用[14],是为了避免因其他评分系统局限于用数值来反映量化评估结果[14]而发展出来的。修订后的 IKDC 评分包括主观评估、症状、活动范围和稳定性。目前 IKDC 评分广泛用于膝关节功能紊乱而不是不稳定的评估,包括关节软骨的评估[10,11,17,18]。

客观结果通常用于评估 ACL 手术,包括 IKDC 客观评分、恢复运动能力 (或活动水平)、KT-1000 和 KT-2000 (MEDmetric, San Diego, CA)测量、隧道位置和关节炎的放射学分析,以及是否需要额外手术。

IKDC 系统将活动分为 0~4 级。①0 级:因膝关节疼痛、肿胀或不稳定而无法进行活动;②1 级:轻度活动,如步行、家务或庭院劳动;③2 级:中度活动,如中等体力工作、跑步或慢跑;④3 级:剧烈活动,如重体力劳动、滑雪或网球;⑤4 级:非常剧烈的活动,如篮球或足球中的跳跃或旋转。KT-1000 和 KT-2000 关节测量仪可以提供有关 Lachman 试验或前抽屉试验中前后方向松弛的信息。然而,目前尚缺乏在轴移试验时提供旋转松弛定量信息的临床设备或关节测量仪。越来越多的证据表明, 与评估矢状面的平移相比,轴向移位和旋转稳定性可以更好地预测手术的长期效果[19,20]。

RACLR 的效果

表 25.1 和表 25.2 总结了过去 20 年里 RACLR 研究的主观(表 25.1)和客观(表 25.2)结果。关于 RACLR 效果的报道最早发表于《临床矫形外科和相关研究》中(1996 年),该报道描述了来自迈阿密、匹兹堡、辛辛那提的 RACLR 和德国的一个国际组织的机构结果[1,2,8,21]。研究表明,人们对翻修手术的需求日益增长, 而且受多种因素的影响,RACLR 在技术上具有挑战性。这些报道还表明,RACLR 的效果可能比初次重建更差且更难预测。重要的是,这些研究使人们认识到 RACLR 的特殊性,并促使其他机构相继报道了各自的研究成果。

Uribe 等人报道了在迈阿密接受 RACLR 治疗的 54 例患者,平均随访 32 个月。术前

表 25.1　选定研究的 ACL 翻修的主观结果

作者	发表年份	病例数	平均随访时间（年）	IKDC 平均值	Lysholm 平均值	Tegner 平均值
Uribe 等人[2]	1996	54	2.5	—	83	5.5
Johnson 等人[8]	1996	25	2.3	—	—	—
Wirth 等人[1]	1996	87	8	—	68	—
Grossman 等人[24]	2005	29	5.6	84.8	86.6	5.2
Battaglia 等人[5]	2007	63	6.1	73.6	—	—
Diamanto-poulos 等人[7]	2008	107	6.1	—	88.5	6.3
Reinhardt 等人[25]	2011	21	3	—	89	—

表 25.2　选定研究的 ACL 翻修的客观结果

作者	IKDC	两侧 KT 差异	重返运动	放射性关节炎	再次手术
Uribe 等人[2]	—	平均 2.8mm 自体移植：2.2mm 同种异体移植：3.3mm	54%	19%退行性变	—
Johnson 等人[8]	A/B：12% C：52% D：36%	≤3mm：20% >3mm 至 ≤5 mm：44% >5mm：36%	68%	—	—
Wirth 等人[1]	—	—	—	Fairbank 分级 0 级：36% Ⅰ级：55% Ⅱ级：7% Ⅲ~Ⅳ级：2%	—
Grossman 等人[24]	A：58% B：28% C：14%	平均 2.78mm 自体移植：1.33mm 同种异体移植：3.21mm	80%（4/5）	内侧间室44% 轻度或中重度	3%
Battaglia 等人[5]	—	平均 3.9mm <3mm: 51%	59%	25%	25%
Diamanto-poulos 等人[7]	A：16% B：42% C：35% D：7%	≤3mm: 85% >3mm 至 ≤5mm: 8% >5mm: 7%	—	Jaeger Wirth 分级 Ⅰ级：31% Ⅱ级：33% Ⅲ级：15% Ⅳ级：2%	—
Reinhardt 等人[25]	—	差异不大：62% ≤5mm：33% >5mm：5%	52%	—	10%

和术后 KT-1000 的测量结果显示，所有病例的客观稳定性在翻修后均得到改善。他们指出，根据 KT-1000 的测量结果，自体移植物（2.2）比同种异体移植物（3.3）可提供更好的稳定性。此外，他们还发现，切取对侧髌腱作为自体移植物来源没有产生不良影响。最终，54% 的患者恢复到伤前的活动水平，关节软骨退变提示主观结果较差[2]。Uribe 等人还指出，从 1987—1994 年，RACLR 的数量逐年增加，他们强调需要更多的研究来改善翻修手术的效果（图 25.1a）[2]。

1996 年，Johnson 等人报道了在匹兹堡接受 RACLR 治疗的 25 例患者，平均随访 28 个月[8]。与迈阿密组不同，所有翻修患者均使用新鲜冷冻的同种异体移植物。他们指出，与翻修前相比，所有患者的前后稳定性和功能状态均有所改善。重要的是，与迈阿密组一样，恢复体育活动的人数有所减少：再次损伤前，84% 的患者每周至少参加一次以上的体育活动，而翻修手术后这一比例为 68%[8]。

1996 年，Noyes 和 Barber-Westin 报道了在辛辛那提进行 RACLR 的经验[21]。他们的研究包括 65 例同种异体移植物翻修和 20 例自体移植物翻修，平均随访时间分别为 42 个月和 27 个月。KT 关节测量结果显示，53% 的同种异体移植物翻修和 67% 的自体移植物翻修后移位<3mm。同种异体移植组和自体移植组翻修手术的总失败率分别为 33% 和 27%。

1996 年，Wirth 和 Kohn 报道了他们在德国汉诺威医学院的经历，为 RACLR 提供了另一个国际的观点[1]。他们的病例包括 87 例翻修手术，平均随访 96 个月。他们指出，1976—1992 年，他们机构的 ACL 翻修手术不断增加（图 25.1b）。翻修后 Lysholm 评分

（68±12）明显低于 PACLR 后的评分（83±14），而且仅 60% 的患者在最终随访时感到满意。他们强调，根据他们的经验，"对手术效果不满意的患者（PACLR 失败的患者）将在其他医院进行 RACLR"，这导致很难对他们再次手术，也增加了调查初次和翻修手术失败原因的难度。

基于 1996 年以来这四个早期机构的数据，我们很难对 RACLR 的结果做出有价值的结论或提供基于研究的建议。从辛辛那提和迈阿密的报道来看，似乎有迹象表明，在翻修过程中，自体移植物可能优于同种异体移植物。但是匹兹堡研究小组发现，所有接受新鲜冷冻的同种异体移植物进行重建的患者功能均有所改善。

移植物的选择及其相关的结果目前仍是一个有争议的话题，需要进行深入研究。一些研究支持使用自体移植物而不是同种异体移植物[2,21]，另一些研究显示两者无显著差别[5]。ACL 翻修的自体移植物包括股四头肌肌腱、髌腱、一条或多条腘绳肌肌腱。BTB 移植物常用于初次 ACL 手术和翻修手术。翻修手术中，从同侧先前获取的自体 BTB 移植物的部位重新获取自体 BTB 移植物[22]。然而，与 RACLR 从对侧获取 BTB 自体移植物相比，从同侧再次获取 BTB 会导致功能评分较低，而且会出现更多的并发症[23]。为明确这一问题，需要对所有可用的文献进行综合分析。

自 1996 年以来，又有几项研究关注了 RACLR 的结果。2008 年，Diamantopoulos 等人发表的一项研究是目前通过 PubMed 搜索到的最多的病例研究之一，包括 107 例翻修，平均随访时间为 72.9 个月[7]。所有患者均使用自体移植物进行翻修，并通过 Lysholm

评分、Tegner 系统、IKDC、KT-1000 和 X 线片对翻修病例进行评估。与先前提到的研究一样,他们发现翻修术后患者的满意度和稳定性均显著改善。然而,最终随访时放射学评估显示 33 例患者(31%)出现退行性关节炎征象。除了稳定性和重返运动或活动水平的能力提高外,需要考虑的一个重要效果指标是 ACL 重建后关节炎。虽然通常认为 ACL 手术能够有效地恢复膝关节的稳定性,并允许重返运动和活动,但关节炎可能是 ACL 损伤的最终后遗症。ACL 缺损导致膝关节长期不稳定,因此在旋转或极度变向动作中更易出现关节炎问题,这在翻修手术中尤其常见[5]。

Battaglia 等人的另一项研究指出,RACLR 术后放射学显示关节炎的发病率较高[5],而且 25% 的患者发生关节炎(16/63)与初次手术失败后不稳定的持续时间有关(图 25.3)[5]。与 Diamantopoulos 的研究类似[7],这项研究的平均随访时间(72.7 个月)比其他研究更长。这两项中期随访研究均表明,在经历了两种截然不同的 ACL 损伤和重建后,膝关节炎的发展速度有增加的趋势。Battaglia 的研究显示,59%(37/63) 的患者恢复了运动水平,25% 的患者(16/63)需要再次进行翻修手术。由此他们得出结论:"进行 ACL 翻修术前,应告知患者手术可能出现的

结果,并强调这是一种挽救性手术,可能无法恢复到他们期待的功能水平"[5]。

有趣的是,Grossman 等人[24]在 29 例接受 RACLR 的系列研究中发现,骨性关节炎和关节间隙狭窄与明显的关节病变或切除大部分半月板相关。与通过 PubMed 搜索获得的其他研究相比,这项研究的随访时间也相对较长(平均 67 个月)。与对侧腿相比,随访时患肢的力量下降了 12%~18%。尽管存在上述问题,但 29 例患者被告知可能需要再次手术治疗[24]。虽然已经明确 ACL 缺损和膝关节不稳定会导致关节炎的发生,但这种因果关系仍然是未知的。未来,长期随访研究(10 年以上)将有助于明确 RACLR 与关节炎的关系。

对于年轻运动员这一特殊患者群体来说,RACLR 的结果和可能发生的关节炎将会影响他们的生活质量 RACLR 失败甚至会影响职业选择和终身活动水平。Reinhardt 等人回顾了 21 例 12~17 岁接受 PACLR 并在 18 岁前进行翻修的 RACLR 患者[25]。所有翻修手术均为一期骨间重建,最短随访时间为 24 个月,平均随访时间为 36 个月。他们发现,仅 52% 的患者能够恢复到伤前的活动或运动水平(图 25.4)。但是,膝关节的稳定性在矢状面(19/21 例患者 Lachman 试验阴性或 IA)和旋转位(20/21 例患者轴移试验阴性)

长期不稳定与关节炎改变的关系

平均不稳定时间	无关节炎改变的患者	有关节炎改变的患者
损伤初次重建	11.7	28.4
再次损伤翻修	13.7	33.0
膝关节不稳定的总时长	22.3[a]	55.9[a]

图 25.3　效果预测因素:慢性不稳定。[a] 两组之间的差异具有显著的统计学意义。[Reprinted From: Battaglia MJ II, Cordasco FA, Hannafin JA, Rodeo SA, O'Brien SJ, Altchek DW, Cavanaugh J, Wickiewicz TL, Warren RF. Am J Sports Med. 2007; 35(12): 2057–66; with permission of Sage.]

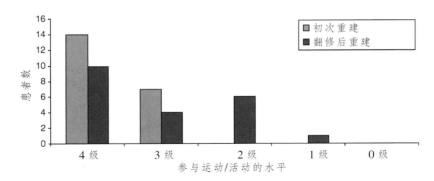

图 25.4 年轻运动员重返赛场。图示初次 ACL 重建前和 ACL 翻修后最终随访时参与运动/活动的水平。4 级对应于最剧烈的活动级别。[Reprinted from: Clin Orthop Relat Res, Revision ACL reconstruction in skeletally mature athletes younger than 18 years. 2011;470(3) with permission from Springer Science+Business Media.]

均得到恢复[25]。这些结果强调了在 PACLR 操作中避免失误的重要性。

如何与 ACL 重建失败的患者进行重建翻修术前沟通

稳定性:因为每个初次重建失败的病例都是独特的,不同患者有不同的变量,这些变量会影响最终的稳定性。然而,根据目前的文献,我们认为大多数有症状的不稳定病例通常可以通过 RACLR 得到改善。根据患者的具体情况,手术医生提出建议并且和患者最终决定使用自体或同种异体移植物及移植物的类型。

重返运动:目前还缺乏相关数据分析。重建翻修后重返运动/活动的难度可能比初次重建更大。和稳定性一样,很多因素最终影响着重返运动的能力,因此无法取得共识。膝关节伴随损伤,如关节软骨的累积损伤、半月板撕裂伤和退变及侧副韧带与膝关节稳定结构损伤,在最终决定翻修后活动能力方面可能与重建翻修手术的影响同样大,甚至更大。在目前的一些系列研究中,50%~60%的患者可以恢复到伤前水平或比伤前低一级水平。

关节炎风险:越来越多的证据表明,关节炎的发生既受 ACL 长期损伤程度的影响,也受不稳定发生次数的影响。其他因素在关节炎的发展中也起重要作用,尤其是软骨损伤的程度。半月板的状况和侧副韧带等膝关节稳定结构的功能最终会导致关节炎的进展。现有的证据表明,与接受 PACLR 的膝关节相比,需要重建翻修的膝关节未来发生关节炎的风险可能更高。

作者给外科医生的建议

我们反复强调,没有一例 ACL 翻修是相同的, 因此,RACLR 的计划和实施应因人而异。关于移植物的选择,如果有合适的供体部位,我们更倾向于自体移植物而不是同种异体移植物。在我们的机构中,通常不会在同侧肢体再次获取自体 BTB 移植物,而是选择同侧股四头肌肌腱、对侧 BTB 或腘绳肌肌腱作为自体移植物。如果隧道内存在>20mm 的骨缺损,通常可以用带骨块的同种异体骨移植(BTB、股四头肌肌腱或同种异体跟腱移植）对关节一侧或两侧的扩大隧道进行填充。可能的话,我们倾向于选择一期 RACLR 而不是二期手术。但是,有时可能需要 1 年或更长的时间才能完成 1 例分期手术和康复过程,因此,为了减少这一过程对患者生活的长期影响,我们尝试采用一期手术。如果骨量不足,可在现有的隧道中放置骨栓或螺钉,然后一期完成 RACLR。如果胫骨隧道太靠后,则需要植骨,通常需要二期手术。我们经常使用前内侧入路来钻取新的股骨隧道,这样可以更灵活地达到预期的起点,同时也允许术者在原股骨隧道中创建一个新的分道,或完全绕过先前的骨隧道。

总结与未来

随着人口的增长,以及人们对体育活动的不断重视,RACLR 在未来可能会成为一种更常见的手术。尽管近 20 年来,RACLR 的研究成果有所增加,但仍有必要进行更深入的研究。目前,大多数已发表的文献来源比较单一,且病例覆盖率低。由于 RACLR 不常见,因此这些研究的患者数相对较少,其结论往往存在争议或缺乏指导性。患者的人口学特征、自体移植物选择、肢体力线、原有的关节炎、伴随的半月板损伤、关节软骨损伤、原隧道定位错误或扩大是这一领域研究最具挑战性的因素。这些因素将影响着 RACLR 的效果。

旋转稳定性关节测量仪的研制和广泛应用,将有助于推动 RACLR 的研究领域向前发展。这些信息加上 KT 测量提供的平移稳定性数据,可以为翻修后膝关节的整体稳定性提供定量信息。

为了更好地满足 RACLR 研究的需求,最近成立了多中心 ACL 翻修研究(MARS)小组。这是一个由专业学会组织的多中心研究小组,旨在积累更多的受试者,并分析与 RACLR 结果相关的诸多变量[26]。截至 2009 年 4 月,该队列包括 87 名外科医生和460 例患者(迄今最大的受试者群体)。该项目的最终目标是确定临床上有价值的预后预测因素,以帮助制订手术方案并提高 RACLR 的成功率。MARS 研究得出的结论和建议将是未来几年推动这一领域发展的关键。

(周平 译　陶军 校)

参考文献

1. Wirth CJ, Kohn D. Revision anterior cruciate ligament surgery: experience from Germany. Clin Orthop Relat Res. 1996;325:110–5.
2. Uribe JW, Hechtman KS, Zvijac JE, Tjin-A-Tsoi EW. Revision anterior cruciate ligament surgery: experience from Miami. Clin Orthop Relat Res. 1996;325:91–9.
3. George MS, Dunn WR, Spindler KP. Current concepts review: revision anterior cruciate ligament reconstruction. Am J Sports Med. 2006;34(12):2026–37.
4. Wright RW, Dunn WR, Amendola A, et al. Anterior cruciate ligament revision reconstruction: two-year results from the MOON cohort. J Knee Surg. 2007;20(4):308–11.
5. Battaglia II MJ, Cordasco FA, Hannafin JA, et al. Results of revision anterior cruciate ligament surgery. Am J Sports Med. 2007;35(12):2057–66.
6. Noyes FR, Barber-Westin SD. Revision anterior cruciate surgery with use of bone-patellar tendon-bone autogenous grafts. J Bone Joint Surg Am. 2001;83-A(8):1131–43.
7. Diamantopoulos AP, Lorbach O, Paessler HH. Anterior cruciate ligament revision reconstruction: results in 107 patients. Am J Sports Med. 2008; 36(5):851–60.
8. Johnson DL, Swenson TM, Irrgang JJ, Fu FH, Harner CD. Revision anterior cruciate ligament surgery: experience from Pittsburgh. Clin Orthop Relat Res. 1996;325:100–9.
9. Johnson DL. Outcome measurement tools for ACL reconstruction: we must do better. Orthopedics. 2011;34(6):417.
10. Johnson DS, Smith RB. Outcome measurement in the ACL deficient knee–what's the score? Knee. 2001; 8(1):51–7.

11. Briggs KK, Lysholm J, Tegner Y, Rodkey WG, Kocher MS, Steadman JR. The reliability, validity, and responsiveness of the lysholm score and tegner activity scale for anterior cruciate ligament injuries of the knee: 25 years later. Am J Sports Med. 2009;37(5):890–7.

12. Lysholm J, Gillquist J. Evaluation of knee ligament surgery results with special emphasis on use of a scoring scale. Am J Sports Med. 1982;10(3):150–4.

13. Tegner Y, Lysholm J. Rating systems in the evaluation of knee ligament injuries. Clin Orthop Relat Res. 1985;198:43–9.

14. Hefti F, Muller W, Jakob RP, Staubli HU. Evaluation of knee ligament injuries with the IKDC form. Knee Surg Sports Traumatol Arthrosc. 1993;1(3–4):226–34.

15. Marx RG, Jones EC, Allen AA, et al. Reliability, validity, and responsiveness of four knee outcome scales for athletic patients. J Bone Joint Surg Am. 2001;83-A(10):1459–69.

16. Marx RG, Stump TJ, Jones EC, Wickiewicz TL, Warren RF. Development and evaluation of an activity rating scale for disorders of the knee. Am J Sports Med. 2001;29(2):213–8.

17. Hambly K, Griva K. IKDC or KOOS? Which measures symptoms and disabilities most important to postoperative articular cartilage repair patients? Am J Sports Med. 2008;36(9):1695–704.

18. Harilainen A, Sandelin J. Revision anterior cruciate ligament surgery. A review of the literature and results of our own revisions. Scand J Med Sci Sports. 2001;11(3):163–9.

19. Leitze Z, Losee RE, Jokl P, Johnson TR, Feagin JA. Implications of the pivot shift in the ACL-deficient knee. Clin Orthop Relat Res. 2005;436: 229–36.

20. Jonsson H, Riklund-Ahlstrom K, Lind J. Positive pivot shift after ACL reconstruction predicts later osteoarthrosis: 63 patients followed 5–9 years after surgery. Acta Orthop Scand. 2004;75(5): 594–9.

21. Noyes FR, Barber-Westin SD. Revision anterior cruciate ligament surgery: experience from Cincinnati. Clin Orthop Relat Res. 1996;325:116–29.

22. O'Shea JJ, Shelbourne KD. Anterior cruciate ligament reconstruction with a reharvested bone-patellar tendon-bone graft. Am J Sports Med. 2002;30(2): 208–13.

23. Kartus J, Stener S, Lindahl S, Eriksson BI, Karlsson J. Ipsi- or contralateral patellar tendon graft in anterior cruciate ligament revision surgery. A comparison of two methods. Am J Sports Med. 1998;26(4): 499–504.

24. Grossman MG, ElAttrache NS, Shields CL, Glousman RE. Revision anterior cruciate ligament reconstruction: three- to nine-year follow-up. Arthroscopy. 2005;21(4):418–23.

25. Reinhardt KR, Hammoud S, Bowers AL, Umunna BP, Cordasco FA. Revision ACL reconstruction in skeletally mature athletes younger than 18 years. Clin Orthop Relat Res. 2012;470:835–42.

26. Group MARS, Wright RW, Huston LJ, et al. Descriptive epidemiology of the multicenter ACL revision study (MARS) cohort. Am J Sports Med. 2010;38(10):1979–86.

索　引